消化系统肿瘤的化疗、免疫治疗与靶向治疗

白春梅　周 娜　周建凤　主编

化学工业出版社

·北京·

图书在版编目（CIP）数据

消化系统肿瘤的化疗、免疫治疗与靶向治疗 / 白春梅，周娜，周建凤主编．--北京：化学工业出版社，2025．11．-- ISBN 978-7-122-49250-0

Ⅰ．R735．05

中国国家版本馆 CIP 数据核字第 2025SD4458 号

责任编辑：赵玉欣　王新辉　　　　装帧设计：关　飞

责任校对：王鹏飞

出版发行：化学工业出版社

（北京市东城区青年湖南街 13 号　邮政编码 100011）

印　　装：大厂回族自治县聚鑫印刷有限责任公司

710mm×1000mm　1/16　印张 25½　字数 491 千字

2026 年 1 月北京第 1 版第 1 次印刷

购书咨询：010-64518888　　　　售后服务：010-64518899

网　　址：http://www.cip.com.cn

凡购买本书，如有缺损质量问题，本社销售中心负责调换。

定　　价：128.00 元

编写人员名单

主　编

白春梅　周　娜　周建凤

副主编

李宁宁　葛郁平　公小蕾　张智炀

编　者（按姓氏汉语拼音排序）

白春梅　程月鹃　葛郁平　公小蕾

管　梅　李宁宁　王晨宇　由婷婷

张智炀　赵　林　周建凤　周　娜

前言

消化系统恶性肿瘤是除肺癌、乳腺癌以外最为常见的恶性肿瘤类型。在我国，消化系统恶性肿瘤发病和死亡病例数占全部恶性肿瘤的比例，普遍高于世界平均水平。其中，胃癌、结直肠癌、食管癌和肝癌是肿瘤发病和死亡的主要原因。消化系统恶性肿瘤诊断的难点主要在于早期症状不明显、容易被忽视，以及肿瘤的复杂性和异质性；而其治疗的难点则在于除少数早期肿瘤外，大多数消化系统恶性肿瘤的治疗周期长，包括手术、放疗、化疗、介入治疗、靶向治疗和免疫治疗在内的治疗方法及治疗方案选择庞杂，消化系统肿瘤往往影响患者的营养状态，肿瘤本身导致的合并症及治疗相关不良反应不易处理。

传统化疗仍然是治疗消化系统恶性肿瘤的基石。而对肿瘤发生发展分子机制的深入研究，针对特异性靶点的靶向治疗为更加精确地治疗进展期消化系统恶性肿瘤提供可能；对于肿瘤免疫微环境的研究则产生了以免疫检查点抑制剂为代表的免疫治疗，该法通过激活自身免疫系统来对抗肿瘤。药物“武器库”的逐渐充盈使得临床医生可以更加接近治疗的终极目标——为每位患者提供最优、最合理的治疗决策和布局，使疗效、安全性及患者生活质量趋近完美平衡。但若想达到这一目标，肿瘤内科医生除需具有渊博且专业的专科知识、丰富和灵活的临床经验外，还需在日常工作中关注：多种治疗模式联合以达成协同作用；根据肿瘤生物学特征给予个体化治疗；寻求新机制药物及新型给药方式，以克服耐药、提高疗效及减少不良反应。

本书收集了数百种有循证医学证据的治疗方案，并提供了这些方案对肿瘤内科临床实践至关重要的广泛信息，包括适应证、剂量、给药方式、疗效、毒性、药物剂量调整及注意事项。我们以简明、统一的描述和表格的形式介绍这些治疗方案，读者可以迅速、直观地获得临床研究数据及主要数据对比。本书还整合了肿瘤的基础背景知识，包括流行病学、病理学、组织病理学及分子分类、诊断所需临床检查、疾病总体治疗原则等，以便读者在必要时查阅，更好地了解这些临床信息是如何影响该肿瘤的诊断和治疗。在治疗方案前后，我们还穿插了精辟的总结和专家点评，帮助读者分析、比较和解读临床研究数据。此外，本书还收录了消化系统罕见肿瘤的治疗方案，这些方案往往被其他书籍遗漏。

全面的数据收集使本书对于所有参与消化系统恶性肿瘤患者诊治的从业人员来说都是参考宝典。读者可以了解临床治疗实践的标准是如何制定和执行的，同时能够初步了解到未来的研究轨迹。我们相信，本书将成为消化系统恶性肿瘤药物治疗方面值得珍藏的专业参考书。

白春梅

2025 年 9 月

目录

1 食管癌 /001

2 胃癌 /038

5

结直肠癌 /109

6

肝脏肿瘤 /147

1

食管癌

以化学治疗（化疗）为代表的系统药物治疗贯穿于除极早期食管癌外的几乎所有的食管癌临床治疗场景，包括局部进展期食管癌的围术期治疗、根治性治疗以及不可切除或转移性食管癌的姑息治疗。为了便于读者对药物治疗临床场景进行理解，本章将首先对食管癌的诊断及分期进行简要介绍，而后着重介绍化疗或包含化疗的联合药物治疗。

1.1 食管癌的诊断及总体治疗原则

1.1.1 流行病学

	全球[1]	中国[2]
发病人数*	604000	324422
死亡人数*	544000	301135
年龄	≥65 岁	≥55 岁
男∶女(发病率)	(2～3)∶1	

* 2020 年 WHO 数据。

诊断时期别(中国)[3]	
Ⅰ	13.0%
Ⅱ	20.7%
Ⅲ	28.8%
Ⅳ	7.3%
未知	30.2%

1.1.2 病理

1.1.2.1 解剖位置分型

	JES	AJCC	内镜距门齿
颈段	食管入口至胸骨上切迹	上接下咽至胸廓入口	15～<20cm
胸上段	胸骨上切迹至气管分叉	胸廓入口至奇静脉弓下缘水平	20～<25cm

续表

	JES	AJCC	内镜距门齿
胸中段	气管分叉至食管胃结合部等分后，上 1/2#	奇静脉弓下缘至下肺静脉水平	25～<30cm
胸下段	气管分叉至食管胃结合部等分后，下 1/2#	下肺静脉水平至食管下括约肌	30～<40cm
食管胃结合部	食管胃结合部（EGJ）* 上下 2cm	中心突入胃长度≤贲门 2cm	40～42cm

无食管 X 线片情况下，胸中/下段分界应为 CT 肺静脉下缘远端 1cm；* 食管胃结合部定义：管状食管通向囊状胃腔的口径改变处。

1.1.2.2 大体分型

进展期食管癌大体形态分为 4 型。

Ⅰ型：隆起型（protruding）。

Ⅱ型：局限溃疡型（ulcerative and localized）。

Ⅲ型：浸润溃疡型（ulcerated and infiltrative）。

Ⅳ型：弥漫浸润型（diffusely infiltrative）。

1.1.2.3 WHO 分型（World Health Organization Classification）

① 腺癌（adenocarcinoma，NOS）。

② 腺样囊腺癌（adenoid cystic carcinoma）。

③ 黏液表皮样癌（mucoepidermoid carcinoma）。

④ 腺鳞癌（adenosquamous carcinoma）。

⑤ 鳞（状细胞）癌（squamous cell carcinoma，NOS）

疣状鳞状细胞癌（verrucous squamous cell carcinoma）。

梭形细胞鳞状细胞癌（squamous cell carcinoma，Spindle cell）。

基底细胞样的鳞状细胞癌（basaloid squamous cell carcinoma）。

⑥ 未分化癌（carcinoma，undifferentiated，NOS）

淋巴上皮样癌（lymphoepithelioma like carcinoma）。

⑦ 神经内分泌瘤（neuroendocrine tumor，NOS）

神经内分泌瘤，G1（neuroendocrine tumor，grade 1）。

神经内分泌瘤，G2（neuroendocrine tumor，grade 2）。

神经内分泌瘤，G3（neuroendocrine tumor，grade 3）。

⑧ 神经内分泌癌（neuroendocrine carcinoma，NOS）

大细胞神经内分泌癌（large cell neuroendocrine carcinoma）。

小细胞神经内分泌癌（small cell neuroendocrine carcinoma）。

⑨ 混合神经内分泌-非神经内分泌肿瘤（mixed neuroendocrine-non-neuroendocrine neoplasm，MiNEN）。

1.1.3 分子特征

癌症基因组图谱（the cancer genome atlas，TCGA）[4]

2017年TCGA发表在*Nature*上的论文利用多组学技术平台发掘食管癌的分子特征，成为指导进展期食管癌患者精准治疗以及靶向药物开发的重要参照系。此外，大型单细胞测序研究揭示食管鳞状细胞癌（鳞癌）免疫抑制状态突出。

分子特征	鳞癌(类似其他部位鳞癌)	腺癌(类似CIN型胃癌)
细胞周期	*CDKN2A*失活(76%);*CCND1*扩增(57%);*CDK4/6*扩增;*RB1*丢失	*CDKN2A*失活(76%);*CCNE1*扩增
受体络氨酸家族(RTKs)	*EGFR*扩增或突变(19%);*PI3K*、*PIK3CA*、*PTEN*、*PIK3R1*突变(24%)	*ERBB2*扩增(32%);*KRAS*、*EGFR*、*IGF1R*、*VEGFA*扩增
染色体修饰	*KDM6A*(*UTX*)丢失;*KMT2D*(*MLL2*)/*KMT2C*(*MLL3*)改变	*SWI/SNF*基因:*ARID1A*、*SMARCA4*、*PBRM1*改变
其他通路	Hedgehog改变(6%);TGF-β改变;*SOX2*、*TP63*扩增;*NOTCH1*、*ZNF750*突变	GATA4/6扩增,TGF-β改变
免疫微环境[5,6]	耗竭型杀伤性T细胞及自然杀伤(NK)细胞、Treg细胞、交替激活的巨噬细胞(M2)及免疫耐受的树突状细胞	—

1.1.4 PD-L1免疫组化判定方法

对于局部进展期或晚期食管鳞癌，应对PD-L1的表达进行检测。

联合阳性分数(combined positive score,CPS)	肿瘤细胞阳性比例分数(tumor cell proportion score,TPS)	肿瘤区域阳性分数(tumor area positivity score,TAP)
每100个肿瘤细胞中PD-L1染色的肿瘤细胞和肿瘤相关的免疫细胞数之和	任何强度PD-L1膜染色肿瘤细胞占肿瘤细胞的百分比	通过视觉图像(细胞面积法)评估PD-L1染色的肿瘤细胞和免疫细胞的面积占所有肿瘤面积(肿瘤细胞和相关基质)的百分比

1.1.5 检查

运用适当的物理检查进行准确的临床分期对于选择食管癌的治疗方式至关重要，以下检查可联合使用以提高临床分期的准确度。

① 上消化道造影：可确定肿瘤部位、大体类型及评估狭窄程度。

② 颈胸腹增强CT：对于T分期，尤其对于早期食管癌相对不敏感；可用于

cT4、N 及 M 分期的初步判读。

③ 内镜及内镜下治疗

—内镜用于活检；

—放大内镜联合光学色素内镜技术分辨肿瘤与非肿瘤区域以及评估 T1 肿瘤浸润深度；

—包括内镜下黏膜切除术（endoscopic mucosal resection，EMR）和内镜黏膜下剥离术（endoscopic submucosal dissection，ESD）在内的内镜治疗已成为 T1a 最常用的治疗方法，准确判定 T1 分期。

④ 超声内镜（endoscopic ultrasound，EUS）：判定 T 及 N 分期的首选检查，较增强 CT 具有更高的敏感性及特异性。针对影响治疗决策的淋巴结，细针穿刺活检（fine needle aspiration/biopsy，FNA/FNB）能够提高 N 分期的特异性。

⑤ PET/CT：用于 EUS 无法探测的、远离食管的淋巴结；对于 M 分期的判定较 CT 有更高的敏感性及特异性；术前治疗后再分期。

⑥ 支气管镜：用于判断气管或支气管受累。

⑦ MRI：用于判断主动脉或气管壁受累。

⑧ 腹腔镜：有创性分期仅限于特定患者，如怀疑发生腹腔内转移但其他方式无法证实。

1.1.6 总体治疗原则

0 期及 T1a 的浅表食管癌内镜下切除。T1b～T2N0 的早期食管癌首选手术切除。药物治疗主要应用于以下场景：①局部食管癌不适宜手术切除患者的根治性放化疗（包括内镜下切除后复发的补救治疗）；②局部进展期食管癌（T3～4aN0M0、T1～4aN＋M0）的围术期治疗；③转移性（M1）或不可切除的局部进展期（T4b）食管癌的姑息治疗。

1.2 食管鳞癌药物治疗方案

1.2.1 围术期治疗方案

潜在可切除的局部进展期食管癌的围术期治疗，尤其是术前治疗的具体模式处于不断探索之中。目前，新辅助同步放化疗仍是最为有效的新辅助治疗模式，然而东亚许多地区也认可新辅助化疗模式，即在术前阶段不联合放疗。近期，由于免疫检查点抑制剂在晚期食管癌患者中的明确增益，使其亦被加入围术期治疗的模式研究中。

1.2.1.1 新辅助放化疗方案

东西方均进行过可切除食管癌新辅助放化疗的大型临床研究，但由于方案及手术方式的不同，得出的长期生存数据各不相同，从短期疗效看，紫杉醇联合卡铂方案在食管鳞癌中取得的病理性完全缓解（pCR）率最高，较长春瑞滨或氟尿嘧啶与铂类和放疗的组合方案更高，不良反应尤其是严重血液学毒性出现的概率更低，因此可作为新辅助放化疗的首选方案。

（1）CROSS 研究（PC 方案）[7]

• 紫杉醇［50mg/m^2，静脉输液(ivdrip)］＋卡铂（AUC＝2mg·min/mL，ivdrip），d1、d8、d15、d22、d29。

放疗：总量 41.4Gy，1.8Gy/23 分割，5 分割/周。

淋巴结清扫方式：二野淋巴结清扫术。

适用人群

荷兰研究：临床分期为 T1N1、T2～3N0～1（UICC/AJCC 6.0）的食管癌患者共 366 人，其中 75％腺癌、23％鳞癌、2％大细胞未分化癌，大部分（58％左右）为远端 1/3 食管癌。

疗效

	新辅助放化疗＋手术	手术
R0 切除率/％	92	69
pCR 率/％	鳞癌 49，腺癌 23	不适用

续表

	新辅助放化疗＋手术	手术
中位 OS/月	49.4	24.0
5 年生存率/%	47	33
10 年生存率/%	38	25

毒性

单位：%

术后并发症	新辅助放化疗＋手术	手术
肺部并发症	46	44
心脏并发症	21	17
乳糜胸	10	6
纵隔炎	3	6
吻合口瘘	22	30
死亡		
住院时	4	4
30 天后	2	3

注：以上仅列出临床重点关注的毒性。

单位：%

新辅助治疗毒性	总不良反应	≥3 级不良反应
食管穿孔	1	1
食管炎	19	1
白细胞减少	60	6
中性粒细胞减少	9	2
血小板减少	54	1
乏力	67	3
食欲减退	30	5
呕吐	25	1
神经毒性	15	0

（2）NEOCRTEC 5010 研究（NP 方案）[8]

• 长春瑞滨（25mg/m^2，ivdrip）d1、d8＋顺铂（75mg/m^2，ivdrip）d1 或（25mg/m^2，ivdrip）d1～d3，每 3 周为 1 周期，共 2 周期。

放疗：总量 40.0Gy，2.0Gy/20 分割，5 分割/周。

淋巴结清扫方式：二野联合纵隔淋巴结切除，双侧喉返神经必须切除。

适用人群

中国研究：临床分期为 T4N0、T1～4N1（UICC/AJCC 6.0）的胸段食管癌患者共 451 人，大部分为胸中段食管癌（70.5％）。

疗效

	新辅助放化疗＋手术	手术
R0 切除率/％	98.4	91.2
pCR 率/％	43.2	不适用
中位 DFS/月	100.1	41.7
中位 OS/月	100.1	66.5
5 年 DFS 率/％	63.6	43
5 年 OS 率/％	59.9	49.1

剂量调整

毒性	长春瑞滨	顺铂
血液学反应		
中性粒细胞减少伴发热或 3～4 级中性粒细胞减少	减量至 75％	减量至 75％
血小板减少 3～4 级	减量至 75％	减量至 75％
消化道反应		
预防或症状性治疗后仍出现 3 级恶心或呕吐	减量至 75％或不变	减量至 75％或不变
预防或症状性治疗后仍出现 4 级恶心或呕吐	减量至 50％	减量至 50％
神经毒性		
2 级	减量至 50％	减量至 50％
3～4 级	休疗 2 周，恢复至 2 级减量至 50％或中止治疗	休疗 2 周，恢复至 2 级减量至 50％或中止治疗
肾毒性		
50≤CCR<60(mL/min)	不变	减量至 75％
CCR<50(mL/min)	不变	中止治疗
其他非血液性毒性		
3 级	减量至 75％	减量至 75％
4 级	减量至 50％或中止治疗	减量至 50％或中止治疗

毒性

单位：%

术后并发症	新辅助放化疗+手术	手术
肺部并发症	21.6	23.2
心脏并发症	14.1	4.4
乳糜胸	2.7	3.1
吻合口狭窄	1.6	3.5
吻合口瘘	8.6	12.3
喉返神经损伤	3.2	2.6
出血	0.5	0.9

注：以上仅列出临床重点关注的毒性。

单位：%

新辅助治疗毒性	总不良反应	≥3 级不良反应
食管炎	37.7	2.7
贫血	56.5	4.0
白细胞减少	80.7	48.8
中性粒细胞减少	74.0	45.7
血小板减少	39.9	7.2
乏力	16.1	0.4
食欲减退	56.5	2.2
呕吐	56.5	4.0
肝毒性	10.3	0.0

（3）CALGB 9781 及 JCOG 1109 NExT（FP 方案）

1）CALGB 9781 研究[9]

5-Fu [1000mg/(m^2·d)，ivdrip] civ* 96h＋顺铂（100mg/m^2，ivdrip）d1，每 4 周为 1 周期，共 2 周期。

—放疗：总量 50.4Gy，1.8Gy/分割，28 次分割。

—淋巴结清扫方式：技术可及的淋巴结切除。

* 持续静脉输注（continuous intravenous infusion，civ）。

2）JCOG 1109 NExT 研究[10]

—5-Fu [1000mg/(m^2·d)，ivdrip] d1～d4＋顺铂（75mg/m^2，ivdrip）d1，每 4 周为 1 周期，共 2 周期。

—放疗：总量 41.4Gy，1.8Gy/分割，23 分割。

—淋巴结清扫方式：二野淋巴结切除术。

适用人群

CALGB 9781 研究：临床分期为 T1～3Nx 或 N1（AJCC/UICC 6.0）的胸段食管癌患者共 56 例（42 例腺癌，14 例鳞癌），因招募缓慢停止。

JCOG 1109 研究：日本研究，临床分期ⅠB、Ⅱ、Ⅲ（排除 T4）的食管癌患者，绝大部分为食管鳞癌（98%～99%）。

疗效

疗效	CALGB 9781	
	新辅助放化疗＋手术	手术
pCR 率/%	40	不适用
中位 PFS/年	3.47	1.01
5 年 PFS 率/月	28	15
中位 OS/年	4.48	1.79
5 年 OS 率/%	39	16

注：临床研究数据并排展示，非头对头对比。

疗效	JCOG 1109 新辅助放化疗＋手术
pCR 率/%	32.5
中位 PFS/年	不适用
3 年 PFS 率/%	58.5
中位 OS/年	7.0
3 年 OS 率/%	68.3

毒性

	新辅助放化疗＋手术(CALGB 9781)/%	手术/%	新辅助放化疗＋手术(JCOG 1109)/%
术后并发症			
肺部并发症*	36.0	54.2	33
心脏并发症	4.2	12.5	不适用
乳糜胸	NA	NA	7
吻合口狭窄	8.3	0.0	不适用
吻合口瘘	8.3	0.0	13
喉返神经损伤	0.0	4.1	24
出血	37.5	16.7	不适用
死亡	0.0	4.1	1

续表

	新辅助放化疗＋手术（CALGB 9781）/%	手术/%	新辅助放化疗＋手术（JCOG 1109）/%	
新辅助治疗毒性	≥3 级/%		总不良反应/%	≥3 级不良反应/%
食管炎	42		61	9
贫血	15		不适用	不适用
白细胞减少	36		94	54
中性粒细胞减少	27		91	45
血小板减少	11		88	6
肌酐升高	不适用		30	1
食欲减退	不适用		66	15
低钠血症	不适用		83	11

* 包括肺炎、胸腔积液、脓胸、支气管瘘、肺不张、呼吸衰竭。

注：以上仅列出临床重点关注的毒性。

1.2.1.2 新辅助化疗方案

（1）JCOG 9907 研究[11]（FP 方案）

• 5-Fu［800mg/(m^2 • d)，ivdrip］d1～d5 civ＋顺铂（80mg/m^2，ivdrip）d1，每 3 周为 1 周期，共 2 周期。

适用人群

JCOG 9907 收录临床分期为Ⅱ或Ⅲ期（UICC 6.0）的胸段食管鳞癌的日本患者。

JCOG 1109 日本研究收录临床分期为ⅠB、Ⅱ、Ⅲ期（UICC 7.0）的胸段食管鳞癌患者。

疗效

疗效	新辅助化疗＋手术(JCOG 9907)
R0 率/%	96
pCR/%	不适用
5 年 PFS 率/%	44
5 年 OS 率/%	55

注：临床研究数据并排展示，非头对头对比。

疗效	新辅助化疗＋手术(JCOG 1109)
R0 率/%	98

续表

疗效	新辅助化疗＋手术(JCOG 1109)
pCR/%	2
3 年 PFS 率/%	47.4
3 年 OS 率/%	62.2

毒性

单位：%

术后并发症	总不良反应	≥2 级不良反应
肺炎	13	13
吻合口瘘	13	13
喉返神经损伤	24	10
乳糜胸	7	5
切口感染	7	7
胸腔积液	20	14
再手术	4	不适用
死亡	1	不适用

单位：%

新辅助治疗毒性	总不良反应	≥3 级不良反应
食管炎	61	9
粒细胞减少性发热	5	5
白细胞减少	94	54
中性粒细胞减少	91	45
血小板减少	88	6
肌酐升高	30	1
ALT 升高	33	1
食欲减退	66	15
低钠血症	83	11

注：1. 以上仅列出临床重点关注的毒性。
2. 来自 JCOG 1109 研究的数据。

（2）JCOG 1109 NExT 研究[10]（DCF 方案）

• 多西他赛（70mg/m^2，ivdrip）d1＋5-Fu［750mg/(m^2 • d)，ivdrip］d1～d5 civ＋顺铂（70mg/m^2，ivdrip）d1，每 3 周为 1 个周期，共 3 周期。

适用人群

日本研究：临床分期为ⅠB、Ⅱ、Ⅲ期（AJCC/UICC 7.0）的胸段食管鳞癌患者。

疗效

疗效	新辅助化疗+手术 DCF
R0 率/%	93
pCR/%	19.8
3 年 PFS 率/%	61.8
3 年 OS 率/%	72.1

毒性

单位:%

术后并发症	总不良反应	≥2 级不良反应
肺炎	10	10
吻合口瘘	9	9
喉返神经损伤	21	10
乳糜胸	5	4
切口感染	6	6
胸腔积液	16	11
再手术	3	不适用
死亡	1	不适用

单位:%

新辅助治疗毒性	总不良反应	≥3 级不良反应
食管炎	5	1
粒细胞缺乏性发热	16	16
白细胞减少	92	64
中性粒细胞减少	98	85
血小板减少	62	1
肌酐升高	36	1
ALT 升高	45	3
食欲减退	78	21
低钠血症	89	26

注：以上仅列出临床重点关注的毒性。

1.2.1.3 辅助治疗方案

(1) JCOG 9204[12] & JCOG 9907 研究[11] (FP 方案)

- 5-Fu [800mg/(m^2 · d)，ivdrip] d1～d5 civ+顺铂 (80mg/m^2，ivdrip) d1，每 3 周为 1 周期，共 2 周期。

适用人群

JCOG 9204 研究入组了病理诊断为ⅡA、ⅡB、Ⅲ及Ⅳ期（仅入组远处淋巴结转移，M1 lym only）（AJCC/UICC 5.0）胸部食管鳞癌患者，其 5 年 DFS 率在淋巴结阳性的患者中显著获益。

JCOG 9907 研究中，依据 JCOG 9204 研究结果，对照组中淋巴结阳性患者接受术后辅助化疗。

疗效

疗效	手术＋辅助化疗（JCOG 9204）	手术（JCOG 9204）	手术＋辅助化疗（JCOG 9907）
5 年 DFS 率(总)/%	55	45	39
5 年 DFS 率(N1)/%	52	38	不适用
5 年 OS 率/%	61	52	44

注：临床研究数据并排展示，非头对头对比。

毒性

单位：%

主要不良反应	总不良反应	≥3 级不良反应
贫血	62.5	1.7
白细胞减少	69.2	4.2
中性粒细胞减少	63.3	18.3
血小板减少	17.5	2.5
恶心/呕吐	74.2	8.3
腹泻	47.5	2.5
黏膜炎	18.3	0
血肌酐升高	5.0	0
感染	5.0	0.8
发热	16.7	0.8

注：1. 以上仅列出临床重点关注的毒性。
2. 根据 JCOG 9204 结果。

（2）CheckMate 577 研究[13]（纳武利尤单抗）

• 纳武利尤单抗，240mg，ivdrip，每 2 周为 1 周期，共 16 周，此后改为 480mg，ivdrip，每 4 周为 1 周期（自 17 周起），共 1 年。

适用人群

分期为Ⅱ、Ⅲ期（AJCC/UICC 7.0）的食管或食管胃结合部肿瘤（包括鳞癌及腺癌）在新辅助同步放化疗后获得完整切除（R0，断端阴性：近端、远端及环周切缘 1mm 范围内无存活的肿瘤细胞），术后仍有残余肿瘤（非病理性完全缓解，即至少 ypT1 或 ypN1）。

疗效

以下表格显示应用纳武利尤单抗和术后观察的无疾病生存（DFS）数据。

	纳武利尤单抗/月	术后观察/月
总体人群	22.4	11.1
不同组织类型		
鳞癌(n=230)*	29.7	11.0
腺癌(n=563)	19.4	11.1
肿瘤部位		
食管(n=462)*	24.0	8.3
食管胃结合部(n=332)	22.4	20.6
病理分期		
Ⅲ期(n=514)*	19.4	8.5
Ⅱ期(n=278)	34.0	13.9
N 分期		
≥ypN1(n=457)*	14.8	7.6
ypN0(n=336)	NR	27.0
PD-L1(TPS)		
≥1%(n=129)	19.7	14.1
<1%(n=570)*	21.3	11.1

* HR 值 95%置信区间<1。

毒性

单位：%

主要不良反应	总不良反应	≥3 级不良反应
乏力	17	1
腹泻	17	<1
瘙痒症	10	<1
皮疹	10	<1
甲状腺功能减退(甲减)	9	0
恶心	9	0
甲状腺功能亢进(甲亢)	7	0
关节痛	6	<1

续表

主要不良反应	总不良反应	≥3 级不良反应
ALT 增加	5	<1
虚弱	5	0
食欲减退	5	0

注：以上仅列出临床重点关注的毒性。

1.2.1.4 新辅助化免治疗（ESCORT-NEO 及 REVO 研究）

• 白蛋白紫杉醇（125mg/m^2，ivdrip）d1、d8＋顺铂（75mg/m^2，ivdrip）d1＋卡瑞利珠单抗（200mg，ivdrip）d1，3 周为 1 周期，共 2 周期。

适用人群

ESCORT-NEO 研究：可切除（T1b～3N1～3M0 或 T3N0M0）的胸部食管鳞癌中国患者[14]；

REVO 研究：可切除（T1b～4aN1～3M0～1 或 T3～4aN0M0～1，M1 仅限锁骨上淋巴结）的胸部食管鳞癌中国患者[15]。

疗效

	ESCORT-NEO		REVO
方案	白蛋白紫杉醇＋顺铂＋卡瑞利珠单抗(2 周期)＋手术	紫杉醇＋顺铂＋卡瑞利珠单抗(2 周期)＋手术	白蛋白紫杉醇＋顺铂＋卡瑞利珠单抗(2～4 周期)＋手术
pCR/%	28.0	15.4	40.6

注：临床研究数据并排展示，非头对头对比。

毒性

单位：%

	白蛋白紫杉醇＋顺铂＋卡瑞利珠单抗（n=114）		紫杉醇＋顺铂＋卡瑞利珠单抗（n=116）	
术后并发症	总不良反应（34.2%）	≥3 级不良反应（6.3%）	总不良反应（38.8%）	≥3 级不良反应（12.1%）
肺炎	10.0	0	18.1	0.9
吻合口瘘	2.6	0.9	4.3	1.7
喉返神经损伤	9.6	0	9.5	0.9
切口感染	0.9	0.9	0	0
胸腔积液	2.6	2.6	10.3	6.0
心律失常	6.1	0	1.7	0

续表

	白蛋白紫杉醇+顺铂+卡瑞利珠单抗（n=114）		紫杉醇+顺铂+卡瑞利珠单抗（n=116）	
术后并发症	总不良反应（34.2%）	≥3 级不良反应（6.3%）	总不良反应（38.8%）	≥3 级不良反应（12.1%）
管状胃坏死	1.8	0	0.9	0
呼吸衰竭	0.9	0.9	0	0
感染性休克	0	0	2.6	2.6
新辅助治疗毒性	总不良反应（93.9%）	≥3 级不良反应（34.1%）	总不良反应（83.1%）	≥3 级不良反应（29.2%）
食管炎				
贫血	31.1	0.0	23.1	1.5
白细胞减少	51.5	11.4	39.2	10.0
中性粒细胞减少	46.2	25.0	36.9	20.0
血小板减少	11.4	0.0	6.2	1.5
血肌酐升高	9.8	0.8	7.7	0.0
ALT 升高	7.6	0.8	8.5	1.5
食欲减退	9.1	0.0	10.0	0.0
低钠血症	10.6	1.5	4.6	1.5
皮疹	9.1	0.0	10.8	1.8
RCCEP*	8.3	0.0	10.0	0.0
腹泻	6.8	0.8	6.9	0.8

* 反应性皮肤毛细血管内皮增生。

注：1. 以上列举主要不良反应。

2. 数据来自 ESCORT-NEO，需要注意的是，新辅助化疗联合免疫检查点抑制剂治疗（简称化免治疗）疗程的增加可能增加围术期的不良反应。

1.2.1.5 围术期治疗疗效的直接对比

短期疗效方面，新辅助同步放化疗的客观缓解率有波动（40%～49%），双药新辅助化疗波动于 2%～5%，三药新辅助化疗波动于 20%左右，化疗联合免疫治疗波动于 28.0%～40%。未来，最优的围术期治疗取决于长期生存及安全性的对比，围术期治疗不同模式的直接对比参见下面相关内容（选择具有代表性的随机对照研究）。目前联合免疫治疗的围术期治疗模式的长期生存数据尚不成熟，仍未被列入标准治疗，值得注意的是，围术期免疫相关不良反应，尤其是危及生命的事件可能会严重影响患者生存及生活质量。

1.2.2 根治性放化疗方案

通常适用于颈段食管癌及不可切除的胸腹段食管癌（包括不接受手术）患者。

（1）同步放化疗

FP 方案

• 5-Fu [1000mg/(m^2 • d)，ivdrip] civ d1～d4＋顺铂（75mg/m^2，ivdrip）d1，第 1、5、8、11 周[16]；

放疗：50.0cGy/25fr（RTOG 85-01 研究）。

适用人群

胸部食管鳞癌或腺癌患者，除外纵隔或锁骨上淋巴结转移外的远处播散。

疗效

	CRT(n=61)	RT(64Gy)(n=60)
中位 OS/月	14.1*	9.3
1 年 OS 率/%	50	38
2 年 OS 率/%	33	10
5 年 OS 率/%	27	0
1 年局部复发率/%	44*	62
1 年远处转移率/%	38*	22

* 有统计学意义。

注：CRT—同步放化疗；RT—单纯放射治疗。

毒性

单位：%

主要不良反应	严重(44%)	危及生命(20%)
食管炎	26.2	6.6
血液学毒性	33.0	13.1
皮肤	5.0	5.0
呼吸道	1.5	1.5
消化道	5.0	2.0

注：以上列举主要不良反应。

剂量调整

毒性	5-Fu	顺铂
血液学反应	—	
中性粒细胞≤3×10^9/L 或血小板≤75×10^9/L	—	减量至 75%
中性粒细胞≤1×10^9/L 或血小板≤50×10^9/L	—	减量至 50%
肾毒性		
轻微或暂时的肌酐、尿素升高	—	无须调整

续表

毒性	5-Fu	顺铂
其后周期未恢复至正常	—	暂停治疗
严重黏膜炎或腹泻	减量至 75%	—

TP 方案

• 紫杉醇（50mg/m^2，ivdrip）＋卡铂（AUC＝2mg·min/mL，ivdrip），d1、d8、d15、d22、d29[17]，具体见 CROSS 研究。

（2）同步放化疗联合尼妥珠单抗

• 尼妥珠单抗（400mg，ivdrip）每周＋紫杉醇（45mg/m^2，ivdrip）每周＋顺铂（20mg/m^2，ivdrip）d1，共 7 周[18]；放疗：3D CRT/IMRT，59.4Gy/33fr（NXCEL 1311 研究）。

适用人群

临床分期为Ⅱ～Ⅲ期（AJCC7.0）的中国食管鳞癌患者。

疗效

	尼妥珠单抗＋CRT(n＝99)	CRT(n＝101)
ORR/%	32.5	12.2
CR/%	93.8	72
DCR/%	98.8	91.5

毒性

单位：%

主要不良反应	总不良反应(36.4%)	≥3 级不良反应(11.1%)
白细胞减少	22.3	5.1
中性粒细胞减少	11.1	1.0
血小板减少	5.1	0
贫血	5.1	0
ALT 升高	2.0	0
恶心	5.0	1.0
放射性炎症	5.1	0
咳嗽	4.0	0
发热	4.0	2.0
皮肤反应	2.0	0
感染性肺炎	1.0	1.0

注：以上列举的为主要不良反应。

（3）同步放化疗联合免疫治疗

目前在研多个大型Ⅲ期临床项目，例如 Skyscraper07、Escort CRT、Rationale 311、KEYNOTE-975 及 Kunlun 研究，将探讨多种保守但强力的治疗模式（放疗、化疗及免疫治疗）能否在安全情况和可接受的情况下保存器官，但目前仍无可靠的循证医学证据支持这种治疗模式。

1.2.3 转移性食管癌治疗方案

1.2.3.1 一线治疗方案

（1）化疗联合抗 PD-1 或 PD-L1 单抗

目前全球已有多项随机对照大型临床研究验证该模式对比单纯化疗的有效性，区别在于药物不同、入组人群不同、配伍化疗药物不同、作为生物标志物的 PD-L1 免疫组化方法学及其临界（cut-off）值的不同。以下将配伍化疗药物（TP vs. FP）作为分水岭进行归纳总结。

• 5-Fu [800mg/(m^2 · d)，ivdrip] d1～d5＋顺铂（80mg/m^2，ivdrip）d1＋帕博利珠单抗（200mg，ivdrip）d1，每 3 周为 1 周期[19]；化疗最多 6 周期，免疫治疗维持 2 年（KEYNOTE-590）。

• 5-Fu [800mg/(m^2 · d)，ivdrip] d1～d4＋顺铂（80mg/m^2，ivdrip）d1＋舒格利单抗（1200mg，ivdrip）d1，每 3 周为 1 周期[20]；化疗最多 6 周期，免疫治疗维持 2 年（Astrum 007）。

• 5-Fu [800mg/(m^2 · d)，ivdrip] d1～d5＋顺铂（80mg/m^2，ivdrip）d1，每 4 周 1 次；纳武利尤单抗（240mg，ivdrip）d1，每 2 周为 1 周期[21]；化疗最多 6 周期，免疫治疗维持 2 年（CheckMate 648）。

• 5-Fu [1200mg/(m^2 · d)，ivdrip] d1～d2＋顺铂（50mg/m^2，ivdrip）d1＋斯鲁利单抗（3mg/kg，ivdrip）d1，每 2 周为 1 周期[22]；5-Fu 最多 12 周期，顺铂最多 8 周期，免疫治疗维持 2 年（GEMSTONE 304）。

适用人群

不可切除或转移性的食管鳞癌患者，其中 KEYNOTE-590 研究同时入组食管腺癌患者；Astrum 007 研究仅入组 PD-L1 表达 CPS≥1 的食管鳞癌患者。

疗效

值得注意的是，2024 年 9 月 FDA 专家投票，不建议在 PD-L1 表达阴性（CPS＜1 或 TAP＜1%）的食管癌患者中使用抗 PD-1 单抗（基于 KEYNOTE-590、CheckMate 648 及 RATIONALE 306 研究数据），因为大多数此类患者无法从抗 PD-1 单抗中获益。

KEYNOTE-590 已公布 5 年生存数据。ITT 人群中，帕博利珠单抗联合化疗对比化疗的 5 年 OS 率分别为 10.5%和 3.6%；而在 CPS≥10 的人群中，5 年 OS 率两组分别为 12.8%及 3.8%。

	KEYNOTE-590 (*n*=749)			CheckMate 648 (*n*=970)			Astrum 007 (*n*=551,CPS≥1)			GEMSTONE 304 (*n*=540)		
分组	FP+K	FP	HR	FP+O	FP	HR	FP+H	FP	HR	FP+C	FP	HR
ORR/%	45*	29.3*	—	47*	27*	—	57.6*	42.1*	—	60.1*	45.1*	—
DCR/%	79.3	75.6	—	79.4	72.5	—	81.3	77.6	—	85.6	81.3	—
中位 DOR/月	8.3	6.0	—	8.2	7.1	—	6.9	4.6	—	6.0	4.5	—
中位 PFS/月	6.3	5.8	0.65*	5.8	5.6	0.81	6.5	5.3	0.58*	6.2	5.4	0.67*
1 年 PFS 率/%	25	12	—	24	16	—	26	9	—	24.3	11.5	—
2 年 PFS 率/%	12	3	—	11	4	—	—	—	—	—	—	—
中位 OS/月	12.4	9.8	0.73*	13.2	10.7	0.74*	14.6	11.2	0.7*	15.3	11.5	0.7*
1 年 OS 率/%	51	39	—	54	44	—	—	—	—	63	47.1	—
2 年 OS 率/%	28	16	—	29	19	—	—	—	—	—	—	—
3 年 OS 率/%	18	9	—	18	12	—	—	—	—	—	—	—
优势人群	CPS≥10(50%左右)			TPS≥1%(49%左右)			CPS≥10(44%左右)			TPS≥10%(43%左右)		
中位 PFS/月	7.5	5.5	0.51*	6.8	4.4	0.67*	7.1	5.3	0.48*	7.0	5.4	0.50*
1 年 PFS 率/%	30	9	—	25	10	—	—	—	—	—	—	—
2 年 PFS 率/%	—	—	—	12	3	—	—	—	—	—	—	—
中位 OS/月	13.6	9.4	0.64*	15.0	9.1	0.60*	18.6	13.9	0.59*	15.7	11.2	0.57*
1 年 OS 率/%	54	37	—	58	37	—	—	—	—	—	—	—
2 年 OS 率/%	30	16	—	31	12	—	—	—	—	—	—	—
3 年 OS 率/%	—	—	—	18	9	—	—	—	—	—	—	—

* 有统计学意义。

注：1. 临床研究数据并排展示，非头对头对比。

2. K—帕博利珠单抗；H—斯鲁利单抗；O—纳武利尤单抗；F—5-氟尿嘧啶；P—顺铂；C—舒格利单抗。

毒性

单位：%

	KEYNOTE-590		CheckMate 648		Astrum 007		GEMSTONE 304	
毒性*	总不良反应(100%)	≥3 级不良反应(86%)	总不良反应(96%)	≥3 级不良反应(47%)	总不良反应(99%)	≥3 级不良反应(64%)	总不良反应(100%)	≥3 级不良反应
贫血	39	12	30	10	76	18	77	19
白细胞减少	24	9	14	4	58	11	54	9
粒细胞减少	36	23	21	8	56	19	56	20
血小板减少	16	2	12	1	43	4	30	6

续表

	KEYNOTE-590		CheckMate 648		Astrum 007		GEMSTONE 304	
毒性*	总不良反应(100%)	≥3级不良反应(86%)	总不良反应(96%)	≥3级不良反应(47%)	总不良反应(99%)	≥3级不良反应(64%)	总不良反应(100%)	≥3级不良反应
恶心	63	7	59	4	64	3	67	5
呕吐	30	6	18	2	43	3	47	4
食欲减退	39	4	43	4	42	2	44	2
口腔黏膜炎	26	6	32	6	—	—	—	—
腹泻	26	3	19	1	10	1	—	—
呃逆	11	0	14	0	—	—	—	—
乏力	36	6	20	2	—	—	—	—
皮疹	8	0	8	<1	—	—	—	—
肌酐升高	18	1	13	<1	16	<1	—	—
免疫相关不良反应	总不良反应(27)	≥3级不良反应(7)	总不良反应	≥3级不良反应	总不良反应(35)	≥3级不良反应	总不良反应(17.3)	≥3级不良反应
甲减	11	0	6	0	8.0	0	7.9	—
甲亢	6	<1	—	—	4.5	2.4	2.8	—
肺炎	6	1	6	<1	—	—	2.3	—
结肠炎	2	1	—	—	—	—	—	—
输液反应	2	<1	—	—	—	—	2.5	—
肝炎	1	1	—	—	—	—	—	—
皮炎	1	1	—	—	6	2	4.5	—

*仅列出临床重点关注的毒性。

• 紫杉醇（175mg/m^2，ivdrip）d1＋顺铂（75mg/m^2，ivdrip）d1＋抗 PD-1 单抗［替雷利珠单抗（200mg，ivdrip）d1，或信迪利单抗（200mg，ivdrip）d1，或特瑞普利单抗（240mg，ivdrip）d1，或卡瑞利珠单抗（200mg，ivdrip）d1］，每 3 周为 1 周期；化疗最多 6 周期，免疫治疗维持至 2 年（Rationale 306 研究[23]、Orient 15 研究[24]、Jupitor 06 研究[25]、Escort 1st 研究[26]）。

适用人群

不可切除或转移性的食管鳞癌。

疗效

	Rationale 306 (*n*=649)			Orient 15 (*n*=659)			Jupiter 06 (*n*=514)			Escort 1st (*n*=596)		
分组	TP+T	TP	HR	TP+S	TP	HR	TP+L	TP	HR	TP+C	TP	HR
ORR/%	68	49	—	66	45	—	69.3	52.1	—	72.1	62.1	—

续表

	Rationale 306 (*n*=649)			Orient 15 (*n*=659)			Jupitor 06 (*n*=514)			Escort 1st (*n*=596)		
DCR/%	88	80	—	90	84	—	89.1	78.2	—	91.3	88.9	—
中位 DOR/月	9.0	5.6	—	9.5	6.9	—	5.6	4.2	—	7.0	4.6	—
中位 PFS/月	7.3	5.6	0.6*	7.2	5.7	0.56*	5.7	5.5	0.58*	6.9	5.6	0.56*
1 年 PFS 率/%	37.6	20	—	38	15	—	27.8	6.1	—	—	—	—
中位 OS/月	17.2	10.6		17.4	12.8	0.66*	17	11	0.58*	15.3	12.0	0.70*
1 年 OS 率/%	65.0	44.9	—	64	52	—	66	43.7	—	61.5	49.8	—
2 年 OS 率/%	37.9	24.8	—	39	16	—	NE#	17	—	35.9	23.8	—
3 年 OS 率/%	22.1	14.1	—	—	—	—	—	—	—	25.6	12.8	—
优势人群	TAP≥10% (35%左右)			CPS≥10 (57%左右)			CPS≥10 (45%左右)			TPS≥1% (56%左右)		
中位 PFS/月	8.3	5.6	0.5*	8.3	6.4	0.58*	5.7	5.6	0.65*	6.9	5.6	0.51*
1 年 PFS 率/%	—	—	—	43	18	—	—	—	—	—	—	—
中位 OS/月	16.6	10.0	0.7*	17.2	12.5	0.63*	17.0	10.9	0.64*	15.3	11.5	0.59*
1 年 OS 率/%	67.4	42.9	—	66	55	—	—	—	—	—	—	—
2 年 OS 率/%	—	—	—	42	18	—	—	—	—	—	—	—

* 有统计学意义；# NE，not evaluable，无法评估。

注：临床研究数据并排展示，非头对头对比。

值得注意的是，2024 年 9 月 FDA 专家投票，不建议在 PD-L1 表达阴性（CPS<1 或 TAP<1%）的食管癌患者中使用抗 PD-1 单抗（基于 KEYNOTE-590、CheckMate 648 及 Rationale 306 数据），因为大多数此类患者无法从抗 PD-1 单抗中获益。

毒性

单位：%

	Rationale 306		Orient 15		Jupitor 06		Escort 1st	
毒性/%	总不良反应(96)	≥3 级不良反应(66)	总不良反应(98)	≥3 级不良反应(60)	总不良反应(99)	≥3 级不良反应(79)	总不良反应(99)	≥3 级不良反应(63)
贫血	54	15	74.9	12.5	89.0	29.9	76.8	14.7
白细胞减少	44	11	64.2	17.4	83.8	35.7	67.8	24.2
粒细胞减少	16	7	61.8	30	83.8	55.5	67.4	39.9
血小板减少	19	3	21.1	2.8	69.8	17.2	25.8	2.7
恶心	34	2	46.8	2.1	32.5	0.3	50.3	1.3
呕吐	17	1	34.3	2.1	19.5	0.3	39.3	3.4
食欲减退	36	3	30.3	0.3	34.1	1.0	43.3	0.7

续表

	Rationale 306		Orient 15		Jupitor 06		Escort 1st	
毒性/%	总不良反应(96)	≥3级不良反应(66)	总不良反应(98)	≥3级不良反应(60)	总不良反应(99)	≥3级不良反应(79)	总不良反应(99)	≥3级不良反应(63)
腹泻	20	3	11	1	14.3	1.6	—	—
乏力	15	4	33.3	4	3.9	0.4	47.3	2.0
皮疹	10	0	15.3	1.5	15.9	1.6	5.4	2.0
肌酐升高	—	—	0	1	—	—	—	—
irAE/%	总不良反应(27)	≥3级不良反应(7)	总不良反应(47)	≥3级不良反应(10)	总不良反应(37)	≥3级不良反应(7)	总不良反应(85)	≥3级不良反应(9)
甲减	10	0	17.4	0.1	15.9	0.3	11.4	4.4
甲亢	—	—	8.9	0.1	11.4	0.0	5.4	1.0
肺炎	14	0～1	4.4	2	1.9	0	5.0	3.0
结肠炎	—	—	0.6	0.4	2.3	0	—	—
输液反应	—	—	3.5	0.5	—	—	—	—
肝炎	—	—	1.2	0.6	—	—	—	—
皮炎	—	—	5.5	1	—	—	5.4	2.0
RCCEP*	—	—	—	—	—	—	79.9	1.0

* 反应性皮肤毛细血管增生症。

注：以上仅列出临床重点关注的毒性；以上列出研究中化免实验组数据。

（2）化疗联合抗 PD-L1 单抗及抗 TIGIT 单抗（SKYSCRAPER 08 研究）

• 紫杉醇（175mg/m^2，ivdrip）d1＋顺铂（60～80mg/m^2，ivdrip）d1＋阿替利珠单抗（1200mg，ivdrip）d1＋替瑞利尤单抗（600mg，ivdrip）d1，每 3 周为 1 周期；化疗最多 6 周期，免疫维持至临床获益停止或不可耐受毒性。

适用人群

不可切除或转移性的亚洲食管癌人群（中国、韩国、泰国）。

疗效

值得注意的是，从短期及长期疗效来看（虽非直接对比），化疗联合抗 PD-L1 单抗及抗 TIGIT 单抗的方案并不优于同一化疗方案与抗 PD-1 单抗的组合，且势必抬升患者的治疗费用并可能导致免疫相关不良反应的增加。

	化疗＋阿替利珠单抗＋替瑞利尤单抗(n＝229)	化疗(n＝232)	HR
ORR/%	59.7	45.4	*
DCR/%	78.8	65.3	
中位 DOR/月	7.1	4.3	
中位 PFS/月	6.2	5.4	0.56*

续表

	化疗＋阿替利珠单抗＋替瑞利尤单抗（n＝229）	化疗（n＝232）	HR
1年PFS率/%	24	6.1	
中位OS/月	15.7	11.1	0.70*
1年OS率/%	60.6	46.1	

* 有统计学意义。

毒性

单位：%

主要不良反应	总不良反应（98.7%）	≥3级不良反应（62.2%）
免疫相关性皮疹	38.6	3.1
免疫相关肝炎	35.1	3.9
甲状腺功能减退	17.5	0
输液相关反应	17.5	3.1
免疫相关肺炎	7.5	2.7
甲状腺功能亢进	7.0	0

注：以上仅列出临床重点关注的毒性。

（3）双免疫检查点抑制剂（CheckMate 648研究）

• 纳武利尤单抗3mg/kg，ivdrip，每2周；伊匹木单抗1mg/kg，ivdrip，每6周，共2年。

适用人群

不可切除或转移性的食管鳞癌患者。

疗效

值得注意的是，应用双免有效的患者缓解持续时间（duration of response，DOR）较化免（化疗＋免疫治疗）更加突出，不良反应更少，提示部分晚期食管鳞癌患者可从双免治疗获得非凡的生存延长，这部分患者未来需要临床可行的生物标记进行富集，可豁免化疗。

	纳武利尤单抗＋伊匹木单抗（n＝325）	化疗（FP）（n＝324）	HR
ORR/%	28	27	
DCR/%	59	74	
中位DOR/月	11.7	7.1	
中位PFS/月	2.9	5.6	1.26

续表

	纳武利尤单抗+伊匹木单抗(n=325)	化疗(FP)(n=324)	HR
1年PFS率/%	23	16	
中位PFS(TPS≥1%)/月	4.0	4.4	0.90
1年PFS率(TPS≥1%)/月	26	10	
中位OS/月	12.8	10.7	0.78*
1年OS率/%	54	44	
2年OS率/%	32	19	
3年OS率/%	20	9	
中位OS(TPS≥1%)/月	13.7	9.1	0.64*
1年OS率(TPS≥1%)/%	57	37	
2年OS率(TPS≥1%)/%	34	12	
3年OS率(TPS≥1%)/%	21	12	

*有统计学意义。

毒性

单位：%

主要不良反应	总不良反应(80%)	≥3级不良反应(32%)
皮疹	17	2
瘙痒	13	1
甲减	13	0
腹泻	10	1
乏力	9	1
恶心	8	<1
呕吐	6	<1
食欲减退	6	2

注：以上仅列出临床重点关注的毒性。

（4）化疗

单独化疗适用于存在免疫治疗禁忌或PD-L1阴性的晚期食管癌患者，疗效及不良反应详见本部分（1）中各临床研究对照组。

1.2.3.2 二线及以上治疗方案

（1）抗PD-1单抗

有关抗PD-1单抗的二线研究多在一线免疫治疗联合化疗的研究之前进行，目前的临床环境可能造成免疫治疗提前，后线再挑战或跨线使用这些免疫治疗药物时需谨慎参考以下临床研究的结果。

适用人群

不可切除或转移性的食管鳞癌一线化疗失败患者。KEYNOTE-181 同时入组了食管鳞癌和腺癌患者，下表（除优势人群外）仅显示食管鳞癌数据。

疗效

	KEYNOTE-181 (*n*=401)			Attraction 03 (*n*=419)			Rationale 302 (*n*=512)			ESCORT (*n*=457)		
分组	K	化疗	HR	O	化疗	HR	T	化疗	HR	C	化疗	HR
ORR/%	16.7	7.4	—	19	22	—	20.3	9.3	—	20.2	6.4	—
中位 DOR/月	9.3	7.7	—	6.9	3.9	—	7.1	4.0	—	7.4	3.4	0.34*
中位 PFS/月	2.2	3.1	0.60*	1.7	3.4	1.08	1.6	2.1	0.83	1.9	1.9	0.69*
1 年 PFS 率/%	15	9	—	12	7	—	12.7	1.9	—	12	0	—
中位 OS/月	8.2	7.1	0.78	10.9	8.4	0.77*	8.6	6.3	0.70*	8.3	6.2	0.71*
1 年 OS 率/%	39	25	—	47	34	—	37.4	23.7	—	34	22	—
优势人群	CPS≥10			TPS≥1%			TAP≥10%			TPS≥1%		
中位 OS/月	9.3	6.7	0.69*	10.9	8.1	—	10.3	6.8	0.54*	9.2	6.3	0.58*
1 年 OS 率/%	43.0	20.4	—	—	—	—	44	27	—	34	—	—

* 有统计学意义。

注：1. 临床研究数据并排展示，非头对头对比。

2. K—帕博利珠单抗；O—纳武利尤单抗；T—替雷利珠单抗；C—卡瑞利珠单抗。

毒性

单位：%

不良反应	KEYNOTE-181		Attraction 03		Rationale 302		ESCORT	
	总不良反应(64)	≥3 级不良反应(18)	总不良反应(65)	≥3 级不良反应(18)	总不良反应(73)	≥3 级不良反应(19)	总不良反应(96)	≥3 级不良反应(19)
疲乏	11.8	0.6	7	<1	7.5		9	1
皮疹	—	—	11	<1	—		—	—
甲减	10.5	0.0	—	—	10.2		17	0
食欲减低	8.6	0.6	7	1	6.3		5	0
腹泻	5.4	0.6	10	1	5.5		5	1
ALT 升高	—	—	—	—	11.4		—	
RCCEP*	—	—	—	—	—	—	80	<1

* 反应性皮肤毛细血管增生症。

注：以上仅列出临床重点关注的毒性。

（2）其他

抗 PD-1 单抗进展后治疗选择有限，以下多基于Ⅲ期研究结果对照组的化疗方案，其中 ESWN 01 研究是中国进行的Ⅲ期随机对照临床研究。EGFR 抑制剂、VEGFR 抑制剂以及包括双特异性靶点在内的新药，多为单臂Ⅱ期研究，其结果证据级别较低，但在标准治疗失败后不妨尝试。

- 紫杉醇（80～100mg/m^2，ivdrip）d1、d8、d15，q4w。
- 多西紫杉醇（75mg/m^2，ivdrip）d1，q3w。
- 伊立替康（150～180mg/m^2，ivdrip）d1，q2w。

以上 3 种单药疗效可参见 KEYNOTE-181、Attraction 3、Rationale 302 以及 ESCORT 研究的化疗对照组，此处不赘述。

- 伊立替康/S-1：伊立替康（160mg/m^2，ivdrip）d1；S-1（80～120mg/d，口服，每日分 2 次服用）d1～d10，q2w（ESWN 01）。

适用人群

经治的复发、转移性中国食管鳞癌患者。

疗效

	伊立替康＋S-1 （n＝61）	S-1 （n＝62）	HR
ORR/%	24.6	9.7	
DCR/%	57.3	37.4	
中位 DOR/月	4.0	2.9	
中位 PFS/月	3.8	1.7	0.58*
6 个月 PFS 率/%	21.9	9.1	
中位 OS/月	7.1	6.2	0.74
6 个月 OS 率/%	61.9	50.2	

* 有统计学意义。

毒性

单位：%

3～4 级不良反应	伊立替康＋S-1 （n＝61）	S-1 （n＝62）
贫血	3.3	1.6
白细胞减少	16.4	0
粒细胞减少	14.8	1.6
血小板减少	3.3	0

续表

3～4级不良反应	伊立替康+S-1（$n=61$）	S-1（$n=62$）
腹泻	3.3	1.6
恶心	4.9	0
呕吐	1.6	1.6
乏力	3.3	1.6
厌食	0	1.6
胆红素升高	1.6	0

注：以上仅列出临床重点关注的毒性。

- **EGFR 抑制剂**

一项英国Ⅲ期 RCT 研究显示，吉非替尼对比安慰剂未能延长晚期食管癌（包括鳞癌及腺癌）患者的生存率[27]，然而，两个单臂韩国临床研究显示，二代 EGFR-TKI 药物达可替尼（Dacomitinib，45mg qd）[28]或阿法替尼（Afatinib，40mg qd）[29]在晚期食管鳞癌二线治疗中显示出一定的疗效：ORR 12.5%～14.3%，DCR 60.4%～73.3%，PFS 3.3～3.4 个月，OS 6.3～6.4 个月。

- **抗 VEGFR 多靶点抑制剂**

一项来自中国的Ⅱ期 RCT 研究显示安罗替尼（Anlotinib，14mg，d1～d14，q21d）能够延长经治晚期食管鳞癌患者的 PFS，但未延长 OS[30]。

适用人群

经治的复发、转移性中国食管鳞癌。

疗效

	安罗替尼（$n=110$）	安慰剂（$n=55$）	HR
ORR/%	7.3	3.9	
DCR/%	64*	18	
中位 PFS/月	3.0	1.4	0.43*
中位 OS/月	6.1	7.2	

*有统计学意义。

毒性

单位：%

主要不良反应	总不良反应(94%)	≥3级不良反应(37%)
疲乏	57	2

续表

主要不良反应	总不良反应(94%)	≥3 级不良反应(37%)
高血压	54	16
食欲下降	43	6
甲减	36	<1
手足综合征	27	2
蛋白尿	26	<1
体重减轻	19	3
腹泻	17	0
ALT 升高	14	<1
AST 升高	17	2
QT 间期延长	16	2

注：以上仅列出临床重点关注的毒性。

- **新型药物**

a. EGFR 是食管鳞癌的促癌基因之一，但既往化疗与传统抗 EGFR 单抗（如西妥昔单抗）的联合治疗未能延长患者生存。近期以 EGFR 为靶点的 ADC 类药物可能是晚期食管鳞癌后线治疗的未来突破口。在 BL-B01D1 中，EGFR/HER-3/TOP-1 抑制剂的 ADC 药物（2.5mg/kg，d1、d8，每 3 周）在Ⅰb 期研究中表现出较好前景：ORR 40.4%，DCR 80.8%，PFS 5.4 个月，DOR 6.6 个月[31]。

b. 基于真实世界或单臂Ⅱ期研究结果，卡度尼利单抗（PD-1/CTLA-4 双特异性抗体）或抗血管生成抑制剂与免疫治疗药物的组合方案在既往前线已接受过免疫治疗药物的食管鳞癌患者中仍有一定疗效[32,33]。

1.3 食管腺癌药物治疗方案

局限期（cT2～T4 或 cN1～3 M0）的食管腺癌及 Siewert Ⅰ型的食管胃结合部腺癌围术期治疗方式包括新辅助同步放化疗（CRT）和围术期化疗。Ⅲ期 Neo-AEGIS 试验首次直接比较了二者疗效。与围术期化疗［表柔比星-顺铂-5-氟尿嘧啶（ECF）或 5-氟尿嘧啶-亚叶酸钙-奥沙利铂-多西他赛（FLOT）］方案相比，术前 CRT（CROSS 研究方案）的肿瘤消退率和病理完全缓解率更高，但围术期化疗在总生存期（OS）和无病生存期（DFS）方面并不劣于同步放化疗。值得注意的是，化疗组的大多数患者（85%）接受了更传统的 ECF 方案，而不是疗效更优的 FLOT 方案。

ESOPEC Ⅲ期临床研究比较了食管腺癌围术期 FLOT 化疗方案与术前 CRT（CROSS 方案）的疗效。中位随访时间 55 个月后，围术期 FLOT 化疗组的中位 OS 为 66 个月，而术前 CRT 组为 37 个月（HR 0.70，95% CI 0.53～0.92，$P=0.01$），3 年 OS 率两组分别为 57.4% 和 50.6%，而 5 年 OS 率分别为 50.7% 和 38.7%。围术期 FLOT 化疗组的无进展生存期（PFS）也优于术前 CRT 组（HR 0.66，95% CI 0.51～0.85）。FLOT 组术后 90 天死亡率为 3.1%，CRT 组为 5.6%。这些数据表明，围术期化疗（FLOT 方案）可能是局部进展期食管腺癌和食管胃结合部腺癌的首选治疗选择。

而另一项Ⅲ期临床研究 TOPGEAR 研究结果也提示在可切除食管胃结合部腺癌或胃腺癌患者中，在围术期化疗（ECF 或 FLOT 方案）基础上再联合同步放化疗（放疗 45Gy 同步 5-氟尿嘧啶）对比单纯化疗组可以改善病理结果，但不能改善 OS。与单纯化疗组相比，联合治疗组 pCR 率更高（17% vs. 8%；$P<0.0001$）、主要病理反应率更多（50% vs. 29%）和肿瘤降期更深。而研究组间的中位 OS（46 个月 vs. 49 个月）和中位 PFS（31 个月 vs. 32 个月）没有显著差异。

综上，围术期化疗，尤其是 FLOT 方案是局部进展期食管腺癌和食管胃结合部腺癌的首选治疗方式。值得注意的是，术前根治性同步放化疗依然是这类肿瘤的标准治疗之一，且对于术后未达到 ypT0N0 的食管腺癌或食管胃结合部腺癌可选择纳武利尤单抗作为辅助治疗。而 Matterhorn 研究中应用 FLOT 方案化疗联合度伐利尤单抗的围术期治疗模式对比传统三药化疗显著延长了局部进展期食管胃结合部腺癌和胃腺癌患者的无事件生存期（EFS)，未来可能成为新的标准方案。

最后，局部不可切除或转移性的食管或食管胃结合部腺癌患者的治疗方案与晚期胃腺癌患者的治疗方案别无二致。有关围术期药物治疗方案、疗效及安全性的具体数据可参见胃腺癌相关章节。

1.4 少见食管肿瘤药物治疗方案

1.4.1 腺样囊腺癌

食管的腺样囊腺癌是起源于食管黏膜下层腺体中唾液腺样细胞的罕见恶性肿瘤，仅占食管恶性肿瘤的0.1%左右。

该病影像学表现为位于食管黏膜层或黏膜下层的、界限清楚的、圆形或椭圆形的光滑肿物，内镜中可表现为覆盖完整黏膜的黏膜下肿块，也可为息肉样或溃疡样病变。

治疗上，腺样囊腺癌初始的治疗策略是手术根治性切除及周围淋巴结清扫。如果手术切缘为阳性可以考虑放疗，但传统化疗可能无效（尤其是紫杉醇类药物）。对于已经出现转移的食管腺样囊腺癌，可参照唾液腺肿瘤的系统治疗方案进行治疗。一线可选择的化疗方案有CAP或长春瑞滨及顺铂，化疗的客观缓解率在40%～50%，缓解持续时间为3～7个月；二线治疗可选择仑伐替尼[34]或其他抗血管生成的酪氨酸激酶抑制剂，如索拉非尼、阿昔替尼等，缓解率在9%～16%，疾病控制率在75%左右，中位PFS在5.7～17.5个月[35,36]。当然，仍可对肿瘤进行分子检测，明确有无个体化治疗的靶点。

（1）一线治疗

- CAP：环磷酰胺（500mg/m^2，iv）、多柔比星（50mg/m^2，iv）和顺铂（50mg/m^2，ivdrip），d1，每28日重复1次。
- VP：长春瑞滨［25mg/m^2，ivdrip，d1、d8］＋顺铂［80mg/m^2，ivdrip，d1］。

（2）二线治疗

- 仑伐替尼：24mg/d，po，每日1次。
- 索拉非尼：400mg，po，每日2次。
- 阿昔替尼：5mg，po，每日2次。

1.4.2 腺鳞癌

食管的腺鳞癌罕见，仅占整体食管恶性肿瘤的0.37%～1%，多发生在40周岁以上，男女比例（4～8）∶1。临床症状及诊断方法与食管鳞癌或腺癌一致。其治疗方式可遵循食管鳞癌或腺癌的多学科治疗模式。但有研究显示，食管腺鳞癌对同步放化疗的反应类似于腺癌，其完全缓解率仅为 20%左右[37]。

1.4.3 黏液表皮样癌

黏液表皮样癌在唾液腺肿瘤中占 10%～15%，但在食管癌中罕见，男性更加多见，男女比例在 7∶1 左右，胸中段是最常见的黏液表皮样癌发病部位。其治疗方式仍然遵循食管鳞癌或腺癌的多学科治疗模式。在两项来自中国的回顾性研究中，完成手术切除的食管黏液表皮样癌患者的 5 年 OS 率在 32%～37%，可能略低于食管鳞癌[38]。

参考文献

[1] Sung H，Ferlay J，Siegel RL，et al. Global cancer statistics 2020：GLOBOCAN estimates of incidence and mortality worldwide for 36 Cancers in 185 Countries [J]. CA Cancer J Clin，2021，71 (3)：209-249.

[2] Qiu HB，Cao SM，Xu RH，et al. Cancer incidence，mortality，and burden in China：a time-trend analysis and comparison with the United States and United Kingdom based on the global epidemiological data released in 2020 [J]. Cancer Commun (Lond)，2021，41 (10)：1037-10411.

[3] Zeng HM，Ran XH，An L，et al. Disparities in stage at diagnosis for five common cancers in China：a multicentre，hospital-based，observational study [J]. Lancet Public Health，2021，6 (12)：e877-e887.

[4] Cancer Genome Atlas Research Network；Analysis Working Group：Asan University；BC Cancer Agency，et al. Integrated genomic characterization of oesophageal carcinoma [J]. Nature，2017，541 (7636)：169-175.

[5] Zheng YX，Chen ZY，Han YC，et al. Immune suppressive landscape in the human esophageal squamous cell carcinoma microenvironment [J]. Nat Commun，2020，11 (1)：6268.

[6] Zheng LT，Qin SS，Si W，et al. Pan-cancer single-cell landscape of tumor-infiltrating T cells [J]. Science，2021，374 (6574)：abe6474.

[7] Hagen PV，Hulshof MCCM，Lanschot JJBV，et al. Preoperative chemoradiotherapy for esophageal or junctional cancer [J]. N Engl J Med，2012，366 (22)：2074-84.

[8] Yang H，Liu H，Chen YP，et al. Neoadjuvant chemoradiotherapy followed by surgery versus surgery alone for locally advanced squamous cell carcinoma of the Esophagus (NEOCRTEC 5010)：A phase Ⅲ multicenter，randomized，Open-Label clinical trial [J]. J Clin Oncol，2018，36 (27)：2796-2803.

[9] Tepper J，Krasna MJ，Niedzwiecki D，et al. Phase Ⅲ trial of trimodality therapy with cisplatin，fluorouracil，radiotherapy，and surgery compared with surgery alone for esophageal cancer：CALGB 9781 [J]. J Clin Oncol，2008，26 (7)：1086-1092.

[10] Kato K, Machida R, Ito Y, et al. Doublet chemotherapy, triplet chemotherapy, or doublet chemotherapy combined with radiotherapy as neoadjuvant treatment for locally advanced oesophageal cancer (JCOG1109 NExT): a randomised, controlled, open-label, phase 3 trial [J]. Lancet, 2024, 404 (10447): 55-66.

[11] AndoN, Kato H, Igaki H, et al. A randomized trial comparing postoperative adjuvant chemotherapy with cisplatin and 5-fluorouracil versus preoperative chemotherapy for localized advanced squamous cell carcinoma of the thoracic esophagus (JCOG9907) [J]. Ann Surg Oncol, 2012, 19 (1): 68-74.

[12] Ando N, Iizuka T, Ide H, et al. Surgery plus chemotherapy compared with surgery alone for localized squamous cell carcinoma of the thoracic esophagus: a Japan Clinical Oncology Group Study-JCOG9204 [J]. J Clin Oncol, 2003, 21 (24): 4592-4596.

[13] Kelly RJ, Ajani JA, Kuzdzal J, et al. Adjuvant Nivolumab in Resected Esophageal or Gastroesophageal Junction Cancer [J]. N Engl J Med, 2021, 384 (13): 1191-1203.

[14] Qin J, Xue L, Hao A, et al. Neoadjuvant chemotherapy with or without camrelizumab in resectable esophageal squamous cell carcinoma: the randomized phase 3 ESCORT-NEO/NCCES01 trial [J]. Nat Med, 2024, 30 (9): 2549-2557.

[15] Yuan WP, Chen Y, Liu J, et al. Camrelizumab plus chemotherapy versus concurrent chemoradiotherapy as neoadjuvant therapy for resectable thoracic oesophageal squamous cell cancer (REVO): A multicenter, randomized, open-label, phase Ⅱ trial [C]. Mudrid, Spain: ESMO, 2023, 34 (supplement 2): S857.

[16] Herskovic A, Martz K, Sarraf MA, et al. Combined chemotherapy and radiotherapy compared with radiotherapy alone in patients with cancer of the esophagus [J]. N Engl J Med, 1992, 366 (22): 2074-84.

[17] Hagen PV, Hulshof MCCM, Lanschot JJBV, et al. Preoperative chemoradiotherapy for esophageal or junctional cancer [J]. N Engl J Med, 2012, 366 (22): 2074-2084.

[18] Meng X, Zheng A, Wang J, et al. Nimotuzumab plus concurrent chemo-radiotherapy in unresectable locally advanced oesophageal squamous cell carcinoma (ESCC): interim analysis from a Phase 3 clinical trial [J]. Br J Cancer, 2023, 129 (11): 1787-1792.

[19] Kamleh MK, Khosa DK, Dewey CE, et al. The Perceived Importance, Emphasis, and Confidence in Veterinary Nutrition Education of First-Year Canadian and US Veterinary Students [J]. Med Sci Educ, 2020, 30 (1): 323-330.

[20] Li J, Chen ZD, Bai YX, et al. First-line sugemalimab with chemotherapy for advanced esophageal squamous cell carcinoma: a randomized phase 3 study [J]. Nat Med, 2024, 30 (3): 740-748.

[21] Doki Y, Ajani JA, Kato K, et al. Nivolumab Combination Therapy in Advanced Esophageal Squamous-Cell Carcinoma [J]. N Engl J Med, 2022, 386 (5): 449-462.

[22] Song Y, Zhang B, Xin D, et al. First-line serplulimab or placebo plus chemotherapy in PD-L1-positive esophageal squamous cell carcinoma: a randomized, double-blind phase 3 trial

[J]. Nat Med, 2023, 29 (2): 473-482.

[23] Xu JM, Kato K, Raymond E, et al. Tislelizumab plus chemotherapy versus placebo plus chemotherapy as first-line treatment for advanced or metastatic oesophageal squamous cell carcinoma (RATIONALE-306): a global, randomised, placebo-controlled, phase 3 study [J]. Lancet Oncol, 2023, 24 (5): 483-495.

[24] Wang ZX, Cui CX, Yao J, et al. Toripalimab plus chemotherapy in treatment-naïve, advanced esophageal squamous cell carcinoma (JUPITER-06): A multi-center phase 3 trial [J]. Cancer Cell, 2022, 40 (3): 277-288. e3.

[25] Lu ZH, Wang JY, ShuYQ, et al. Sintilimab versus placebo in combination with chemotherapy as first line treatment for locally advanced or metastatic oesophageal squamous cell carcinoma (ORIENT-15): multicentre, randomised, double blind, phase 3 trial [J]. BMJ, 2022, 377: e068714.

[26] Luo HY, Lu J, Bai YX, et al. Effect of camrelizumab vs placebo added to chemotherapy on survival and progression-free survival in patients with advanced or metastatic esophageal squamous cell carcinoma: The SCORT-1st randomized clinical trial [J]. JAMA, 2021, 326 (10): 916-925.

[27] Dutton SJ, Ferry DR, Blazeby JM, et al. Gefitinib for oesophageal cancer progressing after chemotherapy (COG): a phase 3, multicentre, double-blind, placebo-controlled randomised trial [J]. Lancet Oncol, 2014 , 15 (8): 894-904.

[28] Kim HS, Kim SM, Kim H, et al. Phase Ⅱ clinical and exploratory biomarker study of dacomitinib in recurrent and/or metastatic esophageal squamous cell carcinoma [J]. Oncotarget, 2015, 6 (42): 44971-44984.

[29] Hong MH, Heo SG, Lee YG, et al. Phase 2 study of afatinib among patients with recurrent and/or metastatic esophageal squamous cell carcinoma [J]. Cancer, 2020, 126 (20): 4521-4531.

[30] Huang J, Xiao JX, Fang WT, et al. Anlotinib for previously treated advanced or metastatic esophageal squamous cell carcinoma: A double-blind randomized phase 2 trial [J]. Cancer Med, 2021, 10 (5): 1681-1689.

[31] Liu C, Lu Z, Ji Y, et al. BL-B01D1, an EGFR x her3 bispecific antibody-drug conjugate (ADC), in patients with locally advanced or metastatic esophageal squamous cell carcinoma (ESCC) [C]. Madrid, Spain: European Society of Medical Oncology, 2024.

[32] Gao XY, Xu N, Li Z, et al. Safety and antitumour activity of cadonilimab, an anti-PD-1/CTLA-4 bispecific antibody, for patients with advanced solid tumours (COMPASSION-03): a multicentre, open-label, phase 1b/2 trial [J]. Lancet Oncol, 2023, 24 (10): 1134-1146.

[33] Meng X, Wu T, Hong Y, et al. Camrelizumab plus apatinib as second-line treatment for advanced oesophageal squamous cell carcinoma (CAP 02): a single-arm, open-label, phase 2 trial [J]. Lancet Gastroenterol Hepatol, 2022, 7 (3): 245-253.

[34] Tchekmedyian V, Sherman EJ, Dunn L, et al. Phase Ⅱ Study of Lenvatinib in Patients With

Progressive, Recurrent or Metastatic Adenoid Cystic Carcinoma [J]. J Clin Oncol, 2019, 37 (18): 1529-1537.

[35] Locati LD, Perrone F, Cortelazzi B, et al. A phase Ⅱ study of sorafenib in recurrent and/or metastatic salivary gland carcinomas: Translational analyses and clinical impact [J]. Eur J Cancer, 2016, 69: 158-165.

[36] Ho AL, Dunn L, Sherman EJ, et al. A phase Ⅱ study of axitinib (AG-013736) in patients with incurable adenoid cystic carcinoma [J]. Ann Oncol, 2016, 27 (10): 1902-1908.

[37] Gamboa AC, Meyer BI, Switchenko JM, et al. Should adenosquamous esophageal cancer be treated like adenocarcinoma or squamous cell carcinoma? [J] J Surg Oncol, 2020, 122 (3): 412-421.

[38] Wang Y, Wu YJ, Zheng C, et al. Clinico-pathological study of esophageal mucoepidermoid carcinoma: a 10-year survival from a single center [J]. BMC Gastroenterol, 2024, 24 (1): 156.

2

胃癌

胃癌为东亚特色癌种，以化疗为代表的系统药物治疗贯穿于除早期胃癌外的几乎所有的胃癌临床治疗场景，包括局部进展期胃癌的围术期治疗以及不可切除或转移性胃癌的姑息治疗。为了便于读者理解应用化疗的临床场景，本章将首先对胃癌的诊断、分期及手术治疗进行简要介绍，而后着重介绍化疗或包含化疗的联合药物治疗。

2.1 胃癌的诊断及整体治疗原则

2.1.1 流行病学

	全球[1]	中国[2]
发病人数*	1089103	478508
死亡人数*	768793	373789
年龄	≥65 岁	≥55 岁
男∶女(发病率)	2.3∶1.0	

* 2020 年 WHO 数据。

诊断时期别(中国)[3]	
Ⅰ	21.1%
Ⅱ	14.2%
Ⅲ	43.3%
Ⅳ	21.4%

2.1.2 病理

2.1.2.1 Siewert 分型

由 Siewert 和 Hölscher[4] 在 20 世纪 80 年代提出的食管胃结合部（EGJ）腺癌的局部解剖分类，目前被广泛接纳用于评估和指导 EGJ 肿瘤的综合治疗。

Ⅰ型：肿瘤中心位置位于 EGJ 近端 1～5cm——远端食管腺癌。

Ⅱ型：肿瘤中心位置位于 EGJ 近端 1cm 至远端 2cm 之间——贲门癌。

Ⅲ型：肿瘤中心位置位于 EGJ 远端 2～5cm——贲门下胃癌。

其中，AJCC 分期及国内外指南推荐 Siewert Ⅰ/Ⅱ型 EGJ 肿瘤按照食管癌进行分期及治疗，而Ⅲ型 EGJ 肿瘤按照胃癌进行分期及治疗。

2.1.2.2 Borrman 分型

根据 Borrman 分型，将进展期胃癌的大体形态分为以下 4 种类型。

Ⅰ型：结节隆起型（polypoid）。

Ⅱ型：局限溃疡型（fungating）。

Ⅲ型：浸润溃疡型（ulcerated）。

Ⅳ型：弥漫浸润型（infiltrative）。

2.1.2.3 Lauren 分型

胃腺癌的组织形态学亚型[5]，不同亚型有着不同的流行病学、发病机制以及基因谱，与分子分型有一定联系（见分子分型）。

（1）肠型（intestinal） 肿瘤细胞互相黏附，呈管状或腺样排列，多见于男性、年龄较大人群，预后较弥漫型好。

（2）弥漫型（diffuse） 肿瘤细胞间缺乏黏附因子，肿瘤细胞可各自生长并侵入邻近组织而不形成腺体。低黏附性癌，包括印戒细胞癌，对应 Lauren 分型中的弥漫型胃癌，该类患者男女发病比例均等，但在较年轻个体中更为常见。

（3）混合型（mixed） 兼具肠型和弥漫型特点。

2.1.2.4 WHO 分型[6]

（1）腺癌（adenocarcinoma）

① 管状腺癌（tubular adenocarcinoma）。

② 乳头状腺癌（papillary adenocarcinoma）。

③ 低黏附性癌（poorly cohesive carcinoma），包括印戒细胞癌及其他亚型。

④ 黏液腺癌（mucinous adenocarcinoma）。

⑤ 混合腺癌（mixed adenocarcinoma）。

（2）其他及罕见组织类型

① 伴淋巴样间质的胃癌［gastric（adeno）carcinoma with lymphoid stroma］。

② 肝样腺癌（hepatoid adenocarcinoma）。

③ 微乳头腺癌（micropapillary adenocarcinoma）。

④ 胃底腺型胃癌（gastric adenocarcinoma of fundic-gland type）。

⑤ 黏液表皮样癌（mucoepidermoid carcinoma）。

⑥ 帕内特细胞癌（paneth cell carcinoma）。

⑦ 壁细胞癌（parietal cell carcinoma）。

本章主要针对胃腺癌以及具有经验性治疗方案的少见病理类型（伴淋巴样间质的胃癌和肝样腺癌）进行详细介绍。

2.1.3 分子分型

癌症基因组图谱计划分型（The Cancer Genome Atlas Program，TCGA）[7]

2014 年 TCGA 发表在 *NATURE* 上的论文利用多组学技术平台将胃腺癌分为 4 种分子亚型，已被学界广泛接受，成为为胃癌患者分层、指导精准治疗以及靶向药物开发的重要参照系。

① EB 病毒（Epstein-Barr virus，EBV）阳性。

② 微卫星不稳定（microsatellite instability，MSI）。

③ 基因组稳定（genomically stable，GS）。

④ 染色体不稳定（chromosomal instability，CIN）。

分子亚型	EBV(8.8%)	MSI(21.7%)	GS(19.7%)	CIN(49.8%)
临床病理特征	男性； 多位于胃体、胃底	老年(中位年龄 72 岁)； 女性(56%)； 多位于胃窦或幽门	年轻(中位年龄 59 岁)； Lauren 分型弥漫型	多位于 EGJ 或贲门； Lauren 分型肠型
分子特征	DNA 超甲基化； *CDKN2A* 启动子超甲基化(p16 失活)； *PIK3CA* 高频突变(80%)激酶区(外显子 20)； *ARID1A*(55%)和 *BCOR*(23%)突变常见； JAK2 及 ERBB2 扩增； PD-L1 及 PD-L2 高表达； 免疫信号富集	DNA 超甲基化 MLH-1 启动子区高度甲基化，导致 MLH-1(错配修复蛋白)沉默； 基因组突变负荷高(包括 *PIK3CA*、*ERBB3*、*ERBB2*、*EGFR*)； 缺乏可靶向的扩增； 缺乏 *BRAF* V600E 突变	*CDH1*、*RHOA* 突变； *CLDN18-ARHGAP* 融合突变； 细胞黏附通路表达增加	异倍染色体； *TP53* 高突变率(73%)； RTK-RAS 通路激活(EGFR、VEGFA 扩增)； 细胞周期蛋白扩增(CCNE1、CCND1、CDK6)

对于胃腺癌的分子分型并不只有 TCGA 分型一种，例如亚洲癌症研究组织（Asian Cancer Research Group，ACRG）分型也将胃癌分为 4 种分子亚型，分别为 MSS/*TP53*＋、MSI、MSS/EMT、MSS/*TP53*－（与上述 TCGA 4 种亚型相对应）[8]，该分型可能更适合为亚洲胃癌患者进行分子分型且较 TCGA 分型与临床转归的关联性更强。

2.1.4 肿瘤退缩分级（tumor regression grade，TRG）

用于新辅助治疗后的疗效评估，对于预测患者预后和指导术后治疗至关重要，几种常用的 TRG 判断方法均有研究证实其能够预测新辅助治疗后胃癌患者的预后[9,10]。

Mandard-TRG[11]	Becker-TRG[12]	JGCA-TRG[13]	AJCC-TRG[14]
1 无癌细胞残留	1a 完全肿瘤退缩	3 无癌细胞残留	0 无癌细胞残留（完全退缩）
2 癌细胞极少量残留	1b ＜10%癌残留	2 癌灶中＜1/3 癌细胞残留	1 仅见单个癌细胞或癌细胞簇（几乎完全退缩）
3 纤维化超过癌残留	2 10%～50%癌残留	1b 癌灶中 1/3～2/3 癌细胞残留	2 仍有残存癌细胞（反应较小）
4 癌残留超过纤维化	3 ＞50%癌残留	1a 癌灶中＞2/3 癌细胞残留	3 极少或无癌细胞被杀灭（反应差）
5 广泛癌残留无退缩		0 无疗效	

2.1.5 检查

（1）实验室检查 血常规、肝肾功能、血清电解质、凝血及肿瘤标志物（CEA、AFP、CA19-9 及 CA125 等）。

（2）物理检查

① 胸腹盆 CT（腹部增强胃重建 CT）；可考虑 PET/CT 检测转移灶。

② 食管胃十二指肠镜（活检）。

③ 如考虑行术前新辅助治疗，可行超声内镜进一步明确临床分期。

④ 腹腔镜评估：若患者存在多发或巨大的淋巴结肿大、腹腔脂肪条索影或腹盆腔积液，应考虑在开始治疗前进行腹腔镜探查评估。

（3）分子检测 随着对胃癌发生发展机制的不断探索以及对其分子分型的深入研究，目前胃癌的系统治疗已经逐渐迈入了精准化、个体化的治疗时代。对于不可切除或转移性胃癌，在治疗前建议完成以下分子检测。由于晚期胃癌的系统治疗模式不断发展，将免疫检查点抑制剂、靶向药物或其他新药推进至局部进展期胃癌的临床研究正在进行，因此，对于局部进展期的胃癌患者，如有条件，也可考虑进行这些分子检测。

	检测常用方法	公认判读标准
HER-2	IHC(Dako Hercep Test)	IHC 3＋[15]；IHC 2＋和 ISH 或 FISH 阳性
	FISH(Dako HER-2 FISH pharmDx Kit)	HER-2：CEP17 比≥2 或＜2 CNV＞6[16]

续表

	检测常用方法	公认判读标准
PD-L1	IHC(22C3;28-8 pharmDx assay,etc)	CPS 或 TPS
MSI 或 MMR 相关蛋白	MSI:3～5 个肿瘤微卫星 PCR	≥2 个发生改变为 MSI-H
	IHC:MLH1、PMS2、MSH2、MSH6	任一蛋白丢失(表达阴性)
EBV	EBER-ISH	
DNA-NGS	商业试剂盒	无
FGFR2b	IHC	任何肿瘤细胞具有中(2+)～强(3+)膜染色[17]
Claudin18.2	IHC	75%肿瘤细胞存在中(2+)～强(3+)膜染色[18]

注：IHC，免疫组化（immunohistochemistry）；FISH（ISH），荧光原位杂交（fluorescence in situ hybridization）；CPS，联合阳性分数（combined positive score）；TPS，肿瘤细胞阳性比例分数（tumor cell proportion score）；PCR，聚合酶链反应（polymerase chain reaction）。

2.1.6 总体治疗原则

多学科讨论（非 EGJ 肿瘤）

临床分期	具体	方法
Ⅰ期	cT1/T2	内镜下切除(T1a)或手术
Ⅱ期	cT1～2N1～3/T3～4N0	手术+辅助化疗
Ⅲ～ⅣA 期	cT3～4aN1～3/T4bNany	新辅助化疗+手术+辅助化疗或手术+辅助化疗
ⅣB 期	M1	姑息药物治疗

附加说明

① 分子检测主要参考大型临床研究的伴随诊断工具，不排除其他诊断方法。
② 治疗总体原则以中国诊疗常规为主要参照。

2.2 胃腺癌药物治疗方案

2.2.1 围术期治疗方案

目前主要的围术期综合治疗模式有新辅助化疗（围术期化疗）、辅助化疗以及针对 EGJ 和贲门癌的新辅助放化疗。对于多数潜在可切除的、T2N0 或更高分期的胃癌患者，可考虑初始给予新辅助治疗，一个重要的原因是胃癌患者术前接受系统治疗（新辅助化疗）的概率远高于术后（辅助化疗）。然而，各国指南对于哪些胃癌患者应该首先接受新辅助治疗仍存争议。

（1）新辅助化疗（围术期化疗） MAGIC、Resolve 及 FNCLCC/FFCD6 等随机对照研究以及 meta 分析[19]均提示，与单纯手术对比，新辅助化疗后手术（或围术期化疗）显著提升了局部进展期胃癌患者的总生存（overall survival，OS）率和无病生存（disease-free survival，DFS）率。此外，新辅助化疗还显著增加了 R0 切除率且未显著增加手术相关并发症的发生率及严重（3 级及以上）不良反应的发生率。对于远处转移风险较高的胃癌患者，例如肿瘤浸润深度 T3/T4、广泛的胃周淋巴结受累或皮革胃外观的患者，如在新辅助化疗期间证实存在远处转移，则避免了不必要的胃切除术。最后，新辅助化疗的效果有助于验证药物的敏感性，用以指导术后的系统治疗。

新辅助化疗的最佳药物组合及方案尚无定论，许多国家曾进行多中心、随机对照的Ⅲ期临床研究来探索适合于本国胃癌患者的化疗方案。其中具有代表性的有以传统 5-Fu 或其口服衍生物联合奥沙利铂或顺铂的两药方案或在此基础上再联合表柔比星或多西他赛的三药方案。需要注意的是，三药联合的新辅助治疗可能带来更好的短期疗效，例如更加显著的肿瘤降期以及更高的病理完全缓解（pathologic complete response，pCR）率，但毒性大，尤其是血液学及消化系统毒性。两药联合的新辅助治疗术后 30 天内的死亡率（1%）较三药联合更低（MAGIC 研究 5%～5.9%、FLOT4 研究 2%～3%）。

鉴于新辅助放化疗主要针对 EGJ 肿瘤，这部分内容以及其与其他新辅助治疗模式的对比在食管癌的内容中进行了详细介绍，此处不赘述。

（2）辅助化疗 辅助化疗主要针对术前未接受新辅助化疗，但完成治愈性胃切除术后，病理分期在 T3 及以上或淋巴结阳性的胃癌患者。辅助化疗的研究证据多来自东亚地区，辅助化疗的最佳方案同样尚无定论，SOX 辅助化疗被证明不劣于传统的 CapOx 方案。此外，替吉奥（S-1）联合多西他赛对Ⅲ期胃癌患者的疗效优于 S-1 单药。需要注意的是，对于未进行充分淋巴结清扫（D2）或淋巴结清扫不完全（R1 或 R2）的胃癌患者，术后应考虑给予辅助放疗联合化疗，此结论来自 INT0116 研究[20]。但对于接受了 D2 根治术的胃癌患者，辅助放疗能否带来增益争议较大，韩国的两项研究（ARTIST 及 ARTIST2 研究）均未证明辅助放疗能够带来生存的延长，即使是在淋巴结阳性的患者中[21,22]。

（3）新辅助化疗 + 免疫治疗 目前，虽然 Matterhorn 研究显示抗 PD-L1 单抗联合 FLOT 方案的化疗显示出了生存获益，但与其规模相近的 KEYNOTE-585 研究除提示新辅助化疗＋免疫治疗较化疗能够提高 pCR 率外，却没有显示出显著的生存获益。因此，新辅助化疗＋免疫治疗的地位尚需进一步探讨。

2.2.1.1 新辅助（围术期）化疗方案

- **SOX（RESOLVE 研究）[23]**

每 3 周为 1 个周期；术前 3 周期；术后 5 周期（此研究设计在术后 5 周期 SOX 方案后，续用 3 周期 S-1 单药口服，剂量同 SOX 中的同药剂量）。

—替吉奥（S-1）：40～60mg，口服，bid，d1～d14，每 3 周。

S-1 具体剂量根据患者体表面积（body surface area，BSA）制定：BSA＜1.25m^2，40mg，bid；1.25m^2≤BSA＜1.5m^2，50mg，bid；BSA≥1.5m^2，60mg，bid。

—奥沙利铂（Oxaliplatin）：130mg/m^2，ivdrip，d1，每 3 周。

适用人群

中国 27 个中心、cT4a 或 cT4b、任何 N 分期、M0 的胃癌或胃食管结合部肿瘤患者共 1022 人入组该研究。该研究中，所有患者接受 D2 胃癌根治术。

疗效

RESOLVE 研究为非劣效研究，新辅助（围术期）化疗联合手术对比手术联合 CapOx 的标准辅助化疗方案的 3 年 DFS 率为 59.4% vs. 51.1%（HR＝0.77，95% CI 0.61～0.97，P＝0.028），5 年 DFS 率为 50.8% vs. 45.8%（HR＝0.79，95% CI 0.63～0.98，P＝0.034），5 年 OS 率为 60.0% vs. 52.1%（HR＝0.79，95% CI 0.62～1.00，P＝0.049）。提示围术期 SOX 方案非劣效于辅助 CapOx 方案。事后检验提示 pCR（ypT0N0）为 5.6%，手术相关并发症与术后辅助治疗组相似，术后 30 日内的死亡率仅为 1%。

手术患者的手术及病理结果（AJCC7.0）

病理	新辅助化疗(SOX)	辅助化疗(CapOx)
T 分期		
≤T1	14%	3%
T2	11%	6%
T3	26%	25%
T4	47%	57%
N 分期		
N0	37%	16%
N1	22%	14%
N2	18%	21%
N3	21%	42%
R0 切除	93%	87%

剂量调整

首次出现 3 级或以上的中性粒细胞减少，S-1 和奥沙利铂减量至 75%；再次出现上述不良反应，减量至 50%。

毒性

SOX 新辅助化疗的常见不良反应发生率 单位：%

不良反应	1～2 级	3 级	4 级
中性粒细胞减少	28	7	3
白细胞减少	27	1	<1
血小板减少	25	5	0
贫血	16	3	0
恶心	15	0	0
转氨酶升高	17	2	0
乏力	9	1	0

注：此表仅列举主要不良反应。

- **FLOT（FLOT4/AIO 研究）**[24]

每 2 周为 1 周期；术前 4 周期，术后 4 周期。

—多西他赛（Docetaxel）：50mg/m^2，ivdrip，d1，每 2 周。

—奥沙利铂（Oxaliplatin）：85mg/m^2，ivdrip，d1，每 2 周。

—亚叶酸钙（Leucovorin）：200mg/m^2，ivdrip，d1，每 2 周。

—氟尿嘧啶（5-Fu）：2600mg/m^2，持续静脉泵入 24h，d1，每 2 周。

适用人群

德国≥cT2 和/或 N+无远处转移的可切除胃癌患者。对于 Siewert Ⅰ型 EGJ 肿瘤（占总数 23%～24%）采取经胸食管癌切除术（Ivor-Lewis 术）和二野（纵隔和腹部）淋巴结清扫术；对于 Siewert Ⅱ及Ⅲ型 EGJ 肿瘤（占 32%～33%）采取经膈肌裂孔食管癌切除术和 D2 淋巴结清扫术；对于胃癌（占 44%）采取全胃切除或远端胃大部切除和 D2 淋巴结清扫术。

疗效

中位随访时间 43 个月，对比方案为 ECF/ECX 的围术期化疗，FLOT 围术期化疗联合手术显著延长了德国胃癌或 EGJ 患者的中位 OS（50 个月 vs. 35 个月，HR=0.77，95%CI 0.63～0.94，P=0.012）及中位 DFS（30 个月 vs. 18 个月，HR=0.75，95% CI 0.62～0.91，P=0.0036）。短期疗效方面，接受 FLOT 方案的患者术后达到 ypT1（25% vs. 15%）或 ypN0（49% vs. 41%）的比例较接受 ECF/ECX 方案的患者显著更多，其中 pCR 为 16% vs. 6%。

毒性

FLOT 方案常见不良反应发生率（死亡率<1%）

不良反应	1～2 级/%	3～4 级/%
腹泻	52	10
恶心	32	2
呕吐	60	7
便秘	21	1
黏膜炎	28	1
白细胞减少	51	27
中性粒细胞减少	24	51
贫血	80	3
血小板减少	39	2
AST 升高	33	1
ALT 升高	36	2
周围神经病变	64	7
脱发	35	28
肾功能损伤	11	0
感染	17	18
血栓	4	3

注：此表仅列举主要不良反应。

- DOS（PRODIGY 研究）[25]

每 2 周为 1 周期；术前 3 周期（此研究设计术后 S-1 单药辅助化疗共 8 周期，具体剂量见第 55 页 ACTS-GC 研究）。

—多西他赛（Docetaxel）：50mg/m^2，ivdrip，d1，每 3 周；

—奥沙利铂（Oxaliplatin）：100mg/m^2，ivdrip，d1，每 3 周；

—替吉奥（S-1）：40mg po bid，d1～d14，每 3 周。

适用人群

韩国 18 家医院的近 500 名临床分期为 T2～3N＋或 T4 任意 N 的胃癌患者。该研究患者接受 D2 胃癌根治术。

疗效

截至 2021 年 5 月，PRODIGY 研究中位随访时间 38.6 个月，披露了 3 年的生存数据。对比术后辅助化疗，围术期化疗显著提高了 3 年的 PFS 率（66.3% vs. 60.2%，HR＝0.70，95%CI 0.52～0.95，P＝0.023），但并未显著提高这部分胃癌患者的总生存率（74.2% vs. 73.4%，HR＝0.84，95%CI 0.60～1.19，P＝0.338）。短期疗效方面，新辅助（围术期）化疗使肿瘤显著降期，且未增加严重手术相关并发症的概率（6%）。

新辅助（围术期）化疗组患者手术及病理结果（AJCC7.0）*

	新辅助化疗/%	术后辅助化疗/%
T 分期		
T0	10	0
T1	17	7
T2	15	9
T3	36	37
T4	19	40
Tx	1	7
N 分期		
N0	55	22
N1	17	15
N2	14	19
N3	13	36
Nx	1	8
R0	95	84

* 两组患者为随机分组，降期对比应用两组的病理结果，而不是新辅助化疗组术前临床分期与术后病理结果的对比。

剂量调整

DOS 新辅助化疗的减量标准

毒性		三药减量 25%	三药减量 50%	停止所有药物
中性粒细胞减少	4 级	首次出现	两次出现	三次出现
中性粒细胞减少伴发热	3～4 级	首次出现	两次出现	三次出现
血小板减少	3 级伴出血/4 级	首次出现	两次出现	三次出现
其他非血液学毒性（除恶心、呕吐及脱发）	3 级	首次出现	两次出现	三次出现
	4 级			首次出现
毒性		S-1 减量 25%	S-1 减量 50%	停止所有药物
腹泻、黏膜炎、手足综合征、皮肤反应	2 级	两次出现	三次出现	四次出现
	3 级	首次出现	两次出现	三次出现
	4 级		首次出现	两次出现#
毒性		多西他赛及奥沙利铂减量 75%		停止所有药物
周围神经病变（感觉异常）	2 级	首次出现		两次出现
	3 级或 4 级			首次出现

\# 多西他赛和奥沙利铂继续使用。

毒性

DOS 新辅助化疗方案的常见不良反应发生率 单位：%

不良反应	1～2 级	3 级	4 级	5 级
厌食	51.6	2.1	0	0
腹泻	43.7	5.0	0	0
乏力	33	2.9	0	0
恶心	34.5	2.5	0	0
黏膜炎	24.4	2.1	0	0
呕吐	17.2	2.5	0	0
便秘	18.1	0	0	0
中性粒细胞减少	2.5	5.9	6.7	0
中性粒细胞减少伴发热	0	8.0	0.8	0.4
外周神经病变	12.2	0.8	0	0
肌痛	10.9	0	0	0
呼吸困难	0	0	0	0.4

注：此表仅列举主要不良反应。

- ECF/ECX（MAGIC 研究）[26]

每 3 周为 1 周期；术前 3 周期，术后 3 周期。

—表柔比星（Epirubicin）：50mg/m^2，iv，d1，每 3 周。

—顺铂（Cisplatin）：60mg/m^2，ivdrip，d1，每 3 周。

水化：1000mL 以上生理盐水静脉输液至少 3～4h，必要时监测血镁及电解质，尿量≥100mL/h。

—氟尿嘧啶（5-Fu）：200mg/m^2，civ 24h，d1～d21（总量=4200mg/m^2）。

—卡培他滨（Capecitabine）：1250mg/m^2，po，每日 2 次，d1～d21。

适用人群

入组 503 例肿瘤浸润在 T2 或以上的胃癌（约 74%）、EGJ（约 11%）及食管下 1/3 的腺癌（15%）患者，绝大多数来自英国的 45 个研究中心，少数来自荷兰、德国、巴西、新加坡及新西兰的研究中心。在完成手术的胃癌患者中，其中 17.8%的围术期治疗组患者仅接受了有限的淋巴结清扫（D1）。

疗效

中位随访时间 49 个月，与单纯手术相比，ECF 围术期化疗联合手术显著提高了胃癌患者的 DFS 和 OS。围术期化疗组 5 年的 OS 率为 36.3%，单纯手术组为 23%（HR=0.75，95%CI 0.60～0.93，P=0.009）。

剂量调整

出现骨髓抑制时建议调整 ECF 剂量；出现口腔黏膜炎、手足综合征及腹泻时建议 5-Fu 减量。既往存在缺血性心脏疾病的患者，如左室射血分数低于 50%，停止使用表柔比星。如血清肌酐升高，应计算肌酐清除率（creatinine clearance rate，CCR）并以此为根据调整顺铂用量，CCR＜40mL/min 或临床上出现严重耳毒性或外周神经感觉异常，停止顺铂使用。

毒性

ECF/ECX 常见不良反应

不良反应	1～2 级/%	3～4 级/%
腹泻	29	4
恶心	29	8
呕吐	61	16
便秘	24	＜1
黏膜炎	30	3
白细胞减少	49	21
中性粒细胞减少	26	39
贫血	80	6
血小板减少	35	3

续表

不良反应	1～2 级/%	3～4 级/%
AST 升高	12	<1
ALT 升高	16	<1
周围神经病变	34	2
脱发	42	21
肾功能损伤	28	<1
感染	18	9
血栓	9	6

注：1. 此表仅列举主要不良反应。

2. ECF：表柔比星＋顺铂＋氟尿嘧啶；ECX：表柔比星＋顺铂＋卡培他滨。

- **FP（FNCLCC/FFCD）**[27]

每 4 周为 1 周期，术前 2～3 周期，术后 3～4 周期。

—顺铂（Cisplatin）：100mg/m^2，ivdrip，d1，每 4 周。

—氟尿嘧啶（5-Fu）：800mg/m^2，ivdrip，d1～d5，每 4 周。

适用人群

法国 28 个中心的 224 位胃癌（约占 25%）、EGJ（62%）以及食管下段腺癌（13%）患者入组。

疗效

中位随访时间 5.7 年，与单纯手术相比，FP 围术期化疗联合手术显著提高了胃腺癌及 EGJ 腺癌患者的 DFS 和 OS。围术期化疗组 5 年的 OS 率为 38%，单纯手术组为 24%（HR＝0.65，95%CI 0.48～0.89，P＝0.003）。

剂量调整

3～4 级中性粒细胞或血小板减少、3 级腹泻或 2～3 级口腔黏膜炎，5-Fu 减量 75%；出现 4 级腹泻或口腔黏膜炎，停止治疗；3～4 级外周神经毒性或肾毒性，停止顺铂使用。

毒性

FP 新辅助化疗期间严重不良反应

不良反应	发生率/%
中性粒细胞减少	20.2
白细胞减少	5.5
血小板减少	5.5
恶心/呕吐	9.2

续表

不良反应	发生率/%
心脏毒性	3.7
口腔黏膜炎	3.7
腹泻	1.8
神经毒性	0.9
肾毒性	0.9
耳毒性	0.9
其他	4.6

注：此表仅列举主要不良反应。

2.2.1.2 新辅助免疫及化免治疗方案

- MSI-H 或 dMMR

鉴于免疫治疗对于 MSI-H 或 dMMR 晚期胃癌极为有效，因此对具有同样分子特征的局部进展期胃癌患者进行新辅助免疫治疗合乎逻辑。目前两项单臂多中心临床研究应用双免药物在≥cT2 或 N+且 MSI-H 或 dMMR 的局部进展期胃癌患者中取得了 58.6%～60%的 pCR 率，为该类患者器官保留提供依据。

—纳武利尤单抗 240mg，ivdrip，每 2 周，共 6 周期；伊匹木单抗 1mg/kg，ivdrip，每 6 周，共 2 周期；术后纳武利尤单抗 480mg，ivdrip，每 4 周（GERCOR NEONIPIGA 研究）[28]。

—度伐利尤单抗 1500mg，ivdrip，每 3 周，共 3 周期；替西木单抗 300mg，ivdrip，1 周期（INFINITY 研究）[29]。

- Non MSI-H

目前，新辅助化免治疗的获益仍集中于短期疗效（pCR）的提高，对于是否能够改善尚需更加完善的生存数据支持，然而，pCR 及降期能力的明确提高仍有积极的临床意义。

—度伐利尤单抗 1500mg，ivdrip，d1，每 4 周，术前术后各 2 周期；多西他赛 50mg/m^2 ivdrip＋奥沙利铂 85mg/m^2 ivdrip＋5-Fu 2600mg/m^2 iv＋亚叶酸钙 200/m^2 ivdrip d1，每 2 周，术前术后各 4 周期；（MATTERHORN 研究）[30]。

—卡瑞利珠单抗 200mg ivdrip d1，阿帕替尼 250mg po 每日 1 次 d1～d21，奥沙利铂 130mg/m^2 ivdrip d1，替吉奥（S-1）40～60mg po bid d1～d14，每 3 周（DRAGON Ⅳ研究）[31]。

适用人群

T3～T4 或 N+（临床分期Ⅱ、Ⅲ、ⅣA）的局部进展期胃癌或食管胃结合部肿瘤患者。

疗效

	KEYNOTE-585[26]（n＝804，双药化疗）			KEYNOTE-585（n＝1007，双药及三药）[32]			MATTERHORN（n＝948）			DRAGON Ⅳ（n＝360）		
分组	化＋K	化	HR	化＋K	化	HR	化＋D	化	HR	化＋RC	化	HR
pCR/%	12.9*	2.0*	—	13*	2.4*	—	19*	7*	—	18.3*	5.0*	—
mPR/%	—	—	—	31.5	22.2	—	27	14	—	51.1	37.8	—
T0/%	—	—	—	18.5	4.3	—	23	11	—	16.7	4.4	—
N0/%	—	—	—	51.3	40.8	—	51	37	—	46	37	—
降期/%	—	—	—	46.6	34.9	—	—	—	—	—	—	—
R0 切除率/%	—	—	—	—	—	—	86	86	—	99	94	—
EFS/月	44.4	25.3	0.81	—	—	—	未达到	32.8	0.71*	—	—	—
2 年 EFS 率/%	58	51	—	—	—	—	67.4	58.5	—	—	—	—
OS/月	60.7	58	0.90	—	—	—	未达到	47.2	0.78*	—	—	—
2 年 OS 率/%	72	69	—	—	—	—	75.7	70.4	0.67#	—	—	—

* 有统计学差异；# 12 个月及以上的死亡风险。

注：1. KEYNOTE-585 为失败研究，具体方案如下。

（1）免疫治疗（术前 3 周期，术后 14 周期）

K：帕博利珠单抗 200mg/m^2，静脉输液，d1，每 3 周，共 17 周期。

（2）双药化疗方案（术前及术后各 3 周期）

FP：5-Fu 800mg/m^2，静脉输液，d1～d5；顺铂 80mg/m^2，静脉输液，d1，每 3 周，共 6 周期。

XP：卡培他滨 1000mg/m^2，口服，d1～d14；顺铂 80mg/m^2，静脉输液，d1，q21d，每 3 周，共 6 周期。

（3）三药化疗方案（术前及术后各 4 周期）

多西他赛 50mg/m^2 静脉输液 d1＋奥沙利铂 85mg/m^2 静脉输液 d1＋5-Fu 2600mg/m^2 持续静脉输液 d1＋亚叶酸钙 200/m^2 静脉输液 d1，每 2 周，共 8 周期。

2. MATTERHORN 研究方案

（1）免疫治疗（术前 2 周期，术后辅助化疗后共 10 周期）

度伐利尤单抗 1500mg，静脉输液，d1，每 4 周。

（2）化疗（术前、术后各 4 周期）

多西他赛 50mg/m^2 静脉输液 d1＋奥沙利铂 85mg/m^2 静脉输液 d1＋5-Fu 2600mg/m^2 持续静脉输液 d1＋亚叶酸钙 200/m^2 静脉输液 d1，每 2 周。

3. DRAGON Ⅳ研究方案

（1）免疫及靶向治疗（术前 3 周期，术后 14 周期）

卡瑞利珠单抗 200mg 静脉输液 d1，阿帕替尼 250mg 口服 d1～d21，每 3 周；其中在术前第 3 周期的阿帕替尼为 250mg 口服 d1～d14。

（2）化疗（术前、术后各 3 周期）

奥沙利铂 130mg/m^{2}d1，替吉奥（S-1）40～60mg po bid d1～d14，每 3 周。

毒性

单位：%

	KEYNOTE-585		MATTERHORN		DRAGON Ⅳ	
主要毒性	总不良反应(99%)	≥3 级不良反应(78%)	总不良反应(99%)	≥3 级不良反应(69%)	总不良反应(88%)	≥3 级不良反应(34%)
贫血	25	5	—	—	14	0
白细胞减少	17	6	—	5	49	3
粒细胞减少	36	26	—	19	50	12
血小板减少	12	2	—	—	37	8
恶心	54	6	—	—	21	2
呕吐	22	4	—	—	17	1
食欲减退	33	4	—	—	14	0
口腔黏膜炎	14	1	—	—	—	—
腹泻	29	4	—	5	15	1
无力	16	2	—	—	9	1
疲乏	21	4	—	—	—	—
皮疹	9	1	—	—	—	—
外周神经毒性	4	<1	—	—	—	—
手足综合征	17	1	—	—	—	—
ALT 升高	—	—	—	—	11	0
AST 升高	—	—	—	—	17	1
胆红素升高	—	—	—	—	11	0
蛋白尿	—	—	—	—	11	0
高血压	—	—	—	—	13	4
免疫相关不良反应/%	总不良反应(28%)*	≥3 级不良反应(9%)	总不良反应	≥3 级不良反应	总不良反应(22%)	≥3 级不良反应(6%)
甲减	9	<1	6	0	8.0	0
甲亢	4	0	—	—	—	—
肺炎	4	1	—	—	—	—
结肠炎	5	3	—	—	—	—
肾上腺功能不全	<4	<3	—	—	—	—
胰腺炎	<4	<3	—	—	—	—
1 型糖尿病	<4	<4	—	—	—	—
肝炎	<3	<3	—	—	—	—
手术延误	—	—	3			

* 主队列即双药化疗队列。

注：此表仅列举主要不良反应。

附加说明

目前，对于新辅助化免治疗的地位仍需探讨。MATTERHORN 近期数据提示度伐利尤单抗联合 FLOT 方案显著延长了 EFS 及 OS。但 KEYNOTE-585 研究中，帕博利珠单抗无论联合双药或是三药化疗均未显示出生存获益。联合三药化疗对比化疗亚组（$n=203$）pCR 率为 17% vs. 7%，中位 EFS 为未达到 vs. 30.9 个月（HR=0.70，95%CI 0.52～1.22），2 年的 EFS 率为 66% vs. 57%，2 年的 OS 率为 72% vs. 73%[32]。

2.2.1.3 辅助化疗方案

- **S-1（ACTS-GC 研究）[33]**

每 6 周为 1 周期，共 8 周期。

—S-1：80mg/m^2，po，bid，d1～d28，每 6 周。

S-1 具体剂量根据患者体表面积（body surface area，BSA）制定：BSA＜1.25m^2，40mg，bid；1.25m^2 ≤ BSA ＜ 1.5m^2，50mg，bid；BSA ≥ 1.5m^2，60mg，bid。

适用人群

接受了 D2 根治术的Ⅱ～ⅢB 期的日本胃癌患者（共 1059 人入组）。

疗效

随访 5 年，S-1 单药辅助化疗提高了可切除胃癌患者的 OS 率（71.7% vs. 61.1%，HR=0.67）和 DFS 率（65.4% vs. 53.1%，HR=0.65）。亚组分析中，ⅢB 期患者可能不获益。

剂量调整

若出现 3～4 级血液学毒性或 2～4 级非血液学毒性，S-1 每日剂量减少一个等级，120mg→100mg、100mg→80mg、80mg→50mg。

毒性

S-1 辅助化疗期间严重不良反应

不良反应	发生率/%
白细胞减少	1.2
贫血	1.2
血小板减少	0.2
恶心/呕吐	＜5
口腔黏膜炎	0.2

续表

不良反应	发生率/%
腹泻	3.1
皮疹	1.0
ALT/AST 升高	<3
胆红素升高	1.5
乏力	0.6

注：此表仅列举主要不良反应。

- **CapOx（CLASSIC 研究）**[34]

每 3 周为 1 周期，术后 8 周期（共 6 个月）。

—卡培他滨：1000mg/(m^2·次)，po，bid，d1～d14，每 3 周；

—奥沙利铂：130mg/m^2，ivdrip，d1，每 3 周。

适用人群

韩国、中国（大陆及台湾地区）37 个中心共 1035 例接受了 D2 胃癌根治手术且分期在Ⅱ～ⅢB 期的胃癌患者。

疗效

中位随访时间 62.4 个月，手术后联合 CapOx 方案对比单纯手术显著提高了 5 年 DFS 率（68% vs. 53%，HR=0.58，95%CI 0.47～0.72，P<0.0001）和 5 年 OS 率（78% vs. 69%，HR=0.66，95% CI 0.51～0.85，P=0.0015）。在中国人群中，术后辅助化疗组的中位 DFS 为 60.5 个月，单纯手术组为 49.2 个月（HR=0.41，95% CI 0.2～0.85，P=0.013）。

剂量调整

CapOx 方案剂量调整方案

毒性	延迟	两药(100%)	两药(75%)	停药
中性粒细胞<1.5×10^9/L 或血小板<75×10^9/L	延迟至恢复正常	延迟 7 天及以内*	延迟 14 天及以内*	延迟 21 天及以上
卡培他滨	延迟	减量 25%	减量 50%	停药#
血清总胆红素>3×ULN 或 ALT>2.5×ULN	延迟至恢复正常			
肾功能损害		30～50mL/min		<30mL/min
胸痛				立刻停药

续表

毒性	延迟	两药(100%)	两药(75%)	停药
其他毒性 2 级	恢复至 0～1 级	第二次	第三次	第四次
其他毒性 3 级		首次	第二次	第三次
其他毒性 4 级			首次	
奥沙利铂			减量至 $100mg/m^2$	停药[#]
肾功能损害				＜30mL/min
外周神经病变			持续 7 天以上或 3 级伴有疼痛或功能异常	再次出现或持续

[*] 全新周期仍可考虑 100%剂量起始，[#] 奥沙利铂停药。

毒性

CapOx 方案的常见毒性反应 单位：%

不良反应	1～2 级	3～4 级
中性粒细胞减少	38	22
血小板减少	16	8
恶心	58	8
呕吐	32	7
腹泻	46	2
口腔黏膜炎	11	＜1
手足综合征	18	1
外周神经病变	54	2
乏力	26	5

注：此表仅列举主要不良反应。

- **SOX（RESOLVE 研究）**[23]

每 3 周为 1 个周期；术后 8 个周期（具体剂量同第 45 页围术期 SOX 化疗）。

适用人群

27 个中国中心、cT4a 或 cT4b、任何 N 分期、M0 的胃癌或胃食管结合部肿瘤患者。该研究中，所有患者接受 D2 胃癌根治术。

疗效

在 SOX 方案对比 CapOx 方案术后辅助化疗非劣效研究中，两组的 3 年 DFS 率分别为 56.5% vs. 51.1%（HR＝0.86，95%CI 0.68～1.07），5 年 DFS 率为 53.2% vs. 45.8%（HR＝0.86，95%CI 0.69～1.06，P＝0.16）；两组 5 年的 OS 率分别为 61% vs. 52.1%（HR＝0.77，95%CI 0.61～0.98，P＝0.033），提示辅

助 SOX 方案非劣于 CapOx 方案。

剂量调整及不良反应

见第 45 页新辅助 SOX 方案。

- **S-1+多西他赛（JACRRO GC-07 研究）**[35]

每 3 周为 1 周期；第 1 周期仅 S-1 单药；第 2 至第 7 周期 S-1 和多西他赛双药；第 8 周期后仅 S-1 单药，至辅助治疗时间满 1 年。

—替吉奥（S-1）：40mg/(m^2·次)，po，bid，d1～d14，每 3 周（第 1～7 周期）；40mg/m^2，口服，bid，d1～d28，每 6 周（第 8 周期至 1 年）。

S-1 具体剂量根据患者体表面积（body surface area，BSA）制定：BSA＜1.25m^2，40mg，bid，1.25m^2≤BSA＜1.5m^2，50mg，bid；BSA≥1.5m^2，60mg，bid。

—多西他赛（Docetaxel）：40mg/m^2，ivdrip，d1，每 3 周。

适用人群

接受了 R0/D2 切除、病理分期为Ⅲ期的日本胃癌患者。

疗效

中位随访时间 63.7 个月，S-1 与多西他赛的术后辅助化疗组合在Ⅲ期胃癌患者中的 5 年 OS 率为 67.9%，S-1 单药辅助化疗组为 60.3%（HR＝0.75，95%CI 0.61～0.92，*P*＝0.0059）；5 年 DFS 率两组为 59.8% vs. 50.6%（HR＝0.73，95%CI 0.60～0.88，*P*＝0.001）。S-1 与多西他赛两药联合辅助化疗显著提高了患者的长期生存，且显著降低了由淋巴道或血行通道转移的概率，排在首位的复发模式是腹膜转移。

剂量调整

出现 3 级或 4 级血液学毒性或非血液学毒性 2 级、3 级或 4 级时下降一个等级。

毒性

S-1 联合多西他赛辅助化疗期间严重不良反应

不良反应	发生率/%
白细胞减少	22.6
中性粒细胞减少	38.1
中性粒细胞减少伴发热	1
贫血	4.4
血小板减少	1.2
恶心/呕吐	≤5.3

续表

不良反应	发生率/%
口腔黏膜炎	4.4
腹泻	3.5
厌食	14.1
ALT/AST 升高	≤3
胆红素升高	0.6
乏力	

注：此表仅列举主要不良反应。

附加说明

① 术期系统化疗研究纳入了证据级别较高得出阳性结果的Ⅲ期临床研究数据，得出阴性结果的临床研究未纳入，但并不说明这样的研究不具有临床指导价值，例如日本 JCOG0501 研究，S-1 联合顺铂的新辅助化疗未能改善 Bormann 4 型或巨大 Bormann 3 型的胃癌预后。再如，亚洲的 Attraction 5 研究未能证明标准辅助化疗基础上联合纳武利尤单抗能延长病理分期为Ⅲ期的胃癌患者的生存时间。此外，本书完成编纂时尚未以期刊论文的形式发表结果的大型临床研究结果未纳入本章节。

② Neo-AEGIS 研究及 TOPGEAR 两项研究[36,37]提示新辅助同步放化疗（CROSS 方案或 ECF 方案联合 5-Fu 同步的放疗）对比化疗并未显著延长患者生存时间。

③ 对于围术期治疗具体形式的争论和探索仍将继续，例如各药物组合孰优孰劣、各治疗模式孰优孰劣、辅助化疗时长等。药物研发的进步使胃癌的围术期治疗可以向低毒高效的方向不断迈进，应避免安全性不佳的模式探索。

④ 根据不同胃癌的分子特征进行有针对性的治疗可能获得更好的短期疗效。随着这些个体化治疗在局部不可切除或转移性胃癌患者中取得较传统化疗更为优异的成绩，尤其是在肿瘤缓解疗效方面，我们有理由相信，这些治疗方法有望在不久的未来加入围术期药物治疗的武器库。例如，针对 dMMR 或 MSI-H 的胃癌患者仅使用免疫检查点抑制剂，针对 PD-L1 高表达患者加用抗 PD-1 或抗 PD-L1 免疫检查点抑制剂，FGFR2b 高表达的胃癌患者应用化疗联合 FGFR2b 单克隆抗体等。但同样需要警惕的是，这些个体化治疗方案的前移仍面临诸多挑战，诸如是否增加不良反应、延迟或影响手术及药物再挑战等一系列问题有待解答。

⑤ 上文方案中提到的剂量调整方案主要参照临床研究设计，真实世界中，临床医生可根据用药常规、药品说明书以及个人临床经验灵活掌握。此外，各方案存在变种方案，除临床研究明确证实无增益的变种方案外，临床医生可根据用药常规、患者体质及临床经验灵活掌握。

2.2.2 局部不可切除或转移性胃癌治疗方案

晚期胃癌的治疗已进入个体化治疗时代，主要靶向的分子机制或促癌分子有微卫星不稳定性、HER-2、Claudin18.2 以及 FGFR2b 等。

2.2.2.1 dMMR 或 MSI-H 肿瘤治疗方案

具有此种分子特征的患者对免疫治疗非常敏感，目前的问题是免疫治疗形式，如单药抗 PD-1/PD-L1 单抗、双免治疗（抗 PD-1 或 PD-L1 单抗联合抗 CTLA 抗体）或是与化疗联合治疗。我们更倾向于使用单免或双免治疗，而不是与化疗联用。

（1）一线

① 单免

• 帕博利珠单抗 200mg，ivdrip，d1，每 3 周[38]。

② 化免

• 帕博利珠单抗 200mg ivdrip d1，5-Fu 800mg/(m^2 · d) civ d1～d5，顺铂 80mg/m^2 ivdrip d1，每 3 周[38]。

• 帕博利珠单抗 200mg ivdrip d1，卡培他滨 1000mg/(m^2 · 次) po bid d1～d14，奥沙利铂 130mg/m^2ivdrip d1，每 3 周[38]。

③ 双免

• 纳武利尤单抗 1mg/kg ivdrip＋伊匹木单抗 3mg/kg ivdrip，每 3 周；改为纳武利尤单抗 240mg ivdrip，每 2 周[39]。

• 纳武利尤单抗 3mg/kg，ivdrip，每 2 周；伊匹木单抗 1mg/kg，ivdrip，每 6 周[40]。

疗效

	KEYNOTE-062 (n=14)	KEYNOTE-062 (n=17)	KEYNOTE-859 (n=39)	CheckMate 649(n=23)	CheckMate 649(n=29)	NO LIMIT (n=29)
治疗方式	单免	化免	化免	化免	双免	双免
ORR/%	57.1	64.7	79.5	55	70	62.1
DCR/%	78.5	82.3	—	—	—	79.3
DOR/月	21.2	NR	—	—	—	NR
中位 PFS/月	11.2	NR	—°	—	—	13.8
中位 OS/月	NR*	NR#	—◇	38.7▲	NR▼	NR
1 年 OS 率/%	79	71	—	—	—	80
2 年 OS 率/%	71	65	—	—	—	—

* HR 0.29（对比化疗）；# HR 0.37（对比化疗）；° HR 0.27；◇ HR0.34；▲ HR 0.34；▼ HR 0.28。

毒性

dMMR 或 MSI-H 胃癌患者使用免疫检查点抑制剂或以其为基础的联合治疗的安全性数据来源于 KEYNOTE-062、KEYNOTE-859 及 CheckMate 649 等大型临床研究数据，其中化免的不良反应请参见第 71 页“(1) 一线”内容、KEYNOTE-859 及 CheckMate 649 部分，下方表格列举了 KEYNOTE-062、CheckMate 649 及 NO LIMIT 研究中有关单免及双免的不良反应，请注意。

单位：%

	KEYNOTE-062 单免(帕博利珠单抗)		CheckMate 649 双免*(纳武利尤单抗 1mg/kg+伊匹木单抗 3mg/kg)		NO LIMIT 双免(纳武利尤单抗 3mg/kg+伊匹木单抗 1mg/kg)	
治疗相关不良反应	总(95.3%)	≥3 级(16.9%)	总(80%)	≥3 级(38%)	总(93.1%)	≥3 级(37.9%)
引发停药的不良反应	3.9	—	22	17	41.1	—
引起死亡的不良反应	1.1	—	2.5	—	—	—
主要不良反应	总不良反应	≥3 级不良反应	总不良反应	≥3 级不良反应	总不良反应	≥3 级不良反应
恶心	3.5	0.4	9	1	—	—
呕吐	3.5	0	5	1	—	—
食欲减退	7.5	1.2	10	1	—	—
腹泻	6.3	1.2	18	3	3.4	3.4
皮疹	6.3	0	15	2	10.3	6.9
瘙痒	7.9	0	—	—	31.0	0
贫血	5.1	1.6	7	1	—	—
血小板减少	0.8	0	1	<1	3.4	3.4
垂体功能减退	—	—	—	—	13.8	6.9
甲状腺功能减退	7.5	0.4	12	0	13.8	0
甲状腺功能亢进	—	—	—	—	10.3	0
疲劳	9.8	0.4	16	3	10.3	0
乏力	2.8	0.4	7	<1	—	—
AST 升高	—	—	13	4	—	—
ALT 升高	—	—	13	4	—	—
胰酶升高	—	—	11	7	—	—
发热	—	—	10	<1	—	—
肺炎	—	—	—	—	24.1	3.4
血肌酐升高	—	—	—	—	10.3	0

注：CheckMate 649 研究中双免治疗所带来的潜在免疫相关不良反应主要累及内分泌系统（22%）、胃肠道（21%）、肝脏（26%）、肺部（4%）、肾脏（4%）及皮肤（30%），其中 3 级以上不良反应的发生率为内分泌系统 4%、胃肠道 6%、肝脏 12%、肺部 1%、肾脏 1%及皮肤 4%。

（2）二线及以上

① 单免

- 帕博利珠单抗 200mg，ivdrip，d1，每 3 周[41,42]。
- 纳武利尤单抗 3mg/kg，ivdrip，d1，每 3 周[43]。

② 双免

• 纳武利尤单抗 1mg/kg ivdrip＋伊匹木单抗 3mg/kg ivdrip，每 3 周，共 4 周期；后改为纳武利尤单抗 240mg ivdrip，每 2 周[43]。

• 纳武利尤单抗 3mg/kg ivdrip＋伊匹木单抗 1mg/kg ivdrip，每 3 周，共 4 周期；后改为纳武利尤单抗 240mg ivdrip，每 2 周[43]。

适用人群

经标准治疗失败的 MSI-H 或 dMMR 的晚期胃腺癌患者。

疗效

	KEYNOTE-061（n＝27）	CheckMate 032（三线，n＝7）	CheckMate 032（三线，n＝4）	KEYNOTE-059（三线，n＝7）
治疗方式	单免	单免	双免（N1/I3 或 N3/I1）	单免
ORR/%	47	29	50	57
DOR/月	NR	—	—	NR
中位 PFS/月	17.8	—	—	NR
中位 OS/月	NR	15	—	NR
1 年 OS 率/%	73	—	—	71
2 年 OS 率/%	59	—	—	57

毒性

单位：%

	纳武利尤单抗（3mg/kg）		纳武利尤单抗（1mg/kg）＋伊匹木单抗（3mg/kg）		纳武利尤单抗（3mg/kg）＋伊匹木单抗（1mg/kg）	
	总不良反应	≥3 级不良反应	总不良反应	≥3 级不良反应	总不良反应	≥3 级不良反应
治疗相关不良反应	69	17	84	47	75	27
导致治疗停止的不良反应	3	3	20	20	13	10
主要不良反应						
ALT 升高	8	3	16	14	10	4
AST 升高	12	5	16	10	4	2

续表

	纳武利尤单抗(3mg/kg)		纳武利尤单抗(1mg/kg)+伊匹木单抗(3mg/kg)		纳武利尤单抗(3mg/kg)+伊匹木单抗(1mg/kg)	
食欲减低	15	0	10	0	6	0
腹泻	15	2	31	14	10	2
疲乏	34	2	29	6	19	0
瘙痒	17	0	18	2	23	0
皮疹	8	0	20	0	15	0

注：数据来自 CheckMate 032 研究。

2.2.2.2 HER-2 阳性肿瘤治疗方案

（1）一线

① 化疗＋靶向治疗＋免疫治疗[44]

• 帕博利珠单抗 200mg ivdrip d1，赫赛汀 8mg/kg（负荷剂量）、6mg/kg（维持剂量）ivdrip 每 3 周，CapOx［卡培他滨 1000mg/(m^2 • 次)，po，bid，d1～d14，每 3 周；奥沙利铂 130mg/m^2，ivdrip，d1，每 3 周］每 3 周。

• 帕博利珠单抗 200mg ivdrip d1，赫赛汀 8mg/kg（负荷剂量）、6mg/kg（维持剂量）ivdrip 每 3 周，FP 方案［5-Fu 800mg/(m^2 • d) civ d1～d5，顺铂 80mg/m^2 d1］每 3 周。

② 化疗＋靶向治疗[45]

• 赫赛汀 8mg/kg（负荷剂量）、6mg/kg（维持剂量）ivdrip，卡培他滨 1000mg/(m^2 • 次) po bid d1～d14，顺铂 80mg/m^2 d1，每 3 周。

适用人群

HER-2 阳性的（免疫组化 3＋或 2＋，FISH＋）的局部进展期或转移性胃癌或胃食管结合部肿瘤患者。因亚组分期中，CPS≥1 的晚期胃癌患者更能从化疗＋靶向治疗＋免疫治疗的联合治疗中获益，因此 CSCO 推荐 PD-L1 CPS≥1 的这部分 HER-2 阳性患者应用该方案。

疗效

	KEYNOTE-811#[44] (n=698)			ToGA[45] (n=594)		
分组	化疗＋H＋K	化疗＋H	HR	FP＋H	FP	HR
ORR/%	72.6*	60.1*	—	47.3*	34.5*	—
DCR/%	96.2	89.3	—	88	82	—

续表

	KEYNOTE-811#[44] (n=698)			ToGA[45] (n=594)		
中位 DOR/月	11.3	9.5	—	6.9	4.8	—
中位 PFS/月	10.0	8.1	0.73*	6.7	5.5	0.71*
3 年 PFS 率/%	18	11	—			—
中位 OS/月	20.0	16.8	0.80*	13.8	11.1	0.74*
1 年 OS 率/%	69	63	—	—	—	—
2 年 OS 率/%	41	36	—	—	—	—
3 年 OS 率/%	28	23	—	—	—	—
优势人群	CPS≥1(85%左右)			IHC2+FISH+/或 IHC3+(76.4%)		
中位 PFS/月	10.9	7.3	0.72*			
1 年 PFS 率/%	46	33	—			
2 年 PFS 率/%	24.3	13.9	—			
中位 OS/月	20.1	15.7	0.79*	16.0	11.8	0.65*
1 年 OS 率/%	69.5	60.8	—			
2 年 OS 率/%	42.6	35.4	—			
3 年 OS 率/%	29	23	—			

* 有统计学差异；# 采用 CapOx 方案的比例约为 85%。

注：1. 数据来自 KEYNOTE-811 研究。

2. H—赫赛汀；K—帕博利珠单抗。

毒性

单位：%

	化疗+H+K		化疗+H	
治疗相关毒性*	总不良反应 (97)	≥3 级不良反应 (58)	总不良反应 (97)	≥3 级不良反应 (51)
贫血	31	6	33	6
白细胞减少	15	1	12	2
粒细胞减少	26	8	24	9
血小板减少	25	6	27	7
恶心	44	4	44	4
呕吐	25	4	25	3
食欲减退	26	3	26	3
腹泻	47	9	42	8
乏力	20	3	16	2
口腔炎	10	1	9	2

续表

	化疗+H+K		化疗+H	
治疗相关毒性*	总不良反应（97）	≥3 级不良反应（58）	总不良反应（97）	≥3 级不良反应（51）
手足综合征	22	1	21	1
外周神经毒性	24	4	21	2
转氨酶升高	15	1	12	<1
胆红素血症	11	1	8	1
特别关注的不良反应	总不良反应（38）	≥3 级不良反应（10）	总不良反应（24）	≥3 级不良反应（3）
输液反应	16	3	13	1
甲减	11	<1	4	0
肺炎	6	2	1	0
结肠炎	5	3	3	2
甲亢	4	0	3	0
肝炎	1	1	1	1
肾上腺功能不全	1	<1	0	0
垂体炎	1	1	0	0
皮炎	1	1	0	0

* 主要不良反应。

注：此表仅列举主要不良反应；H—赫赛汀，K—帕博利珠单抗。

（2）二线

• 德曲妥珠单抗（Trastuzumab Deruxtecan，T-DXd）6.4mg/kg，ivdrip，每3 周（Gastric 01 研究）。

虽缺少Ⅲ期临床研究，但该随机对照研究显示了二线抗体偶联药物对比标准化疗的生存获益[46]。

适用人群

HER-2 阳性的（免疫组化 3+或 2+、FISH+）的局部进展期或转移性胃癌或胃食管结合部肿瘤经一线治疗失败者。

疗效

	T-DXd（n=119）	化疗（n=56）	HR
ORR/%	51	14	
DCR/%	86	62	
中位 DOR	11.3	3.9	

续表

	T-DXd (n=119)	化疗 (n=56)	HR
中位 PFS(总)/月	5.6	3.5	0.47*
1 年 PFS 率(总)/%	30	0	
中位 OS(总)/月	12.5	8.4	0.59*
1 年 OS 率(总)/%	52	29	

* 有统计学差异。

毒性

单位:%

治疗相关毒性	总不良反应(98)	≥3 级不良反应(75.2)
恶心	63	5
中性粒细胞减少	63	51
食欲减退	60	17
贫血	58	38
血小板减少	39	10
白细胞减少	38	21
不适	34	1
腹泻	32	2
呕吐	26	0
便秘	24	0
发热	24	0
脱发	22	0
乏力	22	7
淋巴细胞减少	22	6
肺炎	10	2.5

注：此表仅列举主要不良反应。

剂量调整

毒性	程度	T-DXd
血液学毒性	4 级粒细胞减少(ANC<500/mm^3)或 3 级粒细胞减少(ANC<1000/mm^3)伴发热	停药至 2 级及以下,减量 5.4mg/kg
	4 级血小板减少(PLT<25000/mm^3)	停药至 1 级及以下,减量 5.4mg/kg

续表

毒性	程度		T-DXd
心脏毒性	左室射血分数(LVEF)＞45%或较基线下降10%～20%		原剂量继续
	LVEF 40%～45%	较基线下降＜10%	原剂量继续，每3周复查LVEF
		较基线下降10%～20%	暂停，每3周复查LVEF，如较基线恢复至＜10%则继续原剂量，否则永久停药
	LVEF＜40%或较基线下降＞20%		暂停，如无改善，永久停药
	有症状心力衰竭		永久停药
输液反应	输液反应相关症状		暂停输注或减慢输液速度
	严重输液反应		永久停药
间质性肺炎	无症状(1级)		停药至恢复至0级，28天及以内恢复则继续原剂量；28天以外恢复，减量至5.4mg/kg；给予泼尼松龙≥0.5mg/(kg·d)并逐渐减量
	有症状(2级)		永久停药，给予泼尼松龙≥1mg/(kg·d)至少14天并逐渐减量(≥4周)，就诊呼吸科

• 紫杉醇联合雷莫西尤单抗或呋喹替尼［具体方案参见本书第74页“（2）二线及以上”紫杉类联合抗血管生成内容］。

2.2.2.3 Claudin18.2阳性肿瘤治疗方案

一线

• 佐妥昔单抗（Zolbetuximab）800mg/m^2（第1周负荷剂量）、600mg/m^2，ivdrip，d1（以后每周期），每3周；mFOLFOX6（奥沙利铂85mg/m^2 ivdrip d1，亚叶酸钙400mg/m^2 ivdrip d1，5-Fu 400mg/m^2 iv d1，5-Fu 2400mg/m^2 civ 46～48h），每2周（SPOTLIGHT研究[47]）。

• 佐妥昔单抗（Zolbetuximab）800mg/m^2（负荷剂量）、600mg/m^2（后续剂量），ivdrip，d1；CapOx方案每3周（GLOW研究）[48]。

适用人群

Claudin18.2阳性的不可切除或转移性胃癌患者（Claudin18.2阳性：75%肿瘤细胞中强表达）。

疗效

	SPOTLIGHT($n=557$)			GLOW($n=507$)		
分组	化疗+Z	化疗	HR	化疗+Z	化疗	HR
ORR/%	48	48	—	42.5	40.3	—
DOR/月	9.0	8.05	—	6.1	6.1	—
PFS/月	10.6	8.7	0.75*	8.21	6.80	0.69*
1年PFS率/%	49	35	—	35	19	—
2年PFS率/%	24	15	—	14	7	—
OS/月	18.2	15.5	0.75*	14.4	12.2	0.77*
1年OS率/%	68	60	—	58	51	—
2年OS率/%	39	28	—	29	17	—
3年OS率/%	21	9	—			—

* 有统计学意义。

注：临床研究数据并排展示，非头对头对比；Z—佐妥昔单抗。

毒性

单位：%

治疗相关毒性	SPOTLIGHT		GLOW	
	总不良反应(99)	≥3级不良反应(87)	总不良反应(99)	≥3级不良反应(72.8)
恶心	82	16	68.5	8.7
呕吐	67	16	66.1	12.2
食欲下降	47	6	41.3	6.7
腹泻	39	4	31.5	5.9
周围神经毒性	38	4	22.0	0.4
便秘	35	1	15.4	0.0
贫血	36	9	35.4	10.6
中性粒细胞减少	34	25	27.6	10.2
白细胞减少	18	3	20.1	2.0
血小板减少	10	1	24.0	7.5
发热	19	<1	13.4	0.4
乏力	28	6	13.4	2.8
虚弱	27	7	13.0	2.8

续表

治疗相关毒性	SPOTLIGHT		GLOW	
	总不良反应 (99)	≥3 级不良反应 (87)	总不良反应 (99)	≥3 级不良反应 (72.8)
腹痛	24	4	15.7	0.4
黏膜炎	21	3	—	—
ALT 升高	12	1	18.9	0.8
AST 升高	18	1	24.8	2.4
低钾血症	18	6	14.2	5.5
低白蛋白血症	15	4	22.4	3.1
外周水肿	18	1	10.2	0.4
失眠	10	<1	10.6	0

注：此表仅列举主要不良反应；临床研究数据并排展示，非头对头对比。

2.2.2.4 FGFR2b 阳性肿瘤治疗方案

一线

• 贝马妥珠单抗（Bemarituzumab）15mg/kg（ivdrip，d1，第 1 周期第 8 天，额外 7.5mg/kg）+mFOLFOX6，每 2 周（FIGHT 研究[49]）。

基于Ⅱ期随机对照研究，目前Ⅲ期随机对照的验证研究 FORTITUDE 101，以及该方案与纳武利尤单抗的联合 FORTITUDE 102 正在进行中。

适用人群

FGFR2b 过表达任何细胞（IHC 2+或 3+，或 ctDNA 测定的 FGFR2 扩增）且 HER-2 阴性的不可切除或转移性胃癌患者。

疗效

	FIGHT(n=155)		
分组	化疗+B	化疗	HR
ORR/%	47	33	—
DOR/月	12.2	7.1	—
PFS/月	9.5	7.4	0.68
1 年 PFS 率/%	45.5	22.2	—
OS/月	19.2	13.5	0.58*
1 年 OS 率/%	66.3	56.5	—

续表

	FIGHT(n=155)		
分组	化疗＋B	化疗	HR
2 年 OS 率/%	39.7	28.6	
优势人群	FGFR2b≥10%		
PFS/月	14.1	7.3	
OS/月	25.4	11.1	0.41*

* 有统计学意义。

注：B—贝马妥珠单抗。

毒性

单位：%

主要不良反应	总不良反应(99)	≥3 级不良反应(32)
恶心	47	0
角膜病变	67	24
腹泻	41	3
食欲下降	30	1
便秘	29	0
贫血	34	8
ALT 升高	29	3
呕吐	29	3
AST 升高	29	4
干眼症	27	3
黏膜炎	31	9
腹痛	22	0
鼻衄	22	0
虚弱	25	7
乏力	19	1
血小板减少	18	1
视物模糊	16	0
白细胞减少	21	7
中性粒细胞减少	41	30
外周神经病变	17	4
发热	12	0
角膜炎	15	4
输液反应	9	1

注：此表仅列举主要不良反应。

2.2.2.5 其他肿瘤治疗方案

（1）一线

• 帕博利珠单抗 200mg ivdrip d1＋CapOx［卡培他滨 1000mg/(m^2·次) po bid d1～d14，奥沙利铂 130mg/m^2 ivdrip d1］或 FP［5-Fu 800mg/(m^2·d) civ d1～d5，DDP 80mg/m^2 ivdrip d1］方案，每 3 周[50]。

• 纳武利尤单抗 360mg ivdrip d1＋CapOx 方案，每 3 周；纳武利尤单抗 240mg ivdrip d1＋FOLFOX 方案，每 2 周[51]。

• 信迪利单抗 200mg ivdrip d1＋CapOx 方案，每 3 周[52]。

• 替雷利珠单抗 200mg ivdrip d1＋CapOx 或 FP 方案，每 3 周[53]。

• 舒格利单抗 1200mg ivdrip d1＋CapOx 方案，每 3 周[54]。

适用人群

非 HER-2 阳性、Claudin18.2 阳性或 FGFR2b 阳性的 MSS 或 pMMR 的不可切除或转移性胃腺癌患者；或 Claudin18.2 及 FGFR2b 相关药物不可及的不可切除或转移性胃腺癌患者。

疗效

	KEYNOTE-859[50] (*n*=1579)			CheckMate 649[51] (*n*=1581)			Orient-16[52] (*n*=650)			RATIONALE-305[53] (*n*=997)			GEMSTONE-303[54] (*n*=479，TPS≥5%)		
分组	化疗＋K	化疗	HR	化疗＋O	化疗	HR	化疗＋L	化疗	HR	化疗＋T	化疗	HR	化疗＋C	化疗	HR
ORR/%	69	45.5	—	60*	45*	—	58.2*	48.4*	—	50.4	43	—	68.6	52.7	—
DCR/%	88.9	83.6	—			—	87.7	84.3	—	88.3	83.1	—	—	—	—
DOR/月	8.0	5.9	—	9.5	7.0	—	9.8	7.0	—	9.0	7.1	—	6.9	4.6	—
PFS/月	6.9	5.6	0.76*	7.7	6.9	0.77*	7.1	5.7	0.64*	6.9	6.2	0.78*	7.6	6.1	0.66*
1 年 PFS 率/%	29	19	—	33	23	—	35.7	20.4	—	31	22		—	—	—
2 年 PFS 率/%	18	9	—	16	10	—	22.8	7.2	—	18	9		—	—	—
OS/月	12.9	11.5	0.78*	13.8	11.6	0.8*	15.2	12.3	0.77*	15.0	12.9	0.8*	15.6	12.5	0.64*
1 年 OS 率/%	53	47	—	55	48	—	—		—	58	55	—	61	52	—
2 年 OS 率/%	28	19	—	28	19	—	37.6	20.6	—	33	23	—	30	23	—

续表

	KEYNOTE-859[50] (n=1579)			CheckMate 649[51] (n=1581)			Orient-16[52] (n=650)			RATIONALE-305[53] (n=997)			GEMSTONE-303[54] (n=479,TPS≥5%)		
分组	化疗+K	化疗	HR	化疗+O	化疗	HR	化疗+L	化疗	HR	化疗+T	化疗	HR	化疗+C	化疗	HR
优势人群	CPS≥10（35%左右）			CPS≥5（60%左右）			CPS≥5（61%左右）			TAP≥5%（55%左右）			TPS≥10%（54%左右）		
PFS/月	8.1	5.6	0.62*	7.7	6.0	0.68*	7.7	5.8	0.63*	7.2	5.9	0.67*	7.8	5.5	0.58*
1年PFS率/%	37	20	—	43	18	—	—	—	—	34	19	—	—	—	—
2年PFS率/%	25	8	—	19	11	—	—	—	—	22	9		—	—	—
OS/月	15.7	11.8	0.65*	14	11.3	0.77*	18.4	12.9	0.66*	17.2	12.6	0.74*	17.8	12.5	0.64*
1年OS率/%	61	48	—	57	46	—	—	—	—	69	57	—	64	53	
2年OS率/%	38	21	—	31	19	—	43.6	22	—	38	25	—	33	23	

* 有统计学意义。

注：1. 临床研究数据并排展示，非头对头对比。

2. K—帕博利珠单抗；O—纳武利尤单抗；L—信迪利单抗；T—替雷利珠单抗；C—舒格利单抗。

毒性

单位：%

	KEYNOTE-859		CheckMate 649		Orient-16		RATIONALE-305	
毒性	总不良反应（99）	≥3级不良反应（60）	总不良反应（97）	≥3级不良反应（59）	总不良反应（99）	≥3级不良反应（64）	总不良反应（100）	≥3级不良反应（54）
贫血	31	8	26	6	46.6	12.5	32	5
白细胞减少	12	1	14	3	53.7	7.6	24	3
粒细胞减少	24	9	21	11	59.5	20.1	34	12
血小板减少	25	7	20	2	66.2	24.7	35	11
恶心	41	1	42	3	42.1	3.4	48	3
呕吐	27	4	25	2	39.9	3.7	32	2
食欲减退	21	2	20	2	21	0.6	37	3
手足综合征	24	3	12	1	17.1	3.4	19	3
腹泻	32	6	32	4	—	—	22	2

续表

	KEYNOTE-859		CheckMate 649		Orient-16		RATIONALE-305	
毒性	总不良反应(99)	≥3 级不良反应(60)	总不良反应(97)	≥3 级不良反应(59)	总不良反应(99)	≥3 级不良反应(64)	总不良反应(100)	≥3 级不良反应(54)
外周神经病变	19	1	28	4	15.2	0.6	21	<1
乏力	20	3	26	4	—	—	15	2
虚弱	12	2	8	<1	15.9	1.5	15	2
AST 升高	17	1	16	2	32.9	1.2	29	2
ALT 升高	—	—	11	<1	21.6	0.6	23	2
胆红素升高	10	1	—	—	—	—	12	1
irAE	总不良反应(23)	≥3 级不良反应(6)	总不良反应	≥3 级不良反应	总不良反应(35)	≥3 级不良反应	总不良反应(17.3)	≥3 级不良反应
甲减	16	<1	9.5	—	13.7	0	11	<1
甲亢	6	0	2.9	—	6.1	0	—	—
结肠炎	4	3	3.3	—	—	—	—	—
肺炎	5	3	4.2	—	—	—	—	—
肾上腺功能不全	3	2	0.8	—	—	—	—	—
肝炎	2	1	2.4	—	—	—	—	—
严重皮炎	3	2	6.5	—	4.9	0	—	—

注：此表仅列举主要不良反应；临床研究数据并排展示，非头对头对比。

• 卡度尼利单抗 10mg/kg ivdrip＋CapOx［卡培他滨 1000mg/(m^2·次) po bid d1～d14，奥沙利铂 130mg/m^2 ivdrip d1］(COMPASSION-15)[55]。

卡度尼利单抗是一种 PD-1/CTLA-4 双特异性抗体。

适用人群

HER-2 阴性的不可切除或转移性胃腺癌患者。

疗效

	卡度尼利单抗＋CapOx (n＝305)	CapOx (n＝305)	HR
(ORR/CR)/%	62.5/3.6	48.9/1.0	
DOR/月	8.8	4.4	
中位 PFS/月	7.0	5.3	0.53*
6 个月 PFS 率/%	58.2	39.4	

续表

	卡度尼利单抗+CapOx (n=305)	CapOx (n=305)	HR
中位 OS/月	15.0	10.8	0.62*
1 年 OS 率/%	57.3	43.7	
CPS≥5			
中位 OS/月	未达到	10.6	0.56
1 年 OS 率/%	58.0	44.1	
CPS<5			
中位 OS/月	14.8	11.1	0.70
1 年 OS 率/%	56.9	45.1	

* 有统计学意义。

毒性

单位：%

	卡度尼利单抗+CapOx	
	总不良反应	≥3 级不良反应
治疗相关不良反应(TRAE)	99.0	65.9
严重治疗不良反应(TRSAE)	38.4	30.5
导致停药的 TRAE	23.9	15.4
输液反应	22.0	3.6
治疗相关死亡	1.6	

备注

在 PD-L1 低表达（CPS<5）的患者中，卡度尼利单抗与 CapOx 方案的联合较单纯 CapOx 方案显著延长了生存时间，这可能是这部分晚期患者的首选方案。

（2）二线及以上

① 紫杉类联合抗血管生成

• 紫杉醇 80mg/m^2，ivdrip，d1、d8、d15，每 4 周；雷莫西尤单抗（R）8mg/kg，ivdrip，每 2 周[56]。

• 紫杉醇 80mg/m^2，ivdrip，d1、d8、d15，每 4 周；呋喹替尼（F）4mg，po，每日 1 次[57]。

适用人群

一线治疗失败的晚期胃部及胃食管结合部肿瘤。

疗效

	RAINBOW[56] ($n=665$)			FRUTIGA[57] ($n=703$)		
分组	紫杉醇+R	紫杉醇	HR	紫杉醇+F	化疗	HR
ORR/%	28*	16*	—	42.5*	22.4*	—
DCR/%	80*	64*	—	77.2*	56.3*	—
中位 DOR/月	4.4	2.8	—	5.5	3.7	—
中位 PFS/月	4.4	2.9	0.64*	5.6	2.7	0.57*
6 个月 PFS 率/%	36	17	—	—	—	—
OS/月	9.6	7.4	0.81*	9.6	8.4	0.96
1 年 OS 率/%	40	30	—	—	—	—

* 有统计学意义。

注：临床研究数据并排展示，非头对头对比。

毒性

单位：%

主要不良反应	RAINBOW		FRUTIGA	
	总不良反应 (99.4)	≥3 级不良反应 (86.9)	总不良反应 (99)	≥3 级不良反应 (87)
白细胞减少	35	9	86.3	42.9
中性粒细胞减少	55	41	84.0	60.0
贫血	35	9	60.3	11.7
血小板减少	14	2	34.3	4.3
脱发	33	0	40.6	0
食欲下降	40	3	29.7	0.9
腹泻	33	4	28.0	0.3
便秘	21	0	26.0	0.3
低白蛋白血症	16	1	25.1	0
手足综合征	—	—	24.0	8.9
体重下降	14	2	24.0	2.0
肝功能异常	20	4	46.0	10.9
发热/感染	18	<1	34.6	8.6
特别关注的不良反应				
皮肤损伤	—	—	62.0	9.1

续表

主要不良反应	RAINBOW		FRUTIGA	
	总不良反应 (99.4)	≥3级不良反应 (86.9)	总不良反应 (99)	≥3级不良反应 (87)
出血	10	<5	47.1	4.3
鼻出血	31	0		
高血压	25	15	16.9	6.6
蛋白尿	17	1	32.0	1.1
血栓/栓塞事件	4	2	2.9	1.4
胃肠道穿孔	<3	<3	2.0	1.4

注：此表仅列举主要不良反应；临床研究数据并排展示，非头对头对比。

② 免疫治疗

- 纳武利尤单抗 3mg/kg，ivdrip，每 2 周（ATTRACTION-2 研究）[58]。

适用人群

两线治疗失败且未接受过免疫治疗的晚期胃部及胃食管结合部肿瘤。

疗效

	ATTRACTION-2 (n=493，三线)		
分组	O	安慰剂	HR
ORR/%	11.9	0	—
DCR/%	40.3	25.2	—
DOR/月	9.5	NA	—
PFS/月	1.61	1.45	0.60*
6个月 PFS 率/%	20.2	6.8	—
1年 PFS 率/%	16.2	5.0	—
OS/月	5.26	4.14	0.63*
1年 OS 率/%	26.2	11.6	—
2年 OS 率/%	10.6	3.2	—
优势人群	TPS≥1%		
OS/月	5.22	3.83	0.51
非优势人群	TPS<1%		
OS/月	6.05	4.19	0.7*

*有统计学差异。

注：O—纳武尤利单抗。

毒性

单位：%

主要不良反应	总不良反应(43)	≥3 级不良反应(10)
瘙痒	9	1
腹泻	7	1
皮疹	6	0
疲乏	5	1
食欲减低	5	1
恶心	4	0
虚弱	4	0
ALT 升高	3	1
发热	2	<1
甲减	3	0
间质性肺疾病	2	<1
斑丘疹	4	0
甲亢	1	0
结肠炎	1	<1
急性肝损伤	<1	<1

注：此表仅列举主要不良反应。

附加说明

① 两项大型随机对照研究（AVAGAST[59] 及 RAINFALL[60]）证实在晚期胃癌一线化疗的基础上联合抗血管单抗药物没有延长患者总生存期。

② 针对 HER-2 阳性的不可切除或转移性胃癌，几项阴性的Ⅱ～Ⅲ期的随机对照研究否定了以下治疗方案：JACOB 研究未显示在初始化疗联合赫赛汀的基础上再联合帕妥珠单抗的生存增益[61]；对比单用紫杉醇，TyTAN 研究未显示二线紫杉醇联合拉帕替尼的生存获益，但值得注意的是，在 HER-2 IHC3＋表达的亚组及中国亚组中，该联合显著延长了 OS（14.0 个月 vs. 7.6 个月，HR＝0.59；9.7 个月 vs. 7.6 个月，HR＝0.62）[62]。对比紫杉醇，GATSBY 研究未显示二线恩美曲妥珠单抗获得生存获益[63]；T-ACT 研究未显示赫赛汀一线治疗失败后跨线与紫杉醇的联合应用优于紫杉醇[64]。

③ Claudin 18.2 特异性 CAR-T 细胞疗法在 Claudin 18.2 阳性的胃肠道肿瘤患者的后线治疗中初具疗效，提示后线根据该分子特征进行个体化治疗的可能[65]。

① 失败的阴性 KEYNOTE-062、KEYNOTE-061 研究当中，在 PD-L1 CPS≥10 的优选人群中，对比化疗，帕博利珠单抗治疗仍存在生存获益，提示临床医生可

以灵活使用。初始治疗研究 KEYNOTE-062 中，该类患者接受帕博利珠单抗的中位 OS 为 17.4 个月，单纯化疗为 10.8 个月（HR＝0.69）[66]；二线治疗研究 KEYNOTE-061 中，PD-L1 高表达（CPS≥5 或 CPS≥10）的患者接受帕博利珠单抗的中位 OS 均为 10.4 个月，单药紫杉醇为 8.3 个月及 8.0 个月（HR＝0.72，HR＝0.69），CPS≥10 的患者二线应用帕博利珠单抗的 2 年 OS 率仍有 32.1%[67]。

2.3 罕见胃癌药物治疗方案

2.3.1 伴淋巴样间质的腺癌

伴淋巴样间质的腺癌又名淋巴上皮样癌，为罕见胃癌，占1%～4%，80%以上与EB病毒的感染相关。具有以下临床特点：更多累及胃上部、更多不确定的Lauren分型、更低的分期（包括T分期及N分期）、更多EBER阳性。其生存率较其他胃癌更好[68]。多重免疫荧光研究显示，伴淋巴样间质的腺癌较其他胃腺癌具有更高比率的$CD3^+$ T细胞、$CD8^+$ T细胞和Treg细胞，有热肿瘤的免疫微环境特征，可能对免疫治疗敏感[69]。此前的回顾性临床研究显示该类肿瘤对于含铂联合化疗、放疗及免疫治疗均可能敏感[70,71]。但是针对伴淋巴样间质的胃腺癌，尚无大型回顾性研究报道，多为病例报道，但根据相似的致病机制及免疫微环境特征，这种罕见胃癌的治疗可借鉴鼻咽癌及鼻咽外淋巴上皮样癌的治疗经验。

2.3.2 肝样腺癌

肝样腺癌为罕见胃癌，占胃癌的0.17%～15%，其组织形态学特征与原发性肝癌极为类似，免疫组化中肝癌标志物（如AFP、Glypican-3、HepPar-1）阳性率高。胃肝样腺癌患者AFP多升高，与其他胃癌相比，其可能具有以下临床特点：侵袭性更强，早期转移，最常见转移部位为淋巴结及肝脏，大部分患者诊断时已是进展期；局部血管侵犯常见。治疗上仍依照胃腺癌治疗原则。此外，现有少量证据显示晚期胃肝样腺癌可能对抗血管靶向药物较普通胃腺癌更加敏感，包括TACE和HAIC在内的介入手段对胃肝样腺癌的肝转移可能有效。

围术期系统治疗代表性临床研究结果

研究简称	发表时间	地区	人数	分组	病理缓解（pCR）	总生存（OS）	OS-HR	无病生存（DFS）	DFS-HR	严重 NEUT 减少发生率	严重腹泻发生率	手术并发症/%
MAGIC[26]	2006	英国	250	ECF＋手术＋ECF	NA	36.3%△	0.75	NA	0.66	23.8%	2.6%	46%
			253	单纯手术	NA	23.0%△		NA		＜1%	＜1%	45%
FNCLCC/FFCD6∧[27]	2011	法国	113	CF＋手术	NA	38.0%△	0.69	34.0%△	0.65	20.2%	1.8%	相似(NA)
			111	单纯手术	NA	24.0%△		19.0%△		＜1%	＜1%	相似(NA)
FLOT4-AIO*[24]	2019	德国	356	FLOT＋手术＋FLOT	16%	45%△/50m▲	0.77	30 个月▲	0.75	51%	10%	50%
			360	ECF/ECX＋手术＋ECF/ECX	6%	36%△/35m▲		18 个月▲		39%	4%	51%
PRODIGY[25]	2021	韩国	266	DOS＋手术＋S-1	10.4%	66.3%◇	0.70	72.4%◇	0.84!	21.8%	5.0%	6%○
			264	手术＋S-1	NA	60.2%◇		73.4%◇		5.3%	3.2%	10%○
RESOLVE[23]	2021	中国	337	SOX＋手术＋SOX＋S-1	5.6%	60.0△	NA	59.4%◇	0.77◆	10%	NA	NA
			345	手术＋CapOx	NA	52.1△		51.1%◇		12%	NA	NA
			340	手术＋SOX	NA	61.0△	NA	56.5%◇	0.86!●	8%	NA	NA
ACTS-GC[33]	2007	日本	529	手术＋S-1	NA	71.7%△	0.67	65.4%△	0.65	1.2%	3.1%	NA
			530	手术	NA	61.1%△		53.1%△		NA	NA	NA
CLASSIC[34]	2012	东亚	520	手术＋CapOx	NA	78%△	0.66	68%△	0.58	22%	2%	NA
			515	手术	NA	69%△		53%△		＜1%	＜1%	NA
JACRRO GC-07#[35]	2019	日本		手术＋S-1＋TXT	NA	67.9%△	0.75	59.8%△	0.73	39%	3.5%	NA
				手术	NA	60.7%△		50.6%△				NA

△5 年生存率；▲中位生存（m＝月）；◇3 年生存率；○严重手术相关并发症；! $P>0.05$；◆优效性对比；●非劣效性对比。

注：NA，not available，暂无数据；∧64%为食管胃结合部肿瘤，仅 25%为胃癌；*仅 44%为胃癌患者，其余患者为 EGJ 腺癌；#仅限Ⅲ期胃腺癌。

参考文献

[1] Sung H, Ferlay J, Siegel RL, et al. Global Cancer Statistics 2020: GLOBOCAN Estimates of Incidence and Mortality Worldwide for 36 Cancers in 185 Countries [J]. CA Cancer J Clin, 2021, 71 (3): 209-249.

[2] Qiu H, Cao S, Xu R. Cancer incidence, mortality, and burden in China: a time-trend analysis and comparison with the United States and United Kingdom based on the global epidemiological data released in 2020 [J]. Cancer Commun (Lond), 2021, 41 (10): 1037-1048.

[3] Zeng H, Ran X, An L, et al. Disparities in stage at diagnosis for five common cancers in China: a multicentre, hospital-based, observational study [J]. Lancet Public Health, 2021, 6 (12): e877-e887.

[4] Siewert JR, Hölscher AH, Becker K, et al. Cardia cancer: attempt at a therapeutically relevant classification [J]. Chirurg, 1987, 58 (1): 25-32.

[5] Lauren P. The two histological main types of gastric carcinoma: Diffuse and so-called intestinal-type carcinoma. An attempt at a histoclinical classification [J]. Acta Pathol Microbiol Scand, 1965, 64: 31-49.

[6] WHO Classification of Tumours Editorial Board. WHO Classification of tumours. 5th Edition digestive system tumours [M]. Lyon: International Agency for Research on Cancer, 2019.

[7] Cancer Genome Atlas Research Network. Comprehensive molecular characterization of gastric adenocarcinoma [J]. Nature, 2014, 513 (7517): 202-209.

[8] Cristescu R, Lee J, NebozhynM, et al. Molecular analysis of gastric cancer identifies subtypes associated with distinct clinical outcomes [J]. Nat Med, 2015, 21 (5): 449-456.

[9] Becker K, Langer R, Reim D, et al. Significance of histopathological tumor regression after neoadjuvant chemotherapy in gastric adenocarcinomas: a summary of 480 cases [J]. Ann Surg, 2011, 253 (5): 934-939.

[10] Noble F, Lloyd MA, Turkington R, et al. Multicentre cohort study to define and validate pathological assessment of response to neoadjuvant therapy in oesophagogastric adenocarcinoma [J]. Br J Surg, 2017, 104 (13): 1816-1828.

[11] Mandard AM, Dalibard F, Mandard JC, et al. Pathologic assessment of tumor regression after preoperative chemoradiotherapy of esophageal carcinoma. Clinicopathologic correlations [J]. Cancer, 1994, 73 (11): 2680-2686.

[12] Becker K, Mueller JD, Schulmacher C, et al. Histomorphology and grading of regression in gastric carcinoma treated with neoadjuvant chemotherapy [J]. Cancer, 2003, 8 (7): 1521-1530.

[13] Japanese Gastric Cancer Association. Japanese classification of gastric carcinoma: 3rd English edition [J]. Gastric Cancer, 2011, 14 (2): 101-112.

[14] Amin MB, Edge S, Green F, et al. Definitions. In: AJCC Cancer Staging Manual 8th Edi-

tion [M]. Chicago, IL: American College of Surgeons, 2020.

[15] Hofmann M, Stoss O, Shi D, et al. Assessment of a HER2 scoring system for gastric cancer: results from a validation study [J]. Histopathology, 2008, 52 (7): 797-805.

[16] Janjigian YY, Kawazoe A, Yañez P, et al. The KEYNOTE-811 trial of dual PD-1 and HER2 blockade in HER2-positive gastric cancer [J]. Nature, 2021, 600 (7890): 727-730.

[17] Wainberg ZA, Enzinger PC, Kang YK, et al. Bemarituzumab in patients with FGFR2b-selected gastric or gastro-oesophageal junction adenocarcinoma (FIGHT): a randomised, double-blind, placebo-controlled, phase 2 study [J]. Lancet Oncol, 2022, 23 (11): 1430-1440.

[18] Shitara K, Lordick F, Bang YJ, et al. Zolbetuximab plus mFOLFOX6 in patients with CLDN18. 2-positive, HER2-negative, untreated, locally advanced unresectable or metastatic gastric or gastro-oesophageal junction adenocarcinoma (SPOTLIGHT): a multicentre, randomised, double-blind, phase 3 trial [J]. Lancet, 2023, 401 (10389): 1655-1668.

[19] Xiong BH, Cheng Y, Ma L, Zhang CQ. An updated meta-analysis of randomized controlled trial assessing the effect of neoadjuvant chemotherapy in advanced gastric cancer [J]. Cancer Invest, 2014, 32 (6): 272-284.

[20] JS, Smalley SR, Benedetti J, et al. Chemoradiotherapy after surgery compared with surgery alone for adenocarcinoma of the stomach or gastroesophageal junction [J]. N Engl J Med, 2001, 345 (10): 725-730.

[21] Park SH, Sohn TS, Lee J, et al. Phase Ⅲ trial to compare adjuvant chemotherapy with capecitabine and cisplatin versus concurrent chemoradiotherapy in gastric cancer: final report of the adjuvant chemoradiotherapy in stomach tumors trial, including survival and subset analyses [J]. J Clin Oncol. 2015, 33 (28): 3130-3136.

[22] Park SH, Lim DH, Sohn TS, et al. A randomized phase Ⅲ trial comparing adjuvant single-agent S1, S-1 with oxaliplatin, and postoperative chemoradiation with S-1 and oxaliplatin in patients with node-positive gastric cancer after D2 resection: the ARTIST 2 trial [J]. Ann Oncol, 2021, 32 (3): 368-374.

[23] Zhang X, Liang H, Li Z, et al. Perioperative or postoperative adjuvant oxaliplatin with S-1 versus adjuvant oxaliplatin with capecitabine in patients with locally advanced gastric or gastro-oesophageal junction adenocarcinoma undergoing D2 gastrectomy (RESOLVE): final report of a randomised, open-label, phase 3 trial [J]. Lancet Oncol, 2025; 26 (3): 312-319.

[24] Al-Batran S-E, Homann N, Pauligk C, et al. Perioperative chemotherapy with fluorouracil plus leucovorin, oxaliplatin, and docetaxel versus fluorouracil or capecitabine plus cisplatin and epirubicin for locally advanced, resectable gastric or gastro-oesophageal junction adenocarcinoma (FLOT4): a randomised, phase 2/3 trial [J]. Lancet, 2019, 393 (10184): 1948-1957.

[25] Kang YK, Kim HD, Yook JH, et al. Neoadjuvant Docetaxel, Oxaliplatin, and S-1 Plus

Surgery and Adjuvant S-1 for Resectable Advanced Gastric Cancer: Updated Overall Survival Outcomes From Phase Ⅲ PRODIGY [J]. J Clin Oncol, 2024, 42 (25): 2961-2965.

[26] Cunningham D, Allum WH, Stenning SP, et al. Perioperative chemotherapy versus surgery alone for resectable gastroesophageal cancer [J]. N Engl J Med, 2006, 355 (1): 11-20.

[27] Ychou M, Boige V, Pignon J-P, et al. Perioperative chemotherapy compared with surgery alone for resectable gastroesophageal adenocarcinoma: an FNCLCC and FFCD multicenter phase Ⅲ trial [J]. J Clin Oncol, 2011, 29 (13): 1715-1721.

[28] André T, Tougeron D, Piessen G, et al. Neoadjuvant nivolumab plus ipilimumab and adjuvant nivolumab in localized deficient mismatch repair/microsatellite instability-high gastric or esophagogastric junction adenocarcinoma: The GERCOR NEONIPIGA Phase Ⅱ Study [J]. J Clin Oncol, 2023, 41 (2): 255-265.

[29] Raimondi A, Lonardi S, Murgioni S, et al. Tremelimumab and durvalumab as neoadjuvant or non-operative management strategy of patients with microsatellite instability-high resectable gastric or gastroesophageal junction adenocarcinoma: the INFINITY study by GONO [J]. Ann Oncol, 2025, 36 (3): 285-296.

[30] Yelena Y, Al-Batran SE, Wainberg ZA, et al. Event-free survival (EFS) in MATTERHORN: A randomized, phase 3 study of durvalumab plus 5-fluorouracil, leucovorin, oxaliplatin and docetaxel chemotherapy (FLOT) in resectable gastric/gastroesophageal junction cancer (GC/GEJC) [C]. Chicago: ASCO, 2025.

[31] Chen Li, Yantao Tian, Yanan Zheng, et al. Pathologic response of phase Ⅲ study: Perioperative camrelizumab plus rivoceranib and chemotherapy versus chemotherapy for locally advanced gastric cancer (DRAGON Ⅳ/CAP 05) [J]. J Clin Oncol, 2025, 43 (4): 464-474.

[32] Shitara K, Rha SY, Wyrwicz LS, et al. Neoadjuvant and adjuvant pembrolizumab plus chemotherapy in locally advanced gastric or gastro-oesophageal cancer (KEYNOTE-585): an interim analysis of the multicentre, double-blind, randomised phase 3 study [J]. Lancet Oncol, 2024, 25 (2): 212-224.

[33] Sasako M, Sakuramoto S, Katai H, et al. Five-year outcomes of a randomized phase Ⅲ trial comparing adjuvant chemotherapy with S-1 versus surgery alone in stage Ⅱ or Ⅲ gastric cancer [J]. J Clin Oncol, 2011, 29 (33): 4387-4393.

[34] Noh SH, Park SR, Yang HK, et al. Adjuvant capecitabine plus oxaliplatin for gastric cancer after D2 gastrectomy (CLASSIC): 5-year follow-up of an open-label, randomised phase 3 trial [J]. Lancet, 2012, 379 (9813): 315-321.

[35] Ichikawa W, Yoshida K, Kodera Y, et al. Five-year overall survival with S-1 plus docetaxel as adjuvant treatment in curatively resected pStage Ⅲ gastric cancer in JACCRO GC-07 [C]. Chicago: ASCO, 2023.

[36] Reynolds JV, Preston SR, O'Neill B, et al. Trimodality therapy versus perioperative chemotherapy in the management of locally advanced adenocarcinoma of the oesophagus and oesophagogastric junction (Neo-AEGIS): an open-label, randomised, phase 3 trial [J]. Lancet

Gastroenterol Hepatol, 2023, 8 (11): 1015-1027.

[37] Leong T, Smithers BM, Michael M, et al. Preoperative chemoradiotherapy for resectable gastric cancer [J]. N Engl J Med, 2024, 391 (19): 1810-1821.

[38] Chao J, Fuchs CS, Shitara K, et al. Assessment of pembrolizumab therapy for the treatment of microsatellite instability-high gastric or gastroesophageal junction cancer among patients in the KEYNOTE-059, KEYNOTE-061, and KEYNOTE-062 clinical trials [J]. JAMA Oncol, 2021, 7 (6): 895-902.

[39] Shitara K, Ajani JA, Moehler M, et al. Nivolumab plus chemotherapy or ipilimumab in gastro-oesophageal cancer [J]. Nature, 2022, 603 (7903): 942-948.

[40] Kawakami H, Kadowaki S, Makiyama A, et al. Phase Ⅱ Study (NO LIMIT, WJOG13320G) of First-Line Nivolumab Plus Low-Dose Ipilimumab for Microsatellite Instability-High Advanced Gastric or Esophagogastric Junction Cancer [J]. J Clin Oncol. 2025, 43 (19): 2184-2195.

[41] Shitara K, Özgüroğlu M, Bang YJ, et al. Pembrolizumab versus paclitaxel for previously treated, advanced gastric or gastro-oesophageal junction cancer (KEYNOTE-061): a randomised, open-label, controlled, phase 3 trial [J]. Lancet, 2018, 392 (10142): 123-133.

[42] Fuchs CS, Doi T, Jang RW, et al. Safety and efficacy of pembrolizumab monotherapy in patients with previously treated advanced gastric and gastroesophageal junction cancer: Phase 2 clinical KEYNOTE-059 Trial [J]. JAMA Oncol, 2018, 4 (5): e180013.

[43] Janjigian YY, Bendell J, Calvo E, et al. CheckMate-032 study: Efficacy and safety of nivolumab and nivolumab plus ipilimumab in patients with metastatic esophagogastric cancer [J]. J Clin Oncol, 2018, 36 (28): 2836-2844.

[44] Janjigian YY, Kawazoe A, Bai Y, et al . Pembrolizumab plus trastuzumab and chemotherapy for HER2-positive gastric or gastro-oesophageal junction adenocarcinoma: interim analyses from the phase 3 KEYNOTE-811 randomised placebo-controlled trial [J]. Lancet, 2023, 402 (10418): 2197-2208.

[45] Bang YJ, Cutsem E, Feyereislova A, et al. Trastuzumab in combination with chemotherapy versus chemotherapy alone for treatment of HER2-positive advanced gastric or gastro-oesophageal junction cancer (ToGA): a phase 3, open-label, randomised controlled trial [J]. Lancet, 2010, 376 (9742): 687-97.

[46] Shitara K, Bang YJ, Iwasa S, et al. Trastuzumab deruxtecan in previously treated HER2-Positive gastric cancer [J]. N Engl J Med, 2020, 382 (25): 2419-2430.

[47] Shitara K, Lordick F, Bang YJ, et al. Zolbetuximab plus mFOLFOX6 in patients with CLDN18. 2-positive, HER2-negative, untreated, locally advanced unresectable or metastatic gastric or gastro-oesophageal junction adenocarcinoma (SPOTLIGHT): a multicentre, randomised, double-blind, phase 3 trial [J]. Lancet, 2023, 401 (10389): 1655-1668.

[48] Shah MA, Shitara K, Ajani JA, et al. Zolbetuximab plus CAPOX in CLDN18. 2-positive gastric or gastroesophageal junction adenocarcinoma: the randomized, phase 3 GLOW trial

[J]. Nat Med，2023，29（8）：2133-2141.

[49] Wainberg ZA，Kang YK，Lee KW，et al. Bemarituzumab as first-line treatment for locally advanced or metastatic gastric/gastroesophageal junction adenocarcinoma：final analysis of the randomized phase 2 FIGHT trial [J]. Gastric Cancer，2024，27（3）：558-570.

[50] Rha SY，Yanez P，Bai Y，et al. Pembrolizumab plus chemotherapy versus placebo plus chemotherapy for HER2-negative advanced gastric cancer（KEYNOTE-859）：a multicentre，randomised，double-blid，phase 3trial [J]. Lancet Oncol，2023，24（11）：1181-1195.

[51] Janjigian YY，Ajani JA，Moehler M，et al. First-line nivolumab plus chemotherapy for advanced gastric，gastroesophageal junction，and esophageal adenocarcinoma：3-year follow-up of the phase Ⅲ CheckMate 649 trial [J]. J Clin Oncol，2024，42（17）：2012-2020.

[52] Xu J，Jiang H，Pan Y，et al. Sintilimab plus chemotherapy for unresectable gastric or gastroesophageal junction cancer：The Orient-16 randomized clinical trial [J]. JAMA，2023，330（21）：2064-2074.

[53] Qiu MZ，Oh DY，Kato K，et al. Tislelizumab plus chemotherapy versus placebo plus chemotherapy as first line treatment for advanced gastric or gastro-oesophageal junction adenocarcinoma：RATIONALE-305 randomised，double blind，phase 3 trial [J]. BMJ，2024，85：e078876.

[54] Zhang X，Wang J，Wang G，et al. First-Line Sugemalimab Plus Chemotherapy for Advanced Gastric Cancer：The GEMSTONE-303 Randomized Clinical Trial [J]. JAMA，2025，333（15）：1305-1314.

[55] Shen L，Zhang Y，Li Z，et al. First-line cadonilimab plus chemotherapy in HER2-negative advanced gastric or gastroesophageal junction adenocarcinoma：a randomized，double-blind，phase 3 trial [J]. Nature Medicine，2025，31：1163-1170.

[56] Wilke H，Muro K，Cutsem EV，et al. Ramucirumab plus paclitaxel versus placebo plus paclitaxel in patients with previously treated advanced gastric or gastro-oesophageal junction adenocarcinoma（RAINBOW）：a double-blind，randomised phase 3 trial [J]. Lancet Oncol，2014，5（11）：1224-1235.

[57] Wang F，Shen L，Guo W，et al. Fruquintinib plus paclitaxel versus placebo plus paclitaxel for gastric or gastroesophageal junction adenocarcinoma：the randomized phase 3 FRUTIGA trial [J]. Nature Medicine，2024，30：2189-2198.

[58] Boku N，Satoh T，Ryu MH，et al. Nivolumab in previously treated advanced gastric cancer（ATTRACTION-2）：3-year update and outcome of treatment beyond progression with nivolumab [J]. Gastric Cancer，2021，24（4）：946-958.

[59] Ohtsu A，Shah MA，Cutsem EV，et al. Bevacizumab in combination with chemotherapy as first-line therapy in advanced gastric cancer：a randomized，double blind，placebo controlled phase Ⅲ study [J]. J Clin Oncol，2011，29（30）：3968-3976.

[60] Fuchs CS，Shitara K，Bartolomeo MD，et al. Ramucirumab with cisplatin and fluoropyrimidine as first-line therapy in patients with metastatic gastric or junctional adenocarcinoma

(RAINFALL): a double-blind, randomised, placebo-controlled, phase 3 trial [J]. Lancet Oncol, 2019, 20 (3): 420-435.

[61] Tabernero J, Hoff PM, Shen L, et al. Pertuzumab plus trastuzumab and chemotherapy for HER2-positive metastatic gastric or gastro-oesophageal junction cancer (JACOB): final analysis of a double-blind, randomised, placebo-controlled phase 3 study [J]. Lancet Oncol, 2018, 9 (10): 1372-1384.

[62] Satoh T, Xu RH, Chung HC, et al. Lapatinib plus paclitaxel versus paclitaxel alone in the second-line treatment of HER2-amplified advanced gastric cancer in Asian populations: TyTAN—a randomized, phase Ⅲ study [J]. J Clin Oncol, 2014, 32 (19): 2039-2049.

[63] Thuss-Patience PC, Shah MA, Ohtsu A, et al. Trastuzumab emtansine versus taxane use for previously treated HER2-positive locally advanced or metastatic gastric or gastro-oesophageal junction adenocarcinoma (GATSBY): an international randomised, open-label, adaptive, phase 2/3 study [J]. Lancet Oncol, 2017, 18 (5): 640-653.

[64] Makiyama A, Sukawa Y, Kashiwada T, et al. Randomized, phase Ⅱ study of trastuzumab beyond progression in patients with HER2-Positive advanced gastric or gastroesophageal junction cancer: WJOG7112G (T-ACT Study) [J]. J Clin Oncol, 2020, 38 (17): 1919-1927.

[65] Qi CS, Liu C, Gong J, et al. Claudin18. 2-specific CAR T cells in gastrointestinal cancers: phase 1 trial final results [J]. Nat Med, 2024, 30 (8): 2224-2234.

[66] Shitara K, Cutsem EV, Bang YJ, et al. Efficacy and Safety of Pembrolizumab or Pembrolizumab Plus Chemotherapy vs Chemotherapy Alone for Patients With First-line, Advanced Gastric Cancer: The KEYNOTE-062 Phase 3 Randomized Clinical Trial [J]. JAMA Oncol, 2020, 6 (10): 1571-1580.

[67] Fuchs CS, Özgüroğlu M, Bang YJ, et al. Pembrolizumab versus paclitaxel for previously treated PD-L1-positive advanced gastric or gastroesophageal junction cancer: 2-year update of the randomized phase 3 KEYNOTE-061 trial [J]. Gastric Cancer, 2022, 25 (1): 197-206.

[68] Park S, Choi MG, Kim KM, et al. Lymphoepithelioma-like carcinoma: a distinct type of gastric cancer [J]. J Surg Res, 2015, 194 (2): 458-463.

[69] Lei Y, Cao P, Zheng XF, et al. Perspectives for immunotherapy of EBV-associated GLELC: A relatively "hot" tumor microenvironment [J]. Cancer Med, 2023, 12 (19): 19838-19849.

[70] Zhou N, Lin Y, Peng XH, et al. Thorough survey and analysis of pulmonary lymphoepithelioma-like carcinoma in Macau and multimodality treatment for advanced disease [J]. Lung Cancer, 2019, 138: 116-123.

[71] Zhou N, Tang H, Yu SN, et al. Anti-PD-1 antibodies, a novel treatment option for advanced chemoresistant pulmonary lymphoepithelioma carcinoma [J]. Front Immunol, 2022, 13: 1001414.

3

小肠和壶腹部腺癌

小肠恶性肿瘤罕见，因此有关小肠和壶腹部腺癌的系统治疗方案的数据多来源于小规模、单臂临床研究或回顾性研究。大部分小肠腺癌或肠型的壶腹部腺癌的治疗原则遵循结直肠癌的治疗原则。而胰胆管型的壶腹腺癌治疗原则与胰腺癌更为接近。

3.1 小肠和壶腹部腺癌的诊断与总体治疗原则

3.1.1 流行病学

小肠恶性肿瘤罕见，2020 年全球约有 64500 例小肠癌新发病例（年龄标准化率约为 0.6/10 万人），男∶女＝1.3∶1，老年人（50～74 岁）∶年轻人（15～49 岁）＝4.7∶1，其高危因素有更高的人类发展指数、国内生产总值及吸烟、饮酒、不运动、肥胖、糖尿病、脂代谢异常及肠易激综合征。小肠癌的发病率正逐年增加[1]。美国小肠癌的发病率为 2.5/10 万人，而中国小肠癌的发病率约为 0.96/10 万人。

3.1.2 病理

腺癌（adenocarcinoma，NOS）

① 黏液腺癌（mucinous adenocarcinoma）。

② 印戒细胞癌（signet-ring cell carcinoma）。

③ 髓样癌（medullary carcinoma，NOS）。

④ 腺癌，肠型（adenocarcinoma，intestinal type）。

⑤ 胰胆管型癌（pancreatobiliary-type carcinoma）。

⑥ 管状腺癌（tubular adenocarcinoma）。

3.1.3 分子特征[2-6]

单位：%

	小肠腺癌	壶腹部腺癌	
		肠型	胰胆管型
TP53	40.4～59.8	39～65	67～72
APC	19.1～27.7	41～50	11

续表

	小肠腺癌	壶腹部腺癌	
		肠型	胰胆管型
CDKN2A	14.5～22.4	—	9～16
KRAS	42～54.8	39～46	65～68
KRAS G12C	3.3～8.8	—	—
BRAF V600E	0.9～1.2	—	—
PIK3CA	13.3～16.1	—	13
ERBB2 扩增	2.2～3.2	—	13
ERBB2 突变	8.2～8.9	—	—
SMAD4	12.8～17.4	13～20	18～20
BRCA1/2	4.8	7～14	
MSI-H	7.0～31.8	4.4～18	
hTMB(≥10mut/Mb)	12.3	—	—

3.1.4 检查

（1）实验室检查 血常规、肝肾功能、血清电解质、凝血及肿瘤标志物（CEA、AFP、CA19-9 及 CA125 等）。

（2）物理检查

① CT 小肠造影；

② PET/CT 检测转移灶；

③ 食管胃十二指肠镜（活检）；

④ 视频胶囊内镜或小肠镜；

⑤ 腹腔镜或剖腹手术探查。

（3）病理

① 壶腹部腺癌需完成免疫组化以进一步明确病理亚型：胰胆管型、肠型或混合型。下表列举了用来区别胰胆管型和肠型的主要免疫组化，不符合两者的结果组合提示混合型。

	CK7	CK20	CDX2	MUC2	MUC1
胰胆管型	+			—	+
肠型	—	+	+	+	—

② 治疗相关的靶点：MSI-H 或 dMMR，以及包括上述分子特征的基因检测。

3.1.5 总体治疗原则

手术切除原发灶及其周围的肠系膜可清除原发灶和有转移风险的区域淋巴结，是局限性小肠腺癌的治疗标准，对于病理分期为Ⅲ期的小肠腺癌患者应给予术后辅助化疗。除少数老年、分化良好、Tis～T1、肿瘤直径<6mm 的早期小肿瘤可考虑进行局部壶腹切除术外，局限期壶腹腺癌的标准手术模式为胰十二指肠切除及淋巴结清扫术，建议术后分期为 T2N0 期及以上的壶腹部腺癌患者行辅助化疗。目前，壶腹部腺癌能否从术后辅助放化疗中获益存在争议，一项Ⅲ期随机对照临床研究提示患者从该治疗模式中获益微小[7]，因此辅助放化疗暂不推荐用于壶腹部腺癌。

3.2 辅助治疗方案

3.2.1 小肠腺癌辅助治疗方案

• FOLFOX 方案：奥沙利铂 85mg/m^2，静脉输液 2h，d1；亚叶酸钙 400mg/m^2，静脉输液 2h，d1；5-Fu 400mg/m^2，静脉推注，d1；5-Fu 2400mg/m^2，civ 46h，每 2 周[8]。

适用人群

这项回顾性倾向评分研究提示病理分期为Ⅲ期的小肠腺癌患者可能从术后辅助化疗中获得生存获益。

疗效

	FOLFOX（n=622，Ⅲ期患者）	手术（n=599，Ⅲ期患者）	HR
中位 OS/月	42.4	26.1	0.66
3 年 OS 率/%	55	41	—
5 年 OS 率/%	25	17	—

备注

① 该研究中，Ⅲ期小肠腺癌患者无论原发肿瘤位置（十二指肠 vs. 空回肠）均可从辅助化疗中获得生存获益。

② 具有高危因素如 T4 或阳性切缘的Ⅱ期小肠腺癌患者接受辅助化疗组对比单纯手术组虽有 OS 延长的趋势，但未达到统计学意义。

3.2.2 壶腹部腺癌辅助治疗方案

对手术切除且病理分期在 T2N0 期及以上壶腹部腺癌的患者行辅助治疗。小肠腺癌或肠型的壶腹部腺癌的辅助治疗方案应遵循结直肠癌的治疗方案，而胰胆管型的壶腹部腺癌辅助治疗方案则可遵循胰腺或胆管腺癌的治疗方案，后者已在胰腺癌一章中有详细的数据展示，此处不再赘述，仅展示方案具体形式。

• FOLFIRINOX：奥沙利铂 85mg/m^2，静脉输液 2h，d1；亚叶酸钙 400mg/m^2，

静脉输液 2h，d1；伊立替康 180mg/m^2，静脉输液 90min；5-Fu 400mg/m^2，静脉推注，2400mg/m^2，civ 46h，每 2 周，共 6 个月（PRODIGE-24）[9]。

• 吉西他滨：1000mg/m^2，d1、d8、d15，静脉输液，q28d，共 6 周期（CONKO-001）[10]。

• 替吉奥（S-1）：40～60mg，口服，每日 2 次，d1～d28，休息 2 周，每 6 周；共 4 周期（JASPAC 01）[11]。

• 吉西他滨 1000mg/m^2，静脉输液，d1、d8、d15；卡培他滨 1660mg/m^2，d1～21，q28d；共 6 周期（ESPACT-4）[12]。

3.3 姑息治疗方案

3.3.1 小肠腺癌姑息治疗方案

3.3.1.1 MSI-H 或 dMMR 患者（一线及二线）

- 帕博利珠单抗 200mg，ivdrip，每 3 周（KEYNOTE-158）[13]。

虽然 KEYNOTE-158 以及 ZEBRA[14] 研究均入组了既往接受过其他治疗的进展期小肠腺癌患者，但二线免疫治疗对于 MSI-H 或 dMMR 小肠腺癌患者取得了可观的客观缓解率及生存数据（见二线 MSI-H 或 dMMR 患者的相关内容），此外，鉴于 KEYNOTE-177 以及 CheckMate 8HW 在 MSI-H 或 dMMR 结直肠癌患者的良好表现，我们认为具有该分子特征的进展期小肠腺癌患者在初始治疗中应优先使用免疫治疗。值得注意的是，MSI-H 或 dMMR 患者在小肠腺癌中的比例较其在结直肠癌中更高。

疗效

	KEYNOTE-158 (n=25)	ZEBRA (n=4)
ORR/%	48	50
DCR/%	76	50
DOR/月	NR	28.5
中位 PFS/月	23.4	NR
3 年 PFS 率/%	49.1	—
中位 OS/月	NR	NR
3 年 OS 率/%	58.7	—

注：非直接对比研究。

毒性

单位：%

	帕博利珠单抗(KEYNOTE-158)	
治疗相关不良反应	总不良反应(64.7)	≥3 级不良反应(12)
免疫相关不良反应	总不良反应(19.7)	≥3 级不良反应(4.8)
甲减	9.7	0
甲亢	4.3	0.3
肺炎	2.6	0.9
结肠炎	2.3	0.3
严重皮肤反应	1.4	1.4
肝炎	0.9	0.3
肌炎	0.9	0
吉兰-巴雷综合征	0.6	0.6
肾炎	0.6	0
胰腺炎	0.6	0.6
1 型糖尿病	0.6	0.3
心肌炎	0.3	0.3
瘙痒	14.5	0
疲乏	12.3	0.6
腹泻	11.7	0.6

3.3.1.2 MSS 或 pMMR

（1）一线

- **FOLFOX 或 CapOx 联合或不联合贝伐珠单抗**

—mFOLFOX6 方案[15,16]：奥沙利铂 85mg/m^2，静脉输液 2h，d1；亚叶酸钙 400mg/m^2，静脉输液 2h，d1；5-Fu 400mg/m^2，静脉推注，d1；5-Fu 2400mg/m^2，civ 46h。每 2 周。

—CapOx 方案[17]：奥沙利铂 130mg/m^2，静脉输液 2h，d1；卡培他滨 750mg/m^2，bid，d1～d14。每 3 周。

—CapOx＋贝伐珠单抗（Avastin）方案[18]：贝伐珠单抗 7.5mg/m^2，d1，静脉输液；奥沙利铂 130mg/m^2，静脉输液 2h，d1；卡培他滨 750mg/(m^2·次)，口服，bid，d1～d14。每 3 周。

适用人群

局部不可切除或转移性的十二指肠或壶腹部腺癌患者的首选方案。

疗效

	FOLFOX (n=28/33)	CapOx (n=30)	CapOx+贝伐珠单抗 (n=30)
ORR/%	32.3～48.5	50(61%小肠癌、33%壶腹癌)	48.3(50%小肠癌、43%壶腹癌)
DCR/%	61.7～84.8	90	79.4
中位 PFS/月	6.3～7.8	9.8	8.7
中位 OS/月	14.2～15.2	20.4	12.9

注：非直接对比研究。

毒性

单位：%

≥3 级不良反应	FOLFOX	CapOx	CapOx+贝伐珠单抗
粒细胞减少	12.1	10.0	23.3
粒细胞减少性发热	—	—	—
血小板减少	3.0	6.7	0
贫血	0	—	0
腹泻	3.0	10.0	10.0
恶心或呕吐	9.1	13.3	6.7
疲乏	3.0	30.0	23.3
外周神经毒性	9.1	10.0	6.7
高血压	—	—	23.3

（2）二线

• FOLFIRI[19]：伊立替康 180mg/m^2，静脉输液 2h，d1；亚叶酸钙 400mg/m^2，静脉输液 2h，d1；5-Fu 400mg/m^2，静脉推注，d1；5-Fu 2400mg/m^2，持续静脉滴注 46h，d1。每 2 周（AGEO 研究）。

适用人群

既往接受过一线系统治疗（FOLFOX 或 5-Fu/DDP 方案）的进展期小肠腺癌患者。

疗效

	FOLFIRI(n=28)
ORR/%	20
DCR/%	52
中位 PFS/月	3.2
中位 OS/月	10.5

毒性

单位：%

≥3 级不良反应	发生率(48)
粒细胞减少	37
粒细胞减少性发热	11
血小板减少	3
贫血	7
腹泻	3
恶心或呕吐	11

- 白蛋白紫杉醇 220mg/m^2，ivdrip，每 3 周[20]。

适用人群

既往接受过系统治疗的小肠腺癌患者，尤其适用于 *APC* 野生型的小肠腺癌患者，这是因为 *APC* 失活突变的肿瘤通常导致染色体不稳定而导致对紫杉醇耐药。

疗效

	白蛋白紫杉醇(n=10)
ORR/%	20
DCR/%	50
中位 PFS/月	3.2

毒性

单位：%

≥3 级不良反应	发生率
疲乏	12
粒细胞减少	9
粒细胞减少性发热	9
血小板减少	6

附加说明

帕博利珠单抗 200mg、每 3 周方案（ZEBRA 研究）在 MSS 或 pMMR 为主的患者二线治疗中取得了一定的客观缓解率（3%）以及疾病控制率（38%），DOR 为 2.6 个月，中位 PFS 为 2.8 个月，中位 OS 为 7.1 个月。研究发现，缓解仅发生在 TMB≥10 的小肠腺癌患者。因此，我们认为，小肠腺癌的免疫治疗仍应聚焦于 MSI-H 或 TMB≥10 的人群。

3.3.2 壶腹部腺癌姑息治疗方案

局部不可切除或转移性小肠腺癌或肠型壶腹部腺癌的治疗方案应遵循晚期结直肠癌的治疗方案，而胰胆管型的壶腹部腺癌姑息治疗方案则可遵循胰腺或胆管腺癌的方案，后者已在胰腺癌和胆管腺癌相关章节中有详细的数据展示，此处不再赘述，仅展示方案具体形式。

• FOLFIRINOX 方案[21]：奥沙利铂 85mg/m^2，静脉输液 2h，d1；亚叶酸钙 400mg/m^2，静脉输液 2h，d1；伊立替康 180mg/m^2，静脉输液 90min；5-Fu 400mg/m^2，静脉推注，2400mg/m^2，civ 46h。每 2 周，共 6 个月（如有反应）(ACCORD11 研究)。

• NALIRIFOX 方案（及包含国产脂质体伊立替康的类似方案）[22]：奥沙利铂 60mg/m^2，静脉输液 2h，d1；脂质体伊立替康 50mg/m^2，静脉输液 90min；亚叶酸钙 400mg/m^2，静脉输液 2h，d1；5-Fu 2400mg/m^2，civ 46h。每 2 周，共 6 个月（如有反应）(NAPOLI 3 研究)。

• AG 方案[23]：吉西他滨（1000mg/m^2）＋白蛋白紫杉醇（125mg/m^2），静脉输液，d1、d8、d15，q4w（MAPACT 研究）。

• GP 方案[24]：吉西他滨 1000mg/m^2，静脉输液；顺铂 25mg/m^2，静脉输液 2h，d1、d8，每 3 周。

附加说明

① 除 MSI-H 或 TMB-H 及与结直肠癌相似的靶点外，频繁 *ERBB2* 的激活突变可能是小肠腺癌未来可靶向的基因突变之一，达可替尼、奈拉替尼两种 *ERBB2* 抑制剂对于 *ERBB2* 突变的小肠腺癌[25]或壶腹部腺癌[26]有疗效。

② 壶腹部腺癌胚系或体系 DNA 损伤修复通路的基因突变常见，一项研究指出 *BRCA2*、*ATM*、*RAD50* 或 *MUTYH* 的体系突变达 18%[27]，可能受益于铂类等化疗药物治疗或未来的合成致死治疗策略（如 PARP 抑制剂）。

③ 此外，壶腹部腺癌，尤其是胰胆管型的壶腹部腺癌 *ERBB2* 扩增可高达 13%[28]，可能从抗 HER-2 治疗中获益。

参考文献

[1] Huang J, Chan SC, Fung YC, et al. Incidence, Risk Factors, and Temporal Trends of Small Intestinal Cancer: A Global Analysis of Cancer Registries [J]. Gastroenterology, 2023, 165 (3), 600-612.

[2] Takeda H, Yamamoto H, Oikawa R, et al. Genomic Profiling of Small Intestine Cancers

From a Real-World Data Set Identifies Subgroups With Actionable Alterations [J]. JCO Precis Oncol, 2024, 8 : e2300425.

[3] Nakamura M, Okamura Y, Ohshima K, et al. Molecular genetic positioning of small intestine and papilla of Vater carcinomas including clinicopathological classification [J]. Cancer Med, 2023, 12 (10): 11491-11502.

[4] Schrock AB, Devoe CE, McWilliams R, et al. Genomic Profiling of Small-Bowel Adenocarcinoma [J]. AMA Oncol, 2017, (11): 1546-1553.

[5] Li J, Li X, Dong N, et al. Driver and targetable alterations in Chinese patients with small bowel carcinoma [J]. J Cancer Res Clin Oncol, 2023, 149 (9): 6139-6150.

[6] Wong W, Lower MA, Berger MF, et al. Ampullary cancer: Evaluation of somatic and germline genetic alterations and association with clinical outcomes [J]. Cancer, 2019, 125 (9): 1441-1448.

[7] Klinkenbijl JH, Jeekel J, Sahmoud T, et al. Adjuvant radiotherapy and 5-fluorouracil after curative resection of cancer of the pancreas and periampullary region: phase Ⅲ trial of the EORTC gastrointestinal tract cancer cooperative group [J]. Ann Surg, 1999, 230 (6): 776-782.

[8] Ecker BL, McMillan MT, Datta J, et al. Efficacy of adjuvant chemotherapy for small boweladenocarcinoma: A propensity score-matched analysis [J]. Cancer, 2016; 122 (5): 693-701.

[9] Conroy T, Hammel P, Hebbar M, et al. FOLFIRINOX or Gemcitabine as adjuvant therapy for pancreatic cancer [J]. N Engl J Med, 2018, 379 (25): 2395-2406.

[10] Oettle H, Neuhaus P, Hochhaus A, et al. Adjuvant chemotherapy with gemcitabine and long-term outcomes among patients with resected pancreatic cancer: the CONKO-001 randomized trial [J]. JAMA, 2013, 310 (14): 1473-1481.

[11] Uesaka K, Booku N, Fukutomi, et al. Adjuvant chemotherapy of S-1 versus gemcitabine for resected pancreatic cancer: a phase 3, open-label, randomised, non-inferiority trial (JASPAC 01) [J]. Lancet, 2016, 388 (10041): 248-257.

[12] Neoptolemos JP, Palmer DH, Paula G, et al. Comparison of adjuvant gemcitabine and capecitabine with gemcitabine monotherapy in patients with resected pancreatic cancer (ESPAC-4): a multicentre, open-label, randomised, phase 3 trial [J]. Lancet, 2017, 389 (10073): 1011-1024.

[13] Maio M, Ascierto PA, Manzyuk L, et al. Pembrolizumab in microsatellite instability high or mismatch repair deficient cancers: updated analysis from the phase Ⅱ KEYNOTE-158 study [J]. Ann Oncol, 2022, 33 (9): 929-938.

[14] Pedersen KS, Foster NR, Overman MJ, et al. ZEBRA: A multicenter phase Ⅱ study of Pembrolizumab in patients with advanced small-bowel adenocarcinoma [J]. Clin Cancer Res, 2021, 27 (13): 3641-3648.

[15] Xiang XJ, Liu YW, Zhang L, et al. A phase II study of modified FOLFOX as first-line chemotherapy in advanced small bowel adenocarcinoma [J]. Anticancer Drugs, 2012, 23

(5)：561-566.

[16] Zhang Le，Wang LY，Deng YM，et al. Efficacy of the FOLFOX/CAPOX regimen for advanced small bowel adenocarcinoma：a three-center study from China [J]. J BUON，2011，16 (4)：689-96.

[17] Overman MJ，Varadhachary GR，Kopetz S，et al. Phase II study of capecitabine and oxaliplatin for advanced adenocarcinoma of the small bowel and ampulla of Vater [J]. Clin Oncol，2009，27 (16)：2598-2603.

[18] Gulhati P，Raghav K，Shroff RT，et al. Bevacizumab combined with capecitabine and oxaliplatin in patients with advanced adenocarcinoma of the small bowel or ampulla of vater：A single-center，open-label，phase 2 study [J]. Cancer，2017，123 (6)：1011-1017.

[19] Zaanan A，Gauthier M，Malka D，et al. Second-line chemotherapy with fluorouracil，leucovorin，and irinotecan (FOLFIRI regimen) in patients with advanced small bowel adenocarcinoma after failure of first-line platinum-based chemotherapy：a multicenter AGEO study [J]. Cancer，2011，117 (7)：1422-1428.

[20] Overman MJ，Adam L，Raghav K，et al. Phase Ⅱ study of nab-paclitaxel in refractory small bowel adenocarcinoma and CpG island methylator phenotype (CIMP) -high colorectal cancer [J]. Ann Oncol，2019，30 (3)：495.

[21] Thierry Conroy，Desseigne F，Ychou M，et al. FOLFIRINOX versus gemcitabine for metastatic pancreatic cancer [J]. N Engl J Med，2011，364 (19)：1817-1825.

[22] Waiberg ZA，MElisi D，Macarulla T，et al. NALIRIFOX versus nab-paclitaxel and gemcitabine in treatment-naive patients with metastatic pancreatic ductal adenocarcinoma (NAPOLI 3)：a randomised，open-label，phase 3 trial [J]. Lancet，2023，402 (10409)：1272-1281.

[23] Goldstein D，El-Maraghi RH，Hammel P，et al. Nab-Paclitaxel plus gemcitabine for metastatic pancreatic cancer：long-term survival from a phase Ⅲ trial [J]. J Natl Cancer Inst，2015，107 (2)：413.

[24] Valle J，Wasan H，Palmer DH，et al. Cisplatin plus gemcitabine versus gemcitabine for biliary tract cancer [J]. N Engl J Med，2010，362 (14)：1273-1281.

[25] Adam L，San Lucas FA，Fowler R，et al. DNA Sequencing of Small Bowel Adenocarcinomas Identifies Targetable Recurrent Mutations in the ERBB2 Signaling Pathway [J]. Clin Cancer Res，2019，25 (2)：641-651.

[26] Harding JJ，Piha-Paul SA，Shah RH，et al. Antitumour activity of neratinib in patients with HER2-mutant advanced biliary tract cancers [J]. Nat Commun，2023，14 (1)：630.

[27] Wong W，Lowery MA，Berger M，et al. Ampullary cancer：Evaluation of somatic and germline genetic alterations and association with clinical outcomes [J]. Cancer，2019，125 (9)：1441-1448.

[28] Hechtman JF，Liu W，Sadowska J，et al. Sequencing of 279 cancer genes in ampullary carcinoma reveals trends relating to histologic subtypes and frequent amplification and overexpression of ERBB2 (HER2) [J]. Mod Pathol，2015，28 (8)：1123-1129.

4

阑尾肿瘤

阑尾肿瘤为罕见的消化道肿瘤，但近年来其发病率有增高的趋势。阑尾恶性肿瘤无特异性症状，易发生漏诊和误诊，复杂的阑尾炎患者应警惕隐匿性阑尾黏液性肿瘤存在的可能性。阑尾黏液性肿瘤和阑尾腺癌的预后及治疗模式相差甚远。

4.1 阑尾肿瘤的诊断及总体治疗原则

4.1.1 流行病学

阑尾肿瘤较少见，年发病率为 0.12～2.6 例/100 万。但阑尾肿瘤的发病率有上升趋势，2000～2016 年美国和加拿大阑尾肿瘤的发病率增长了 2～3 倍[1]。阑尾黏液性肿瘤（LAMN、HAMN 和黏液腺癌）在所有阑尾切除的标本中占 0.2%～0.3%，占整体胃肠道恶性肿瘤的 0.4%～1%[2]，其中女性略多见，诊断年龄通常为 50～70 岁，20%左右的患者发展为腹膜假黏液瘤（pseudomyxoma peritonei，PMP）[3]。在阑尾腺癌中，黏液腺癌占 50.3%，非黏液腺癌占 40.5%，印戒细胞癌占 9.2%[4]。阑尾杯状细胞腺癌发生率为 0.01～0.3 例/100 万，占阑尾肿瘤的 15%[5,6]。

4.1.2 病理

WHO 分型

（1）低级别阑尾黏液性肿瘤（low-grade appendiceal mucinous neoplasm，LAMN）。

（2）高级别阑尾黏液性肿瘤（high grade appendiceal mucinous neoplasm，HAMN）。

（3）腺癌，非特指（adenocarcinoma，NOS）。

① 黏液腺癌（mucinous adenocarcinoma）。

② 印戒细胞癌（signet-ring cell adenocarcinoma）。

（4）未分化癌，非特指（carcinoma，undifferentiated，NOS）。

（5）杯状细胞腺癌（goblet cell adenocarcinoma，GCA）。

（6）神经内分泌肿瘤，非特指（neuroendocrine tumor，NOS）。

（7）混合性神经内分泌-非神经内分泌肿瘤（mixed neuroendocrine-non-neuroendocrine neoplasm，MiNEN）。

4.1.3 检查

（1）实验室检查 肿瘤标志物（CEA、CA19-9、CA125）。

（2）影像学检查

① 腹部CT：右下腹盲肠附近的低密度影、完整包膜的圆形或管状囊性肿块。

② 腹部MRI：检测腔外黏液、腹膜疾病的能力可能优于CT。

③ 腹部超声：卵圆形囊性肿块，伴或不伴阑尾壁钙化引起的声影。

（3）结肠镜 阑尾黏液性肿瘤可表现为阑尾口半球状凸起，黏膜多光滑，可导致阑尾口移位或阻塞；而阑尾腺癌可表现为阑尾口粗糙、糜烂以及僵硬的黏膜，触之易出血。

4.1.4 总体治疗原则

（1）LAMN或HAMN

① 对于大多数LAMN或HAMN，建议行标准阑尾切除术；对于阑尾基底部受累，可由外科医生酌情进行部分盲肠切除术、回盲部切除术或右半结肠切除术以获得阴性切缘。对于完整切除的LAMN或HAMN，无辅助化疗的推荐。

② 对于T4a的LAMN或HAMN，即“穿孔伴阑尾外黏液或肿瘤细胞播散”，无论黏液中是否含有细胞，对比单纯阑尾切除，右半结肠切除术并不能带来额外获益。

③ 阑尾黏液性病变发生破裂可能导致腹膜播散，形成腹膜假黏液瘤，建议行细胞减灭术（cytoreductive surgery，CRS）及术中腹腔热灌注化疗（heated intraperitoneal chemotherapy，HIPEC）。

（2）阑尾腺癌

① 已接受阑尾切除术的局限期高分化阑尾腺癌患者术后可观察；局限的中低分化阑尾腺癌患者，由于淋巴结受累率高，通常采用根治性右半结肠切除术。

② 若术中发现肿瘤破溃，除阑尾切除术或右半结肠切除术外，应腹腔冲洗并取冲洗液送细胞学检查、仔细检查腹腔并记录，以及对任何可疑的腹膜病变取活检。如已转移至卵巢，可进行卵巢切除，但不推荐预防性卵巢切除。腹膜转移的高分化阑尾黏液腺癌，可考虑CRS/HIPEC治疗。

③ 对于淋巴结转移的患者，建议术后进行辅助化疗。对于Ⅱ期的阑尾腺癌，若有高危特征（T4、穿孔、淋巴结切除不充分、淋巴血管侵犯、神经周浸润或低分化），术后应进行辅助化疗，具体方案参见结肠癌术后辅助化疗方案。

④ 转移性阑尾腺癌的治疗同样参见晚期结直肠癌的治疗药物和方案，如FOLFOX/CapOx联合或不联合贝伐珠单抗、FOLFORI或氟尿嘧啶类单药。

（3）杯状细胞腺癌（GCA）

GCA 兼具腺癌和神经内分泌肿瘤的特征，但较神经内分泌肿瘤（NET）侵袭性更高。

① 对于局限期 GCA，应采取根治性右半结肠切除；存在淋巴结转移的 GCA，术后给予与结直肠癌相似的辅助化疗方案。

② 对于转移性阑尾杯状细胞腺癌，需明确转移病灶的组织成分，多数远处转移，尤其是腹膜转移癌来自腺癌成分，对于混合有腺癌或纯腺癌的转移性病变，采用转移性结直肠癌方案进行系统治疗；对于少数有神经内分泌肿瘤成分的转移性病变，可选择包括长效奥曲肽在内的针对神经内分泌肿瘤的系统治疗方法（参见第 9 章胃肠胰神经内分泌肿瘤相关内容）。

4.2 阑尾肿瘤药物治疗方案

由于局限期阑尾癌的辅助化疗及转移性阑尾癌的姑息化疗绝大多数借鉴结直肠癌方案，具体用药方案及剂量此处不赘述。这部分我们着重介绍有关减瘤手术和腹腔热灌注化疗的研究证据。但需要注意的是，由于阑尾恶性肿瘤极为少见，前瞻性、随机、对照研究极为罕见，多数为来自经验丰富中心的回顾性研究，然而，无论如何，鉴于不同中心的回顾性研究给出的生存数据较一致，我们认为 CRS 和 HIPEC 是发生腹膜假黏液瘤（PMP）的阑尾黏液性肿瘤的标准治疗。

4.2.1 阑尾黏液性肿瘤减瘤和腹腔热灌注化疗方案

CRS 联合 HIPEC 的疗法最初在 1969 年提出，Sugarbaker 继续发展该疗法，旨在完全减瘤。与传统的减瘤手术（仅切除肉眼可见病灶）对比，CRS＋HIPEC 提高了 5 年阑尾黏液性肿瘤的生存率（63.2%～97%）[7]。

CRS 后的腹腔内给药的化疗目的是提高药物对腹膜表面的暴露，使隐匿性肿瘤细胞灭活。然而，药物渗透进入肿瘤组织仅限于表面下最多 1～2mm。加热含有化疗药物的灌注液可增强药物渗透效果。HIPEC 最适用于 CRS 后残留的微小病变（肿瘤结节＜2.5mm）。

除 LANM 或 HANM 外，对于阑尾腺癌腹膜播散患者或杯状细胞腺癌患者，并不是 CRS 和 HIPEC 的禁忌证，对于高级别、体能状态良好、全身性化疗后存在有限的腹膜外病变且腹膜病变体积较小的患者，可能会从中获益。

HIPEC 方案（灌注液温度为 40～43℃）

- 丝裂霉素（Mitomycin C，MMC）40mg/m^2 或 35mg/m^2。
- 丝裂霉素 3.3mg/(m^2·L)灌洗液＋顺铂 25mg/(m^2·L）灌洗液（MMC＋DDP)。
- 奥沙利铂 360～460mg/m^2 ＋ 5-Fu/亚叶酸钙 400mg/m^2（OXA＋5-Fu/LV)。
- 奥沙利铂 200mg/m^2（OXA)。

适用人群

腹膜表面肿瘤协作组国际联盟（Peritoneal Surface Oncology Group International，PSOGI）登记、组织学诊断来自阑尾黏液性肿瘤的 1924 例腹膜假黏液瘤（PMP）患者[8]。

疗效

	CRS	CRS+HIPEC	HR
5 年 OS 率/%	46.2	57.8	0.65*
CC-0/1	71.4	77.4	0.58*
CC-2/3	16.1	28.4	0.66*
低级别 PMP/%	64.1	73.8	0.60*
高级别 PMP/%	26.8	39.3	0.68*

	CRS	CRS+HIPEC(MMC)	HR
5 年 OS 率/%	58.8	59.1	0.93

	CRS	CRS+HIPEC(MMC+DDP)	HR
5 年 OS 率/%	52.2	64.9	0.57*

	CRS	CRS+HIPEC(OXA)	HR
5 年 OS 率/%	75.2	81.8	1.01

	CRS	CRS+HIPEC(OXA+5FU/LV)	HR
5 年 OS 率/%	62.6	86.1	0.42*

* 有统计学差异。

注：CC-0/1，残留病灶＜2.5mm；CC-2，残留病灶在 2.5～2.5cm 之间；CC-3，残留病灶＞2.5cm。

毒性

单位：%

	CRS+HIPEC	CRS
90 天死亡率	3.1	8.8
30 天死亡率	1.6	4.3
3～5 级并发症率	32.7	29.0
外科不良反应		
败血症	8.1	4.5
胃/肠瘘	7.8	9.8

续表

	CRS+HIPEC	CRS
胰瘘	2.1	0.3
出血	5.9	3.7
生殖泌尿系统不良反应	0.6	0.8
血栓栓塞事件	0.4	0.3
心力衰竭	3.8	1.3
肺炎	4.2	3.2
胸膜病变	9.4	3.2
气胸	3.0	0
系统毒性		
骨髓毒性	1.0	0
肾衰竭	2.3	0.5
弥散性血管内凝血	0.8	0.5

注：此表仅列举主要不良反应。

备注

① 该项研究中，接受 CRS 和 CRS+HIPEC 的两组患者主要预后因子存在差异，仅接受 CRS 的患者年龄更大，淋巴结受累更少，术前化疗比率更高，高级别疾病比率更高，不完全切除（CC-3）的比率更高。这种差异在这项回顾性研究中是可以理解的，仅接受 CRS 的患者肿瘤可能更具侵袭性、瘤负荷更高，而使这些患者无法达到可以进行 HIPEC 的标准。

② 该项研究基于倾向评分，对所有模型应用了逆概率处理加权（inverse probability treatment weights，IPTW）以平衡两个治疗组主要预后因素的差异。

另一项随机对照研究对比了单药丝裂霉素或奥沙利铂腹腔热灌注的疗效及安全性，纳入 121 例由阑尾肿瘤导致腹膜播散的患者，其中 77%的患者是低级别，另外 23%为高级别[9]。

疗效

	CRS+HIPEC(MMC)	CRS+HIPEC(OXA)
3 年 DFS 率/%	66.8	64.8
3 年 OS 率/%	83.7	86.9
5 年 OS 率/%(低级别、R0/1)	95	95

注：两组无差别。

毒性

单位：%

	CRS＋HIPEC(MMC)	CRS＋HIPEC(OXA)
90 天死亡率	5	5
30 天死亡率	1.6	3.3
ICU 入住率	32.7	33.3
30 天再入院率	13	23

注：两组无差别。

4.2.2 局限期阑尾腺癌辅助化疗方案

基于 11871 例登记于美国国家癌症数据库（National Cancer Database，NCDB）阑尾腺癌患者的回顾性研究显示，无论是黏液癌（HR＝0.79）或非黏液癌（HR＝0.84），对比术后观察，辅助化疗可显著延长Ⅱ及Ⅲ期阑尾腺癌患者的生存[10]。

而另一项基于 NCDB 2006～2016 年 3000 余例阑尾腺癌患者数据的回顾性研究则显示，辅助化疗仅能够显著延长Ⅲ期阑尾非黏液腺癌患者的生存，但未能显著延长Ⅰ～Ⅲ期阑尾黏液腺癌患者的生存，甚至对Ⅰ～Ⅱ期阑尾黏液腺癌患者有害[11]。

4.2.3 晚期阑尾腺癌全身化疗方案

基于 11871 例登记于美国国家癌症数据库（National Cancer Database，NCDB）阑尾腺癌患者的回顾性研究显示，在Ⅳ期阑尾腺癌患者中，与不化疗相比，化疗不能延长黏液腺癌患者的生存（HR＝0.95，95%CI 0.86～1.04），但能延长非黏液腺癌患者的生存（HR＝0.73，95%CI 0.65～0.83）。进一步的分析显示化疗无法延长Ⅳ期高分化黏液腺癌患者的生存，但是能够延长中低分化黏液腺癌患者的生存[10]。

MD Anderson 肿瘤中心的回顾性研究显示，在 130 例晚期阑尾腺癌中，贝伐珠单抗与化疗的联合治疗，对比单纯化疗，显著提高了 OS（76 个月 vs. 42 个月，HR＝0.49）和 PFS（9 个月 vs. 4 个月，HR＝0.69）[12]。

4.2.4 杯状细胞腺癌化疗方案

一项针对 74 例阑尾杯状细胞腺癌的英国回顾性研究显示，76%的患者以治愈为目的进行了手术（36%）、CRS 和 HIPEC（36%）、辅助化疗（20%）、CRS＋HIPEC＋辅助化疗（9%）；23%的患者以姑息为目的。FOLFOX 在辅助化疗及姑息化疗中均被使用。在治愈目的组中，中位 DFS 为 75.9 个月，而在姑息目的组中，中位 PFS 为 5.3 个月，整体人群的中位 OS 为 52.1 个月。

参考文献

[1] Singh H, Koomson AS, Decker KM, et al. Continued increasing incidence of malignant appendiceal tumors in Canada and the United States: A population-based study [J]. Cancer, 2020, 126 (10): 2206-2216.

[2] Shaib WL, Assi R, Shamseddine A, et al. Appendiceal Mucinous Neoplasms: Diagnosis and Management [J]. Oncologist, 2017, 22 (9): 1107-1116.

[3] Smeenk RM, Velthuysen MLF, Verwaal VJ, et al. Appendiceal neoplasms and pseudomyxoma peritonei: a population based study [J]. Eur J Surg Oncol, 2008, 34 (2): 196-201.

[4] Asare EA, Compton CC, Hanna NN, et al. The impact of stage, grade, and mucinous histology on the efficacy of systemic chemotherapy in adenocarcinomas of the appendix: Analysis of the National Cancer Data Base [J]. Cancer, 2016, 122 (2): 213-221.

[5] Palmer K, Weerasuriya S, Chandrakumaran K, et al. Goblet Cell Adenocarcinoma of the Appendix: A Systematic Review and Incidence and Survival of 1, 225 Cases From an English Cancer Registry [J]. Front Oncol, 2022, 12: 915028.

[6] Bell PD, Pai PK. Goblet cell adenocarcinoma of the appendix: an update and practical approach to diagnosis and grading [J]. Hum Pathol, 2023, 132: 183-196.

[7] Strach MC, Sutherland S, Horvath LG, et al. The role of chemotherapy in the treatment of advanced appendiceal cancers: summary of the literature and future directions [J]. Ther Adv Med Oncol, 2022, 14: 17588359221112478.

[8] Kusamura S, Barretta F, Yonemura Y, et al. The Role of Hyperthermic Intraperitoneal Chemotherapy in Pseudomyxoma Peritonei After Cytoreductive Surgery [J]. JAMA Surg, 2021, 156 (3): e206363.

[9] Levine EA, Votanopoulos KI, Shen P, et al. A Multicenter Randomized Trial to Evaluate Hematologic Toxicities after Hyperthermic Intraperitoneal Chemotherapy with Oxaliplatin or Mitomycin in Patients with Appendiceal Tumors [J]. J Am Coll Surg, 2018, 226 (4): 434-443.

[10] Asare EA, Compton CC, Hanna NN, et al. The impact of stage, grade, and mucinous histology on the efficacy of systemic chemotherapy in adenocarcinomas of the appendix: Analysis of the National Cancer Data Base [J]. Cancer, 2016, 122 (2): 213-221.

[11] AlMasri SS, Paniccia A, Hammad AY, et al. The Role of Adjuvant Chemotherapy Following Right Hemicolectomy for Non-metastatic Mucinous and Nonmucinous Appendiceal Adenocarcinoma [J]. J Gastrointest Surg, 2022, 26 (1): 171-180.

[12] Choe JH, Overman MJ, Fournier KF, et al. Improved Survival with Anti-VEGF Therapy in the Treatment of Unresectable Appendiceal Epithelial Neoplasms [J]. Ann Surg Oncol, 2015, 22 (8): 2578-2584.

5

结直肠癌

结直肠癌（colorectal cancer，CRC）是一种常见的恶性肿瘤，根据 WHO 的 GLOBOCAN 数据库，2022 年全球范围内结直肠癌患者新增 190 万例，位列癌症类型第三位，死亡 90 万例，位列第二位。以化疗为代表的系统性药物治疗贯穿于局部进展期结直肠癌的围术期以及不可切除或转移性结直肠癌的姑息治疗中。本章将简要介绍结直肠癌的诊断和病理，而后着重介绍结直肠癌的治疗原则，尤其是治疗药物的应用。

5.1 结直肠癌的诊断及总体治疗原则

5.1.1 流行病学

	全球[1]	中国[2]
发病人数*	1148515	555477
死亡人数*	576858	286162
年龄	≥65 岁	≥55 岁
男：女(发病率)	1.4：1	

* 2020 年 WHO 数据。

诊断时期别(中国)/%[3]	
Ⅰ	13.5
Ⅱ	29.2
Ⅲ	29.8
Ⅳ	16.3
未知	11.2

5.1.2 病理

5.1.2.1 解剖位置分型及临床病理分子特征[4]

	右半结肠(近端)	左半结肠(远端)
部位	升结肠、2/3 近端横结肠	1/3 远端横结肠、乙状结肠及直肠

续表

	右半结肠(近端)	左半结肠(远端)
性别	女性居多	男性居多
年龄	老年人居多	更年轻
转移部位	腹盆腔转移居多	肝肺转移居多
遗传	关联 Lynch 综合征	关联 FAP 综合征
病理	黏液腺癌	管状、绒毛状腺癌
分子	MSI-H；BRAF 及 KRAS 突变	CIN-H；HER-2 扩增
免疫	高免疫原性、高 TILs 浸润	低免疫原性、低 TILs 浸润
治疗	免疫治疗敏感	化疗＋靶向治疗敏感

注：1. 以上分法依据胚胎起源，对于左、右半结肠如何划分仍有争议，例如基于 TILs、dMMR 及 BRAF 突变，也许以降结肠及乙状结肠结合处划分更加合理[5]。

2. Lynch 综合征—遗传性非息肉病性结直肠癌；FAP 综合征—家族性腺瘤性息肉病。

5.1.2.2 WHO 亚型

① 锯齿状腺癌（serrated adenocarcinoma）。

② 腺瘤样腺癌（adenoma-like adenocarcinoma）。

③ 微乳头状腺癌（micropapillary adenocarcinoma）。

④ 黏液腺癌（mucinous adenocarcinoma）。

⑤ 低黏附性癌（poorly cohesive carcinoma）。

⑥ 印戒细胞癌（signet ring cell carcinoma）。

⑦ 髓样腺癌（medullary adenocarcinoma）。

⑧ 腺鳞癌（adenosquamous carcinoma）。

⑨ 未分化癌（carcinoma，undifferentiated，NOS）。

⑩ 含肉瘤样成分的癌（carcinoma with sarcomatoidcomponent）。

5.1.3 分子特征及分型

随着对结直肠癌发生发展机制的不断探索以及对其分子分型的深入研究，目前结直肠癌的系统治疗已逐渐迈入了精准化、个体化的治疗时代。对于不可切除或转移性结直肠癌，均建议在治疗初期完成肿瘤分子检测（包括 *RAS*、*BRAF*、*HER2*、*MSI* 等基因状态）以帮助判断预后和预测疗效。由于有些基因突变和结肠癌术后预后相关，因此对于局部进展期结肠癌术后患者，如有条件，也可考虑进行这些分子的检测。而Ⅱ期结肠癌根治术后的预后、氟尿嘧啶类单药疗效与错配修复（MMR）蛋白/微卫星不稳定（MSI）状态有关，因此对这类患者应明确肿瘤标本 MMR/MSI 状态。另外，对于错配修复缺陷（dMMR）/微卫星高度不稳定

(MSI-H）可手术的结直肠癌患者，免疫治疗可能获得良好疗效，尤其是直肠癌患者可能提供去手术保留器官功能的机会，因此建议这类患者行新辅助治疗前也需要明确 MMR/MSI 状态。

分子分型

共识分子亚型（CMS）系统将结直肠腺癌分为四种不同的分子亚型[6]，并能够预测结直肠腺癌患者的疾病预后和从特定治疗中获益的可能性[7]。在局部疾病中，CMS4 型肿瘤的总生存期与 CMS1 型和 CMS2 型肿瘤相比最差；而在转移性疾病中，CMS1 型肿瘤患者的生存期始终低于其他 CMS 亚型。

① CMS1 型（MSI-Immune）：包含大多数 MSI-H 肿瘤，并表现出广泛的高甲基化状态、频繁的 *BRAF* 突变以及强烈的免疫激活。

② CMS2 型（典型）：表现出上皮分化、高度染色体不稳定性（CIN-H），以及 Wnt 和 MYC 下游靶点的强烈上调。

③ CMS3 型（代谢型）：特点是多种代谢特征的富集和激活的 *KRAS* 突变。

④ CMS4 型（间充质型）：表现出显著的转化生长因子 β 活化、基质侵袭和血管生成。

5.1.4 检查

（1）实验室检查 血常规、肝肾功能、血清电解质、凝血及肿瘤标志物（CEA、CA19-9、CA242 及 CA125 等）。

（2）影像学检查

① 结肠镜：肉眼检查和活检。

② CT 结肠造影：由于梗阻、狭窄或技术困难等原因无法进行完整的结肠镜检查时作为替代方法。

③ 胸腹盆增强 CT：对区分 T 分期相对不敏感，但可用于识别 cT4 期癌症以及确定 N 分期和 M 分期；如果怀疑转移，可考虑进行 PET/CT 扫描；对于可能存在肝转移的患者，应考虑进行动态肝脏 MRI 检查。

④ 经直肠超声（TRUS）：评估原发性肿瘤浸润深度（尤其是早期肿瘤）的准确工具，也是检测淋巴结和局部复发的有效方法。

⑤ 直肠 MRI：可作为 TRUS 的补充手段，对累及直肠系膜筋膜（MRF）或邻近器官的 T4 期肿瘤进行分期以及显示髂骨和腹膜后淋巴结方面表现出色。

（3）分子检测 对于局部进展期结直肠癌，建议完善 MMR 蛋白表达或 MSI 状态检测；对于不可切除或转移性结直肠癌，除 MMR 蛋白表达或 MSI 状态检测外，还建议完善包括 *RAS*、*BRAF*、*HER2* 等在内的主要驱动癌基因的 PCR 检测或大 panel 的二代测序（next-generation sequencing，NGS）。此外，在明确的癌症家族史或临床病理信息指向遗传性结直肠癌时，亦可考虑基因检测。

5.1.5 肿瘤退缩分级

目前，AJCC 推荐结直肠癌采用一种 4 分制肿瘤退缩评分评价新辅助治疗后肿瘤病理反应情况[8]。

描述	TRG
无肿瘤细胞残留(完全反应)	0
单个或少量小灶肿瘤细胞残留(几乎完全反应)	1
肿瘤残留伴明显肿瘤退缩,但多于单个或少量小灶肿瘤细胞(部分反应)	2
广泛肿瘤残留,无明显肿瘤退缩(差或无反应)	3

5.1.6 总体治疗原则

结直肠癌患者的总体治疗原则是根据肿瘤分期进行多学科综合治疗。可手术根治的结肠癌患者的主要治疗模式是根治性手术和酌情术后辅助化疗。而局部进展期直肠癌患者的主要治疗模式是新辅助放化疗或新辅助化疗后进行根治性手术，术后酌情进行辅助化疗。对于转移性结直肠癌，内科药物治疗是基础。可切除或潜在可切除的转移性患者也应考虑适时手术治疗，治疗的选择和顺序通常取决于是否存在原发肿瘤相关症状或并发症，以及转移灶的可切除性、肿瘤基因状态和生物学行为特点等。

手术治疗原则

原发性结肠癌手术切除的目标是完全切除肿瘤、主要血管蒂及受累结肠段的淋巴引流区域[9]。切除范围包括肿瘤所在结肠，并使近端和远端切缘与肿瘤的距离至少为 5～7cm，应整块切除结肠及相关肠系膜，直至主要供血血管的起始部，并且切下的肠系膜应完整。手术切除标本应包含至少 12 枚淋巴结。对于既往未接受过大范围腹腔手术的局限性结肠癌患者，推荐行腹腔镜辅助的结肠切除术，手术的肿瘤学结局、围术期并发症发生率及死亡率与开腹结肠切除术相当，且康复更快[10]。根据原发肿瘤的临床分期、大小和位置，对直肠癌患者采用局部切除术或根治性切除术。手术能否保肛，取决于癌灶大小、位置，是否侵犯盆腔侧壁和/或其他盆腔内器官，是否存在区域淋巴结转移，术前患者肛门直肠括约肌功能等因素。

5.2 结直肠癌药物治疗方案

5.2.1 结肠癌术后辅助化疗方案

结肠癌根治术后是否需要进行辅助化疗取决于术后病理分期和MMR状态。对于Ⅰ期和T3N0M0且dMMR的低危Ⅱ期患者，术后观察随诊。对于不伴有危险因素［包括T4、肿瘤病理3～4级（MSI-H患者除外）、神经或脉管侵犯、肠穿孔、肠梗阻、淋巴结小于12枚、切缘阳性或可疑阳性］的T3N0M0且pMMR Ⅱ期结肠癌患者，建议卡培他滨辅助治疗半年或观察随诊。对于pMMR且T4aN0或T3N0伴有高危因素的Ⅱ期结肠癌患者，建议行CapOx 3个月（其中T4aN0时建议6个月），或者氟尿嘧啶类单药辅助治疗半年。对于T1～3N1的低危Ⅲ期结肠癌患者，建议行CapOx辅助治疗3个月或FOLFOX辅助治疗3～6个月。而对于T4或N2的高危Ⅲ期结肠癌患者，建议行CapOx辅助治疗3～6个月或FOLFOX辅助治疗6个月。

• mFOLFOX6方案[11,12]：奥沙利铂85mg/m^2，静脉输液2h，d1；亚叶酸钙400mg/m^2，静脉输液2h，d1；5-Fu 400mg/m^2，静脉推注，d1；5-Fu 2400mg/m^2，civ 46h。每2周，共12周期（首选，代替FOLFOX4方案）（MOSAIC研究）。

• CapOx方案[13]：奥沙利铂130mg/m^2，静脉输液2h，d1；卡培他滨1.0g/m^2，bid，口服，d1～d14。共8周期（NO16968）。

• de Gramont方案：亚叶酸钙200mg/m^2，静脉输注2h，d1～d2；5-Fu 400mg/m^2，静脉推注，d1～d2；5-Fu 600mg/m^2，civ 22h，d1～d2。每2周，共12周期。

• 卡培他滨1000～1250mg/m^2，每日2次，口服，d1～d14，每3周为1周期。

适用人群

高危Ⅱ期及Ⅲ期的结肠癌术后患者。

疗效

<table>
<tr><th></th><th colspan="3">MOSAIC 研究
(n=2246,Ⅱ期及Ⅲ期)</th><th colspan="3">NO16968 研究
(n=1886,Ⅲ期)</th><th colspan="3">X-ACT 研究
(n=1004,Ⅱ期)</th></tr>
<tr><th></th><th>FOLFOX4
(总/Ⅲ期/Ⅱ期)</th><th>5-Fu/LV
(总/Ⅲ期/Ⅱ期)</th><th>HR
(总/Ⅲ期/Ⅱ期)</th><th>XELOX</th><th>5-Fu/LV</th><th>HR</th><th>卡培他滨(Xeloda)</th><th>5-Fu/LV</th><th>HR</th></tr>
<tr><td>3 年 DFS 率/%</td><td>78.2/72.2/87</td><td>72.9/65.3/84.3</td><td rowspan="3">0.77*/0.76*/0.8</td><td>70.9</td><td>66.5</td><td rowspan="3">0.8*</td><td>64.2</td><td>60.6</td><td rowspan="3">0.88#</td></tr>
<tr><td>5 年 DFS 率/%</td><td>73.3/66.4/83.7</td><td>67.4/58.9/79.9</td><td>66.1</td><td>59.8</td><td>60.8</td><td>50.6</td></tr>
<tr><td>7 年 DFS 率/%</td><td>—</td><td>—</td><td>63.0</td><td>56.0</td><td>—</td><td>—</td></tr>
<tr><td>5 年 OS 率/%</td><td>—</td><td>—</td><td rowspan="4">0.85*/0.80*/1.0</td><td>77.6</td><td>74.2</td><td rowspan="4">0.87</td><td>71.4</td><td>68.4</td><td rowspan="4">0.86#</td></tr>
<tr><td>6 年 OS 率/%</td><td>78.5/72.9/86.9</td><td>76/68.7/86.8</td><td>76</td><td>71</td><td>—</td><td>—</td></tr>
<tr><td>7 年 OS 率/%</td><td>—</td><td>—</td><td>73</td><td>67</td><td>—</td><td>—</td></tr>
<tr><td>10 年 OS 率/%</td><td>71.7/67.1/78.4</td><td>67.1/59/79.5</td><td>—</td><td>—</td><td>—</td><td>—</td></tr>
</table>

非劣效研究存在统计学意义。

* 优效性研究中结果存在统计学意义。

毒性

单位:%

≥3 级不良反应	FOLFOX	5-Fu/LV	XELOX	卡培他滨
中性粒细胞减少	41.3	4.7	9	2
粒细胞缺乏伴发热	1.2	0.3	<1	—
血小板减少	1.7	0.4	5	
贫血	0.8	0.3	NA	—
恶心	5.3	1.8	NA	3
呕吐	5.8	1.4	NA	3
腹泻	10.5	6.6	NA	11
黏膜炎	2.7	2.2	NA	2
皮肤病变(包括手足综合征)	2.0	2.4	5(HFS)	17(HFS)
感觉异常	12.4	0.2	NA	—
胆红素升高	—	—	—	20

注：此处仅列举主要不良反应。

一个4项随机试验的汇总分析评估了多种Ⅲ期结肠癌的辅助治疗策略[14]，结果也支持当与奥沙利铂联合使用时，可用卡培他滨替代5-Fu。

附加说明

有关Ⅲ期结肠癌术后含奥沙利铂的辅助治疗应用3个月还是6个月，IDEA研究对6项同时开展的国际随机试验进行了非劣效性检验，选择CapOx还是FOLFOX方案由医生决定。6项试验中12834例已切除Ⅲ期结肠癌患者的初始合并分析表明[15]，3个月CapOx或FOLFOX方案的3年DFS略低于6个月方案（低0.9%，HR=1.07，95%CI 1.00～1.15），风险比的可信区间上限超过了预定的界值1.12，未达到非劣效假设。对于高风险结肠癌（T4或N2患者），6个月治疗的3年DFS的绝对增加值为1.7%（HR=1.12，95%CI 1.03～1.23），而对于低风险结肠癌（T1～3N1），3个月和6个月治疗的3年DFS率分别为83.1%和83.3%，达到了非劣效性的标准（HR=1.01，95%CI 0.90～1.12）。预设亚组分析显示，在CapOx方案组中，3个月治疗不劣于6个月治疗，但在FOLFOX方案组中非劣效性未达到。不良反应方面，3个月治疗组发生≥2级神经病变的风险（FOLFOX方案为16.6%，CapOx方案为14.2%）显著低于6个月治疗组（FOLFOX方案为47.7%，CapOx方案为44.9%）。中位随访时间为72个月时[16]，3个月治疗组与6个月治疗组的5年OS率相近（82.4% vs. 82.8%，HR=1.02，95%CI 0.95～1.11），其中对于低风险患者，3个月治疗组与6个月治疗组的5年OS率分别为89.6%和88.9%（HR=1.07，95%CI 0.97～1.18），而高风险患者5年OS率分别为72%和74.1%（HR=1.08，95%CI 0.98～1.19）。研究者认为，虽未证明治疗3个月相比治疗6个月的非劣效性，但5年OS率的绝对差异很小，这支持对大多数Ⅲ期结肠癌患者辅助使用3个月的CapOx方案，可以显著减少毒性、不便和花费。

对于大多数Ⅱ期结肠癌患者，术后辅助化疗的OS绝对增幅很小，但多数试验发现辅助化疗可改善Ⅱ期患者的DFS。一篇系统评价/meta分析纳入了23项队列研究和随机试验MOSAIC研究[17]，结果提示辅助化疗改善了高危Ⅱ期结肠癌患者的OS（死亡HR=0.64，95%CI 0.51～0.80）。但亚组分析显示，获益仅见于局部肠穿孔、肠梗阻、pT4期或受检淋巴结<12枚的患者，而对淋巴管侵犯阳性、神经周围浸润阳性和组织学低分化患者的OS没有显著改善。ASCO开展的meta分析结果提示T4N0的ⅡB期结肠癌术后患者的预后比ⅢA期患者更差[18]，辅助化疗的OS优于单纯手术（HR=0.64，95%CI 0.56～0.75），而受检淋巴结<12枚的患者行辅助化疗也显著改善了OS（HR=0.67，95%CI 0.57～0.77）和DFS（HR=0.71，95%CI 0.61～0.82）。4项研究在911例肠梗阻患者中发现，辅助化疗显著改善了OS（HR=0.57，95%CI 0.38～0.85）和DFS/RFS（HR=0.63，

95%CI 0.44～0.89)，而肿瘤穿孔、LVI 或 PNI 阳性、肿瘤高度出芽或组织学低分化/未分化的患者行辅助化疗对于 OS 的影响不太明确。在 MOSAIC 研究中[19]，569 例高危Ⅱ期结肠癌患者中 FOLFOX 组的 5 年 DFS 略微高一些但无统计学意义，6 年 OS 也是如此。一项汇总分析[20]纳入了 IDEA 协作组中评估Ⅱ期患者使用奥沙利铂辅助治疗疗程的随机试验，包括 3273 例患者，其中 2019 例（62%）接受 CapOx。3 个月与 6 个月治疗的 5 年 DFS 率分别为 80.7%和 83.9%（HR=1.17，95%CI 1.05～1.31)，结果并未证明 3 个月辅助治疗的非劣效性，计划外的亚组分析显示 3 个月 CapOx 治疗并不劣于 6 个月，而 3 个月 FOLFOX 治疗劣于 6 个月。

有关Ⅱ期结肠癌根治术后循环肿瘤 DNA（ctDNA）检测微小残留病灶（MRD）预测复发，一项研究结果提示[21]，在未接受化疗的Ⅱ期结肠癌患者中，根治术后检出 ctDNA 者与未检出 ctDNA 者的复发风险比为 8∶1（79% vs. 9.8%)。Ⅱ期 DYNAMIC 随机试验前瞻性探索了 MRD 检测能否更好地挑选出风险最高的患者以使其接受化疗[22]，其将 455 例Ⅱ期结肠癌术后患者按 1∶2 的比例随机分为标准危险因素指导化疗组（由治疗医生判断）和 ctDNA 指导化疗组（即第 4 或第 7 周 ctDNA 阳性者接受化疗，阴性者不化疗)，MRD 检测需要根据每例患者肿瘤组织中的具体突变设计探针。中位随访时间 37 个月，发现 ctDNA 指导化疗组中接受化疗的比率较低（15% vs. 28%)，但两组的 2 年无复发生存率相似［93.5% vs. 92.4%，绝对差值 1.1%，95%CI 4.1%～6.2%（非劣效性界值 8.5%)］。但在未接受化疗的 ctDNA 阴性患者中，临床高危（高级别、淋巴血管浸润、检出的淋巴结数量＜12 枚、存在梗阻或穿孔）患者的 3 年复发风险显著高于低危患者（3 年无复发生存率 86.4% vs. 96.7%，复发 HR=3.04，95%CI 1.26～7.34)。ctDNA 指导化疗组中，完成所有计划化疗周期的患者比率更高（84% vs. 78%)。标准危险因素指导化疗组与 ctDNA 指导化疗组使用的辅助化疗类型有显著差异，前者 10%使用含奥沙利铂的化疗，而后者 62%使用含奥沙利铂的化疗。在接受辅助化疗的 ctDNA 阳性患者中，使用含奥沙利铂方案者的 3 年无复发生存率为 92.6%，接受氟嘧啶类单药治疗者则为 76%。

5.2.2 直肠癌新辅助治疗方案

对于临床分期 T3/4 或淋巴结阳性的直肠癌，以及威胁直肠系膜筋膜的直肠癌，通常首选新辅助治疗而非初始手术治疗。其优势包括局部控制更好、保肛手术概率更高、慢性吻合口狭窄更少。

5.2.2.1 MSI-H 或 dMMR 局部直肠癌（新辅助或保留器官）

- **单免**

—帕博利珠单抗 200mg，ivdrip，每 3 周，共 6 个月[23]。

—特瑞普利单抗 3mg/kg，ivdrip，d1，每 2 周；联合或不联合塞来昔布 200mg，po，每日 2 次，每 2 周。共 6 周期[24]。

—信迪利单抗 200mg，ivdrip，每 3 周，共 4 周期[25]。

—多塔利单抗 500mg，ivdrip，每 3 周，共 6 个月，器官保留[26]。

- **双免**

—纳武利尤单抗 3mg/kg ivdrip d1、d15＋伊匹木单抗 1mg/kg ivdrip d1，6 周后手术（NICHE2）[27]。

—纳武利尤单抗 480mg ivdrip＋瑞拉利单抗 480mg ivdrip，q4w（NICHE3）[28]。

需要注意的是以上方案的推荐均为小型、单臂Ⅱ期临床研究。

适用人群

直肠癌新辅助治疗患者都应检测 MSI 或 MMR 蛋白状态。如 MSI-H 或 dMMR 的高危Ⅱ期及Ⅲ期直肠癌患者希望避免手术及盆腔放疗的长期并发症，愿意接受长期结局有不确定性、免疫检查点抑制剂小概率但致命性副作用风险和符合密切随访的需求，可考虑免疫治疗。如果获得 cCR，则采取去手术策略。虽无随机对照研究，但是鉴于双免治疗在局部进展期及晚期患者中取得的更好的短期缩瘤疗效和长期生存数据，有意快速缩瘤或争取器官保留的患者，可优先考虑双免治疗。

疗效

- **单免**

方案	帕博利珠单抗（n＝27）	特瑞普利单抗（n＝17）	特瑞普利单抗＋塞来昔布（n＝17）	信迪利单抗（n＝16）	多塔利单抗（n＝12）
pCR 率/%	65	65	88	50(6 例手术)	—
cCR 率/%	—	—	—	90(9 例 W&W)	100
病理缓解率/%	82(ORR)	—	—	—	—
MPR 率/%	—	100	94	—	—
复发人数/n	6	0(14.2 个月随访)	0(14.2 个月随访)	0(17 个月随访)	0(6～25 个月随访)

注：W&W—观察等待。

- **双免**

方案	纳武利尤单抗＋伊匹木单抗（n＝107，结直肠癌）	纳武利尤单抗＋瑞拉利单抗（n＝59，结直肠癌）
pCR 率/%	68	68
Lynch 综合征患者 vs. 非 Lynch 综合征患者	79 vs. 61	63.6 vs. 68.7

续表

方案	纳武利尤单抗+伊匹木单抗（n=107,结直肠癌）	纳武利尤单抗+瑞拉利单抗（n=59,结直肠癌）
BRAF 野生型患者 vs. BRAF 突变型患者	75 vs. 57^	—
KRAS 野生型患者 vs. KRAS 突变型患者	64 vs. 79	—
病理缓解率#/%	98	97
MPR 率*/%	95	92
复发人数/人	0(22 个月随访)	1(8 个月随访)

病理缓解定义为术后标本中残留存活肿瘤（RVT）≤50%；* 主要病理缓解（MPR）定义为 RVT≤10%；^ 散发无差别。

毒性

• 单免

单位：%

方案	帕博利珠单抗		特瑞普利单抗		特瑞普利单抗+塞来昔布		信迪利单抗		多塔利单抗	
irAE	总不良反应	≥3 级不良反应	总不良反应	≥3 级不良反应	总不良反应	≥3 级不良反应	总不良反应	≥3 级不良反应	总不良反应	≥3 级不良反应
ALT 升高	20	3	12	6	12	0	—	—	—	—
AST 升高	17	3	6	6	12	0	—	—	—	—
皮疹	11	0	18	6	6	0	6	0	31	0
腹泻	—	—	—	—	—	—	12	0	13	0
ALP 升高	6	0	—	—	—	—	—	—	—	—
甲减	6	0	6	0	6	0	6	0	6	0
高血糖	3	3	—	—	—	—	—	—	—	—
甲亢	3	0	6	0	18	0	6	0	—	—
垂体炎	—	—	6	0	6	0	—	—	—	—
肾上腺皮质功能不全	—	—	—	—	—	—	6	0	—	—
关节炎	3	0	0	0	6	0	—	—	—	—
肺炎	—	—	6	0	0	0	—	—	—	—

注：此处仅列举主要不良反应。

- **双免**

单位：%

方案	纳武利尤单抗＋伊匹木单抗（结直肠癌）		纳武利尤单抗＋瑞拉利单抗（结直肠癌）	
irAE	总不良反应（63）	≥3 级不良反应（4）	总不良反应（80）	≥3 级不良反应（10）
输液反应	32	0	29	0
疲乏	3	0	20	0
口干	9	0	10	0
流感样症状	3	0	3	0
甲状腺异常	8	0	22	2
肾上腺异常	3	0	8	0
低钠血症	1	1	—	—
结肠炎	—	—	5	3
腹泻	1	0	—	—
肝炎	2	1	5	5
胰酶升高	1	1		
腹痛	—	—	2	0
关节痛	1	0	2	0
肌痛	1	0	2	0
肌炎	2	1	—	—
肾炎	—	—	3	0
皮疹和皮炎	8	1	17	0
瘙痒	3	0	8	0
脱发/大汗/干燥综合征	—	—	各 2	0
术后不良反应	19	10	—	7

注：此处仅列举主要不良反应。

5.2.2.2 MSS 或 pMMR 局部晚期直肠癌

（1）新辅助同步放化疗（nCRT）

- 卡培他滨 825mg/m^2，po，每日 2 次，与放疗同步。
- 5-Fu 1000mg/(m^2 · d)，civ 120h。

放疗：50.4 Gy，28fr，1.8Gy/fr，每周 5 次。

适用人群

T3～T4 和/或淋巴结阳性的可切除 pMMR 直肠癌患者，尤其是威胁直肠系膜筋膜时，建议行新辅助长程放化疗，采用氟尿嘧啶类药物增敏，而口服卡培他滨更为方便。

疗效

	nCRT 5-Fu 类单药（n=405）	辅助 CRT（n=394）	HR
R0 率/%	91	90	—
pCR/%	8	NA	—
pN0 率/%	25	40	—
保肛率/%	39	19	
5 年 DFS 率/%	68	65	0.87
5 年 OS 率/%	76	74	0.8

毒性

	nCRT 5-Fu 类单药	辅助 CRT
腹泻	12*	18*
血液学毒性	6	8
皮肤毒性	11	15
长期胃肠反应	9	15
吻合口狭窄	4*	12*
膀胱问题	2	4

* 有统计学意义。

备注

德国直肠癌研究组率先研究了 cT3/4 期或淋巴结阳性的直肠癌术前长程放化疗对比术后放化疗。前者具有降期作用，保肛手术率约为术后放化疗组的 2 倍（39% vs. 19%），盆腔复发率显著更低，但长期的 DFS 和 OS 相似。一篇系统评价/meta 分析纳入了 10 项关于在含氟尿嘧啶类药物的放化疗方案中加用铂类药物（9 项奥沙利铂、1 项顺铂）的随机试验数据[29]，加用铂类药物可显著增加手术时 pCR 率（OR=1.31，95%CI 1.10～1.55），也显著降低了远处转移率（OR=0.78，95%CI 0.66～0.92），但这些获益并未改善 OS（死亡 HR=0.93，95%CI 0.82～1.05）、

DFS（HR＝0.91，95％CI 0.83～1.01）或局部复发率（OR＝0.83，95％CI 0.66～1.05）。联合铂类药物增加了3～4级腹泻、恶心、感觉神经毒性和乏力的发生率。因此在临床试验之外，不建议在含氟尿嘧啶类药物的放化疗方案基础上加用奥沙利铂。

（2）新辅助化疗（免放疗）

• mFOLFOX6方案：奥沙利铂85mg/m^2，静脉输液2h，d1；亚叶酸钙400mg/m^2，静脉输液2h，d1；5-Fu 400mg/m^2，静脉推注，d1；5-Fu 2400mg/m^2，civ 46h，每2周，共5周期；手术；未达到R0患者推荐术后同步放化；术后建议但不强制行FOLFOX 6周期（PROSPECT研究）[30]。

适用人群

适合保肛手术的临床T2N1M0、T3N0M0或T3N1M0期直肠腺癌患者。

疗效

	新辅助化疗（n＝585）	新辅助放化疗（n＝543）	HR
R0率/％	90.4	91.2	—
pCR率/％	21.9	24.3	—
ypT0率/％	22.7	24.7	—
ypN0率/％	74.8	76.5	—
5年局部复发率/％	1.8	1.6	1.18
5年DFS率/％	80.0	78.6	0.91*
5年OS率/％	89.5	90.2	1.04*
术后化疗率/％	79.5	77.9	

* 非劣效性有意义。

毒性

单位：％

	新辅助化疗	新辅助放化疗
总不良反应	99.1	93.6
≥3级不良反应	41.0	22.8
疲乏	85.6	69.8
外周神经毒性	82.7	17.1
恶心	70.3	42.2

续表

	新辅助化疗	新辅助放化疗
便秘	54.7	29.3
腹泻	53.5	68.9
疼痛	53.0	56.9
厌食	40.7	24.9
黏膜炎	38.3	10.5
呕吐	25.8	9.2
中性粒细胞减少	25.0	0.4

注：此处仅列举新辅助治疗期间的主要不良反应。

备注

先用改良 FOLFOX6 方案进行新辅助化疗，再根据疗效选择性应用术后化疗，结果显示其 DFS 和 OS 与新辅助放化疗相近，大多数患者（约 90%）避免了放化疗及其伴随的晚期放疗相关毒性。

（3）全程新辅助治疗（total neoadjuvant therapy，TNT）

• FOLFIRINOX 方案：奥沙利铂 85mg/m^2，静脉输液 2h，d1；亚叶酸钙 400mg/m^2，静脉输液 2h，d1；伊立替康 180mg/m^2，静脉输液 90min；5-Fu 2400mg/m^2，civ 46h。每 2 周，共 6 周期。

1～3 周后开始长程同步放化疗：50Gy，2Gy/fr，每周 5 次；卡培他滨 800mg，po，bid，与放疗同步。

6～8 周后手术；术后 5～12 周开始辅助化疗：mFOLFOX6 或卡培他滨 1250mg/m^2，po，bid，d1～d14，每 3 周 1 个周期；共 3 个月（PRODIGE23 研究）[31]。

• 短程放疗：放疗 25Gy，5×5Gy（8 日内完成）。

6 周期标准 CapOx 方案或 9 周期 FOLFOX4 方案后 TME 手术（RAPIDO 研究）[32,33]。

• 短程放疗：放疗 25Gy，5×5Gy。

4 周期标准 CapOx 再行手术和 2 个周期 CapOx 辅助化疗（STELLAR 研究）[34]。

适用人群

如果肿瘤临床分期为 T4、N2 病变、位于低位直肠（距离肛缘≤5cm）、直肠系膜筋膜受累或肠壁外静脉浸润，建议考虑全程新辅助治疗（TNT）而非单用新辅助放化疗。

疗效

	PRODIGE 23			RAPIDO			STELLAR		
	TNT $n=231$	nCRT $n=230$	HR	TNT $n=462$	nCRT $n=450$	HR	TNT $n=302$	nCRT $n=297$	HR
pCR 率/%	28*	12*	—	28*	14*	—	21.8*	11.3*	—
ypT0 率/%	28*	13*	—	30*	17*	—	—	—	—
ypN0 率/%	83*	67*	—	75*	69*	—	—	—	—
R0 率/%	95	95	—	90	90	—	91.5	87.8	—
3 年 DFS 率/%	76	69	0.69*	—	—	—	64.5	62.3	0.88#
3 年复发率/%	—	—	—	23.7	30.4	0.75*	—	—	—
3 年局部复发率/%	4	6	0.78	8.3	6.0	1.42	8.4	11	0.80
5 年局部复发率/%	—	—	—	10◇	6.0◇	—	—	—	—
3 年 MFS 率/%	79	72	—	—	—	—	77.1	75.3	0.88
3 年远处转移率/%	—	—	—	20.0	26.8	0.69*	—	—	—
5 年治疗失败率/%	—	—	—	27.8	34	0.79*	—	—	—
3 年 OS 率/%	91	88	0.65	—	—	0.75	86.5	75.1	0.67#
5 年 OS 率/%	—	—	—	81.7	80.2	0.91	—	—	—

* 有统计学差异；# 非劣效有统计学意义；◇ 直肠局部复发（21% vs. 4%，$P=0.048$）。

毒性

单位：%

不良反应	PRODIGE 23 总不良反应（100）	PRODIGE 23 ≥3 级不良反应（45）	RAPIDO 总不良反应	RAPIDO ≥3 级不良反应	STELLAR 总不良反应	STELLAR ≥3 级不良反应
贫血	67	0	—	—	4.1	0.7
白细胞减少	60	3	—	—	86.2	5.7
粒细胞减少	40	6	—	—	71.2	0.7
粒细胞减少伴发热	0	0	1	1	—	—
血小板减少	41	1	—	—	26.2	11.1
外周神经毒性	76	12	84	4	—	—
乏力	48	2	68	3	—	—
腹泻	46	6	66	17	19.2	6.4
便秘	9	0	—	—	—	—

续表

	PRODIGE 23		RAPIDO		STELLAR	
不良反应	总不良反应(100)	≥3 级不良反应(45)	总不良反应	≥3 级不良反应	总不良反应	≥3 级不良反应
恶心	40	1	53	3	12.1	0.7
呕吐	18	0	24	2	8.8	0.7
口腔黏膜炎	12	0	12	1	—	—
手足综合征	14	2	31	2	—	—
直肠痛	5	0	24	1	—	—
直肠炎	—	—	11	1	33.9	4.7
直肠出血	—	—	22	<1	—	—
膀胱炎	—	—	8	<1	—	—
放疗后皮损	—	—	5	<1	29.6	0.7
过敏反应	5	1	5	<1	—	—
ALT 升高	30	1	—	—	—	—
AST 升高	32	1	—	—	—	—
肝功能异常	—	—	—	—	9.7	1.0
肌酐升高	10	1	—	—	—	—

注：此处仅列举主要不良反应。

备注

PRODIGE 23 纳入 461 例病变距离肛缘<15cm 的临床 T3 或 T4 期直肠癌患者，92%患者完成了所有疗程新辅助 FOLFIRINOX 化疗，对照组仅有 79%的患者接受了辅助化疗，其中仅 81%完成了全部 6 个月的治疗。RAPIDO 研究纳入了 920 例 cT4a/b 或 cN2 期病变、肠壁外血管浸润、直肠系膜筋膜受累或侧方淋巴结肿大的局部晚期直肠癌患者，对照组只有不到 50%的患者接受了术后化疗。试验组新辅助治疗降低了 5 年远处转移率（23% vs. 30%），但两组疾病相关治疗失败率相近（5 年时为 28% vs. 34%，HR=0.79，95%CI 0.63～1.00），OS 也相近（5 年 OS 率为 82% vs. 81%，HR=0.91，95%CI 0.70～1.19），短程放疗新辅助治疗的耐受性和依从性良好。中国的Ⅲ期 STELLAR 试验采用非劣效性设计，入组 cT3～4 期或淋巴结阳性的局部晚期直肠癌患者被随机分配接受新辅助治疗（短程放疗和后续 4 周期的 CapOx）。在新辅助治疗时选择长程还是短程放疗、新辅助不同化疗方案的选择、放疗和化疗顺序的安排尚无随机研究，一般需要根据患者体力、是否怀疑肿瘤转移、肿瘤局部进展情况、治疗中心的条件而决定。

5.2.3 直肠癌新辅助治疗后辅助治疗方案

除了新辅助治疗的患者，对于基线临床分期 T3～4 或 N＋的直肠癌患者，无论切除术后病理（yp）状态如何，通常在新辅助放化疗后手术的患者中均给予含奥沙利铂方案的辅助化疗。Ⅱ期 ADORE 随机试验结果表明，含奥沙利铂方案对新辅助放化疗后切除直肠癌的患者有效[35,36]，该试验纳入 321 例接受氟尿嘧啶类同步新辅助放化疗后 ypⅡ期或Ⅲ期的直肠癌患者，将患者随机分为两组，一组接受为期 4 个月静脉滴注氟尿嘧啶/亚叶酸钙治疗，另一组接受 FOLFOX 治疗。中位随访 74 个月时，FOLFOX 组的 6 年无病生存率显著更高（68％ vs. 57％，HR＝0.63，95％CI 0.43～0.93），但治疗相关毒性反应发生率也更高，且 6 年总生存率改善无统计学意义（78％ vs. 76％，HR＝0.73，95％CI 0.45～1.19）。非预设亚组的探索性亚组分析显示，ypN2 的患者和肿瘤消退程度小的患者接受 FOLFOX 的获益最大（6 年无病生存率为 63％ vs. 48％），而 ypⅡ期或 ypN1a 期患者的无病生存率无显著获益。

5.2.4 未行新辅助治疗的Ⅱ期或Ⅲ期直肠癌切除术后辅助治疗方案

尚缺乏大型随机临床试验确定最佳治疗方案，通常对于 pT3～4 或 N1～2 的距肛缘小于 12cm 的直肠癌患者，术后先用 2 个月左右奥沙利铂联合氟尿嘧啶类药物的方案化疗，接着给予氟尿嘧啶类药物同步放化疗，随后再进行 3 个月左右的联合化疗。

附加说明

① 至少有两项来自中国的Ⅱ期随机对照研究显示，在传统新辅助同步放化疗的基础上联合抗 PD-1 单抗能够提高 pMMR 局部进展期直肠癌患者的疾病缓解率。POLARSTAR 研究提示既往卡培他滨同步的传统放化疗同时或序贯 3 周期替雷利珠单抗（200mg，每 3 周）可显著提高 T3～4aN＋直肠癌患者的 pCR 率（同步 vs. 序贯 vs. 传统放化疗：27.1％ vs. 32.7％ vs. 14％）；R0 切除率 3 组分别为 97％ vs. 91％ vs. 77％；3 级以上的外科并发症基本无差异；3 级以上的不良反应 3 组为 3％ vs. 5％ vs. 0[37]。而在另一项中山大学肿瘤中心的研究中，高危因素 T4、N2、MRF＋或 EMVI＋占近 80％的直肠癌患者中，CapOx 同步的放化疗联合 4 周期信迪利单抗能够显著提高 cCR 率（44.8％ vs. 26.9％），为 pMMR 患者器官保留创造了更大的可能，但也要注意严重 irAE，研究组 3 级以上的 irAE 事件发生率为肝损伤 6％、胰酶升高 3％、斑丘疹 3％、心肌炎 1.5％[38]。直肠癌新辅助治疗加入免疫治疗能否带来长期的生存获益，仍需长期数据更新以及Ⅲ期临床数据

验证。

② 对于新辅助治疗后临床完全缓解者，可用观察等待策略替代手术。若选择观察等待策略，应在擅长直肠癌多学科管理的中心进行。每 3 个月复查肛门指诊(DRE)、直肠 MRI 和内镜，持续 2 年，然后每 6 个月复查 1 次，直到完成总共 5 年的监测。

5.2.5 转移性结直肠癌治疗方案

对于不同类别的转移性结直肠癌患者应该设定不同的治疗目标，制定相应的治疗策略。诊断时原发灶和转移灶均明显可切除的患者，根据复发风险行术前新辅助化疗。而对于病灶潜在可切除的患者，先通过化疗联合靶向药物的转化治疗缩小病灶，将潜在可切除的转移性结直肠癌患者转化为可切除患者。这两类患者的治疗目标都是无瘤状态（NED），达到 NED 的患者，术后完成围术期半年左右的内科系统治疗，以巩固局部根治性手段的疗效。而对于大多数广泛性转移患者，治疗旨在尽可能延长总生存期和提高生活质量，内科系统治疗是这类患者的主要治疗手段，医生需要根据患者的病情特点全程管理，将现有的药物进行合理布局以发挥每种药物的最大作用。

5.2.5.1 可切除或潜在可切除的转移性结直肠癌治疗方案

（1）对于初始可切除的高危转移性肠癌患者，根据 EROTC 40983[39] 和 NEW EPOC 试验[40] 结果，建议行奥沙利铂联合氟尿嘧啶类药物方案围术期治疗，对于这部分患者目前没有支持围术期联合靶向治疗的循证医学证据。EROTC 40983 研究纳入 364 例既往未使用过奥沙利铂、转移灶不超过 4 个的患者（65%为异时性转移、35%为同时性转移），随机实施肝切除术联合或不联合 FOLFOX4（化疗组术前和术后各接受了 12 周的化疗）。化疗组成功切除率为 83%，而单纯手术组为 84%，两组相近。在先行手术组 11%患者进行了非治疗性剖腹手术，而先行化疗组仅 5%患者进行了该类手术。化疗组的术后并发症发生率显著更高（25% vs. 16%，RR=1.58，95%CI 1.02～2.45），但术后死亡率并不高于单纯手术组。中位随访 8.5 年时[41]，化疗组 5 年 PFS 率有增高趋势（38% vs. 30%，HR=0.81，P=0.068），分析中去除不合格病例后，差异有统计学意义。5 年 OS 率化疗组未显著改善（51% vs. 48%，死亡 HR=0.88，95%CI 0.68～1.14）。New EPOC 试验[42] 将 272 例转移灶可切除的 KRAS 野生型转移性 CRC 患者随机分配至 FOLFOX 联合西妥昔单抗组或单用 FOLFOX 组，术前术后各治疗 12 周，结果提示加用西妥昔单抗显著缩短了 PFS（15.5 个月 vs. 22.2 个月）。

（2）潜在可切除的转移性结直肠癌患者：潜在可切除患者最佳转化治疗方案经

验来自转移性CRC患者一线治疗方案，一般建议采用有效率高的方案。左半结肠癌*RAS*/*BRAF*野生型患者，在奥沙利铂或伊立替康联合氟尿嘧啶类的双药化疗方案基础上联合西妥昔单抗是首选方案，而对于右半结肠癌或*RAS*/*BRAF*突变的患者，转化治疗方案考虑FOLFOXIRI联合贝伐珠单抗，不能耐受强烈化疗的患者则在双药化疗基础上联合贝伐珠单抗。术前化疗每6～8周评估1次影像学缓解情况，一旦转移灶转化为可切除病灶，就应进行手术。

5.2.5.2 不可切除的转移性结直肠癌治疗方案

（1） MSI-H或dMMR的结直肠癌患者

• 帕博利珠单抗200mg，ivdrip，d1，每3周，共2年（KEYNOTE-177）。[43]

• 纳武利尤单抗联合伊匹木单抗。前4周期：纳武利尤单抗240mg/次、静脉输液，联合伊匹木单抗1mg/kg、静脉输液，每3周。第5周期开始：纳武利尤单抗480mg/次，静脉输液，每4周。[44]

适用人群

错配修复缺陷（dMMR）/微卫星高度不稳定（MSI-H）型mCRC患者，推荐初始治疗使用帕博利珠单抗或纳武利尤单抗＋伊匹木单抗。

疗效

	帕博利珠单抗（*n*＝153）	化疗＋靶向（*n*＝154）	HR	纳武利尤单抗＋伊匹木单抗（*n*＝171）	化疗（*n*＝84）	HR
ORR/%	43.8*	33.1*	—	71	—	—
DCR/%	64.7	75.3	—	—	—	—
DOR/%	NR	10.6	—	—	—	—
mPFS/月	16.5	8.2	0.59*	NR	5.8	0.21*
1年PFS率/%	55.3	48.3	—	79	21	—
2年PFS率/%	—	—	—	72	14	—
3年PFS率/%	42.3	11.1	—	—	—	—
mOS	NR	36.7	0.74	—	—	—
1年OS率/%	94	77	—	71	24	—
2年OS率/%	79	58	—	63	15	—
3年OS率/%	61.4	50.3	—	—	—	—

* 有统计学意义。

毒性

单位：%

	帕博利珠单抗		纳武利尤单抗+伊匹木单抗	
不良反应	总不良反应 (97)	≥3 级 不良反应 (56)	总不良反应 (80)	≥3 级 不良反应 (23)
瘙痒	16	0	23	0
腹泻	44	6	21	1
乏力	38	4	14	1
皮疹	13	1	11	1
受关注的不良反应	31	9	—	—
甲减	12	0	16	1
结肠炎	7	3	—	—
甲亢	4	0	—	—
肺炎	4	0	—	—
肾上腺功能不全	3	1	10	3
肝炎	3	3	—	—
输液反应	2	0	—	—
严重皮肤反应	1	1	—	—
甲状腺炎	1	0	—	—
垂体炎	1	0	—	—
胰腺炎	1	1	—	—
肾炎	1	0	—	—
糖尿病	1	1	—	—

注：此处仅列举主要不良反应。

（2）MSS 或 pMMR 的 mCRC 患者

① 一线：对于 MSS 或 pMMR 的 mCRC 患者，姑息性化疗、靶向治疗旨在缓解症状、提高生存质量及延长生存期。一线化疗方案可选择 FOLFOXIRI 三药方案、奥沙利铂或伊立替康联合氟尿嘧啶类的双药化疗方案和氟尿嘧啶类单药方案。化疗强度的选择主要取决于患者体力、肿瘤负荷。

- FOLFOXIRI+贝伐珠单抗。
- FOLFOX+贝伐珠单抗/西妥昔单抗/帕尼单抗。
- CapOx+贝伐珠单抗。
- FOLFIRI+贝伐珠单抗/西妥昔单抗/帕尼单抗。

FOLFOXIRI	FOLFIRI	贝伐珠单抗	西妥昔单抗	帕尼单抗
—伊立替康：165mg/m^2，静脉输液1h，d1 —奥沙利铂：85mg/m^2，静脉输液2h，d1 —CF：200mg/m^2，静脉输液2h，d1 —5-Fu：3200mg/m^2，持续静脉输注48h，d1 每2周	—伊立替康：180mg/m^2，静脉输液2h，d1 —亚叶酸钙：400mg/m^2，静脉输液2h，d1 —5-Fu：400mg/m^2，静脉推注，d1 —5-Fu：2400mg/m^2，持续静脉输注46h，d1 每2周	用法一：5mg/m^2，静脉输液，每2周 用法二：7.5mg/m^2，静脉输液，每3周	用法一：500mg/m^2，静脉输液，每2周 用法二：首次400mg/m^2，之后250mg/m^2，静脉输液，每周	6mg/kg，每2周

注：FOLFOX及CapOx方案具体见辅助化疗。

适用人群

对于年轻、预计耐受性良好、亟待缩瘤减轻症状的患者应选择强度大的治疗方案，三药或双药化疗方案治疗4～6个月肿瘤有所控制后进行单药方案维持治疗。

靶向药物的选择需要根据肿瘤部位、基因状态进行选择。对于左侧*RAS*和*BRAF*野生型结直肠癌患者建议联合EGFR抑制剂。*RAS*和*BRAF*突变型或右侧*RAS*和*BRAF*野生型结直肠癌患者，均推荐在化疗基础上加用贝伐珠单抗而非EGFR抑制剂，不适合使用贝伐珠单抗的患者可单行化疗。

疗效

对于左侧RAS野生型结直肠癌患者，含EGFR抑制剂治疗的，OS获益比含VEGF抑制剂治疗的更大，而对于右侧患者，含贝伐珠单抗治疗组有生存期延长的趋势。

	汇总CHARTA、OLIVIA、STEAM、TRIBE和TRIBE2研究的meta分析			汇总CALGB8005、FIRE-3及PEAK研究的meta分析					
分组	三药+贝伐珠单抗	两药+贝伐珠单抗	HR或OR	双药+西妥昔单抗（左）	双药+贝伐珠单抗（左）	HR	双药+西妥昔单抗（右）	双药+贝伐珠单抗（右）	HR
ORR/%	64.5	53.6	1.57*	64～68.8	57～61.4	1.49*	52.6～63	50.0	1.3*
PFS/月	12.2	9.9	0.74*	10.7～14.6	10.7～11.5	0.86	7.5～8.7	9.0～12.6	1.53*
OS/月	28.9	24.5	0.81*	38.3～43.4	28～32.6	0.71*	13.7～18.3	21～29.2	1.2
5年OS率/%	22.3	10.7	—	—	—	—	—	—	—

* 有统计学差异。

毒性

单位：%

	三药＋贝伐珠单抗[45]	FOLFIRI＋贝伐珠单抗[46]	FOLFIRI＋西妥昔单抗[47]	CapOx＋贝伐珠单抗[48]	FOLFOX＋贝伐珠单抗[49]	FOLFOX＋西妥昔单抗[50]
≥3级不良反应	69	48	71	—	—	—
血液学毒性	—	—	25	—	—	—
贫血	3	2	<1	—	—	—
白细胞减少	—	—	0	—	—	26.8
粒细胞减少	50	21	<1	7	28	61.9
粒细胞减少伴发热	6	3	<1	1	—	—
血小板减少	2	2	—	—	3.4	10.3
外周神经毒性	2	1	<1	18	11	—
虚弱	7	6	<1	—	11.9	—
腹泻	17	6	11	22	9.3	5.7
恶心	6	3	3	11	5.1	—
呕吐	3	1	2		3.4	—
口腔黏膜炎	5	3	4	2	3.4	6.2
食欲下降	1	2	1	—	0.5	—
手足综合征	0	1	4	12	0	—
甲沟炎			6	—	—	—
高血压	7	10	7	—	4.2	—
出血	<1	1	<1	—	—	—
静脉血栓事件	4	6	5	—	2.5	—
动脉血栓事件	<1	1	1	—	—	—
蛋白尿	1	0	—	—	0	—
胆碱能综合征	1	0	—	—	—	—
肠穿孔	<2	2	<1	—	—	—
皮肤反应	—	—	24	—	—	13.9
痤疮样皮疹	—	—	17	—	0.8	23.7
皮肤脱屑	—	—	7	—	—	—
肝功能异常	—	—	<1(肝衰)	—	—	—
感染	—	—	7	6	—	—
低镁血症	—	—	4	—	—	8.2
输液反应	—	—	4	—	—	9.8

注：此处仅列举主要不良反应。

◇ *BRAF* V600E 突变的 pMMR 或 MSI-H mCRC 患者

• 恩考替尼（Encorafenib）300mg 口服 每日 1 次，西妥昔单抗 500mg/m^2 静脉输液 每 2 周，奥沙利铂 85mg/m^2 静脉输液 2h d1；亚叶酸钙 400mg/m^2，静脉输液 2h，d1；5-Fu 400mg/m^2，静脉推注，d1；5-Fu 2400mg/m^2，civ 46h。每 2 周（Breakwater 研究）[51]。

适用人群

BRAF V600E 突变的 pMMR 或 MSI-H mCRC 患者。

疗效

	Breakwater 研究		
分组	E+C+mFOLFOX6	标准治疗#	HR
ORR/%	65.7	37.4	
PFS/月	12.8	7.1	0.53*
OS/月	30.3	15.1	0.49*

mFOLFOX6/FOLFOXIRI/CapOx±贝伐珠单抗；* 有统计学意义。

毒性

单位：%

	Breakwater 研究	
治疗相关不良反应	总不良反应(100)	≥3 级不良反应(81.5)
恶心	53.9	3.0
呕吐	36.2	3.9
腹泻	41.8	1.3
便秘	27.2	0.4
食欲减退	37.5	2.2
贫血	46.1	15.1
白细胞减少	34.1	19.0
血小板减少	22.8	1.3
关节痛	31.5	2.6
无力	29.3	5.2
疲劳	26.3	2.6
外周神经毒性	27.6	7.8
发热	28.9	2.2
腹痛	20.3	4.7
脂肪酶升高	22.4	17.2

备注

a. 一线化疗和靶向治疗获益后，可选择 5-Fu 类化疗药和靶向治疗的维持治疗[52]，如不能接受低毒化疗药物，一线化疗联合贝伐珠单抗获益后也可选择抗血管生成药物的单药维持治疗。

b. 此外，近期一项Ⅱ期随机对照研究 AtezoTRIBE 提示在 FOLFOXIRI＋贝伐珠单抗的基础上联合阿替利珠单抗显著提高了中位 PFS（13.1 个月 vs. 11.5 个月，HR＝0.69，*P*＝0.012），也提高了有临床意义的中位 OS（33.0 个月 vs. 27.2 个月，HR＝0.78，*P*＝0.084），可能改变结直肠癌晚期患者一线治疗的未来。

② 二线:一线应用双药方案，则奥沙利铂和伊立替康的方案互为一二线，抗血管生成药物二线继续跨线应用。而对于 *RAS*/*BRAF* 野生型的晚期左半结直肠癌患者，在一线抗 EGFR 单抗进展后二线靶向药物换为抗 VEGF 单抗。*RAS* 和 *BRAF* 野生型患者如果一线治疗时未应用过抗 EGFR 单抗，则这类药物可用于二线治疗。

此外，二线治疗需要明确有无针对性治疗靶点变异。对于 MSI-H/dMMR 型或 POLE 或 POLD1 致病性变异的结直肠癌患者，若之前未用过免疫检查点抑制剂，建议采用此类药物而非其他全身性治疗。如果有其他特殊治疗靶点变异，建议根据临床研究数据予以相应的靶向治疗。对于原肌球蛋白受体激酶（TRK）融合阳性 mCRC 患者，建议使用 TRK 抑制剂拉罗替尼或恩曲替尼。以下二线内容根据患者主要的分子特征分类介绍。

◇ RAS 野生型、人表皮生长因子受体 2（HER2）过表达 mCRC 患者

• 曲妥珠单抗第一个周期 8mg/kg，后续周期 6mg/kg，静脉输液，每 3 周；图卡替尼 300mg，bid，口服；每 3 周（MOUNTAINEER 研究）[53]。

• 曲妥珠单抗第一个周期 4mg/kg，后续周期 2mg/kg，静脉输液；拉帕替尼 1000mg，每日；每 3 周（HERACLES 研究）[54]。

• 曲妥珠单抗第一个周期 8mg/kg，后续周期 6mg/kg，静脉输液；帕妥珠单抗首剂 840mg，后续 420mg；每 3 周（MyPathway 研究）[55]。

• 德曲妥珠单抗 5.4mg/kg 或 6.4mg/kg，静脉滴注，每 3 周为 1 周期（DESTINY-CRC02）[56]。

适用人群

HER2 过表达（免疫组化 3＋或 2＋及 FISH＋）mCRC 患者一线标准治疗失败者。

疗效

	MOUNTAINEER ($n=84$)	HERACLES ($n=27$)	MyPathway ($n=57$)	DESTINY-CRC02($n=122$)	
				5.4mg/kg ($n=82$)	6.4mg/kg ($n=40$)
ORR/%	38.1	30	32	37.8	27.5
DCR/%	71	59	44	86.6	85
DOR/月	12.4	8.4	5.9	5.5	5.5
mPFS/月	7.0	4.8	2.9	5.8	5.5
mOS/月	24.1	10.6	11.5	13.4	NR

毒性

单位：%

	MOUNTAINEER		HERACLES		MyPathway		DESTINY-CRC02			
							T-DXd (5.4mg/kg)		T-DXd (6.4mg/kg)	
不良反应	总不良反应 (93)	≥3 级不良反应 (38)	总不良反应	≥3 级不良反应	总不良反应 (93)	≥3 级不良反应 (37)	总不良反应 (90)	≥3 级不良反应 (39)	总不良反应 (94)	≥3 级不良反应 (48)
恶心	35	0	11	0	30	2	54	7	56	0
呕吐	16	0	11	0	20	2	17	4	8	0
食欲下降	19	0	—	—	16	2	21	2	15	0
口腔黏膜炎	—	—	—	—	—	—	11	0	16	3
腹泻	63	3	78	0	34	4	19	2	21	0
疲乏	44	2	48	15	32	0	19	5	18	0
脱发	19	—	—	—	—	—	22	0	28	0
皮疹	—	—	48	4	11	0	—	—	—	—
AST 升高	5	2	—	—	11	4	8	0	13	0
胆红素升高	1	1	4	4	15	4	—	—	—	—
贫血	10	0	—	—	—	—	20	7	36	21
白细胞减少	—	—	—	—	—	—	11	6	15	10
粒细胞减少	—	—	—	—	—	—	21	15	40	25
粒细胞减少伴发热	—	—	—	—	—	—	1	1	3	3
血小板减低	—	—	—	—	—	—	4	0	6	3
肺炎/间质性肺疾病	—	—	—	—	—	—	5	0	10	0

注：此处仅列举主要不良反应。

◇ *KRAS* G12C 突变型 mCRC 患者

• 索托拉西布 960mg，每日，口服；帕尼单抗 6mg/kg，ivdrip，每 2 周。

• 阿达格拉西布 600mg，bid，口服；西妥昔单抗 500mg/m^2，静脉输液，每 2 周，或首次 400mg/m^2，之后 250mg/m^2，静脉输液，每周（该方案研究为非盲单臂设计，结果解读仍需谨慎）。

适用人群

KRAS G12C 突变型 mCRC 患者标准治疗失败者。

疗效

	CodeBreaK 300[57]			KRYSTAL-1[58]	
方案	索托拉西布 + 帕尼单抗 (n=53)	FTD-TPI 或瑞戈非尼 (n=54)	HR	阿达格拉西布 +西妥昔单抗 (n=32)	阿达格拉西布 (n=44)
ORR/%	26.4	0	—	46	19
DCR/%	71.7	46.3	—	—	
DOR/月	4.4	—	—	7.6	4.3
mPFS/月	5.6	2.2	0.49*	6.9	5.6
mOS/月	—	—	0.77*	13.4	19.8
1 年 OS 率/%	—	—	—	61	69

*有统计学差异。

毒性

单位：%

	索托拉西布+帕尼单抗		阿达格拉西布+西妥昔单抗		阿达格拉西布单药	
不良反应	总不良反应	≥3 级不良反应	总不良反应 (100)	≥3 级不良反应 (15)	总不良反应 (93)	≥3 级不良反应 (30)
贫血	1.9	1.9	—	—	16	5
腹泻	20.8	3.8	56	3	66	7
恶心	11.3	1.9	62	0	57	0
呕吐	5.7	0	53	0	45	0
口腔黏膜炎	5.7	0	22	—	—	—
疲乏	7.5	0	47	—	45	7
毛囊炎	15.1	0	—	—	—	—
甲沟炎	5.7	0	—	—	—	—
低镁血症	28.3	5.7	—	—	—	—

续表

不良反应	索托拉西布+帕尼单抗		阿达格拉西布+西妥昔单抗		阿达格拉西布单药	
	总不良反应	≥3 级不良反应	总不良反应(100)	≥3 级不良反应(15)	总不良反应(93)	≥3 级不良反应(30)
皮疹	28.3	5.7	—	—	—	—
干燥症	18.9	0	41	0	—	—
痤疮样皮疹	22.6	11.3	47	3	—	—
瘙痒	15.1	0	—	—	—	—
皮肤裂伤	13.2	0	—	—	—	—
手足综合征	7.4	0	—	—	—	—
QT 间期延长	—	—	—	—	16	5
外周水肿	—	—	—	—	16	0
ALT 升高	—	—	—	—	11	5
AST 升高	—	—	—	—	11	5

注：此处仅列举主要不良反应。

备注

目前研究显示同时抑制 *KRAS* 及 EGFR 较 *KRAS* G12C 抑制剂单药效果更佳，可能与抑制上游 EGFR 磷酸化以避免 *KRAS* G12C 转变为活性的 GTP 结合状态和抑制野生 RAS-MAPK 通路激活相关。

◇ *RAS* 野生型、*BRAF* V600E 突变型mCRC 患者

• 恩考替尼 (Encorafenib) 300mg，qd，口服；西妥昔单抗首次 400mg/m^2，之后 250mg/m^2，静脉输液，每周 (BEACON 研究)[59]。

适用人群

既往 1 种或 2 种治疗方案后出现进展的 *BRAF* V600E 突变型 mCRC 患者。

疗效

	恩考替尼/西妥昔单抗两药(n=220)	HR(双药 vs. 对照组)	FOLFIRI 或伊立替康+西妥昔单抗(n=221)	HR(三药 vs. 对照组)	恩考替尼/比美替尼/西妥昔单抗三药(n=224)
ORR/%	19.5	—	1.8	—	26.8
DCR/%	75	—	31	—	73
DOR/月	5.5	—	—	—	4.4
mPFS/月	4.3	0.44*	1.5	0.42*	4.5
mOS/月	9.3	0.61*	5.9	0.60*	9.3

* 有统计学差异。

毒性

单位：%

不良反应	恩考替尼/西妥昔单抗		恩考替尼/比美替尼/西妥昔单抗	
	总不良反应 (98.1)	≥3 级不良反应 (57.4)	总不良反应 (99.1)	≥3 级不良反应 (65.8)
腹泻	38.4	2.8	66.2	10.8
痤疮样皮疹	30.1	0.5	50.0	2.7
恶心	38.0	0.5	48.2	4.5
呕吐	27.3	1.4	44.1	5.4
腹痛	27.8	3.2	34.2	6.3
疲乏	33.3	4.2	33.3	2.3
食欲下降	31.0	1.4	29.7	1.8
便秘	18.1	0	28.4	0.5
无力	24.1	3.7	27.9	3.6
发热	18.5	1.4	22.5	1.8
皮肤干燥	13	0	21.6	0.9
皮疹	14.8	0	20.3	1.4
背痛	13.0	1.4	15.3	1.4
瘙痒	11.1	0	15.3	0
口腔黏膜炎	6.0	0	14.4	0.5
手足综合征	5.1	0.5	14.0	0
外周水肿	10.6	0	13.5	0.9
视物模糊	4.6	0	12.2	0
咳嗽	9.3	0.5	11.7	0
尿路感染	7.9	2.3	11.7	1.4
关节痛	22.7	1.4	11.3	0
体重下降	11.1	0.5	10.8	0.5
ALT 升高	19.0	0.5	27.0	2.3
AST 升高	18.5	1.9	27.5	2.7
胆红素升高	8.3	2.8	7.7	3.2

续表

	恩考替尼/西妥昔单抗		恩考替尼/比美替尼/西妥昔单抗	
不良反应	总不良反应（98.1）	≥3 级不良反应（57.4）	总不良反应（99.1）	≥3 级不良反应（65.8）
肌酐升高	53.7	3.2	79.3	5.4
CK 升高	3.7	0	30.2	4.1
HGB 下降	39.4	5.6	69.4	23.4

注：此处仅列举主要不良反应。

备注

① Ⅲ期 BEACON CRC 试验纳入了既往 1 种或 2 种治疗方案后出现进展患者，将其随机分配到西妥昔单抗＋BRAF 抑制剂恩考替尼＋MEK 抑制剂比美替尼组（三联治疗组）、西妥昔单抗＋恩考替尼（双联治疗组）或对照组（伊立替康＋西妥昔单抗或 FOLFIRI＋西妥昔单抗），虽然三联治疗组的缓解率略高于双联治疗组（27％ vs. 20％），但双联治疗组的 PFS 及 OS 与三联治疗组相似，均显著优于对照组，且不良反应更低，因此成为标准治疗模式。

② 针对 BEACON 研究的基础研究显示 *RAS*、*MAP2K* 和 *MET* 改变是双联或三联治疗获得性耐药的机制。

◇ RET 基因融合的 mCRC 患者

- 赛普替尼：160mg，bid，口服。

塞普替尼可用于治疗 *RET* 基因融合阳性且先前全身性治疗期间或之后疾病进展的难治性 mCRC 患者。Libretto-001 篮子试验在 45 例 *RET* 融合基因阳性的各种实体瘤患者中评估了塞普替尼的疗效[60]，其中 10 例晚期结肠癌患者中有 2 例获得部分缓解（20％），中位缓解持续时间为 9.4 个月，高血压和转氨酶升高是最常见的 3 级及以上治疗期间不良反应。

③ 三线：无其他有治疗意义的靶点时，*RAS* 突变型或 *RAS*/*BRAF* 野生型右半结肠癌患者，在含氟尿嘧啶类药物、奥沙利铂和伊立替康化疗和血管内皮生长因子（VEGF）抑制剂治疗后病情进展，考虑直接应用三线方案，也鼓励有条件时参加临床试验。

- 曲氟尿苷替匹嘧啶（trifluridine-tipiracil，FTD-TPI）
  用法一：35mg/m^2 bid，口服，d1～d5、d8～d12，每 4 周。
  用法二：35mg/m^2 bid，口服，d1～d5、d15～d19，每 4 周。
- 曲氟尿苷替匹嘧啶（FTD-TPI）35mg/m^2，bid，口服，d1～d5、d8～d12，每 4 周；贝伐珠单抗 5mg/kg，d1、d15，每 4 周。

疗效

	RECOURSE[61]			SUNLIGHT[62]		
	FTD-TPI ($n=534$)	安慰剂 ($n=266$)	HR	FTD-TPI+贝伐珠单抗 ($n=246$)	FTD-TPI ($n=246$)	HR
ORR/%	1.6	0.4	—	6.1	1.2	—
DCR/%	44*	16*	—	—	—	—
mPFS/月	2.0	1.7	0.48*	5.6	2.4	0.44*
6个月PFS率/%	—	—	—	43	16	—
1年PFS率/%	—	—	—	16	1	—
mOS/月	7.1	5.3	0.68*	10.8	7.5	0.61*
6个月OS率/%	—	—	—	77	61	—
1年OS率/%	27	18	—	43	30	—

* 有统计学差异。

毒性

单位：%

	FTD-TPI+贝伐珠单抗		FTD-TPI	
不良反应	总不良反应	≥3级不良反应	总不良反应	≥3级不良反应
粒细胞缺乏	62.2	43.1	51.2	32.1
恶心	47	1.6	27.2	1.6
贫血	28.9	6.1	31.7	11.0
无力	24.4	4.1	22.4	4.1
疲乏	21.5	1.2	16.3	3.7
腹泻	20.7	0.8	18.7	2.4
食欲减低	20.3	0.8	15.4	1.2
呕吐	18.7	0.8	14.6	1.6
血小板减少	17.1	2.8	11.4	1.2
粒细胞减少	13.8	8.9	6.9	5.3
腹痛	11.8	2.0	11.0	1.6
便秘	11.0	0	11.4	0.8
口腔黏膜炎	11.0	0.4	3.7	0
高血压	10.2	5.7	2.0	1.2

注：此处仅列举主要不良反应。

• 瑞戈非尼：起始剂量 80～120mg/d，目标剂量 120～160mg/d，口服 3 周休 1 周为 1 周期（CORRECT 研究）[63]。

靶点：*VEGFR1/2/3*、*TIE2*、*KIT*、*RET*、*RAF1*、*BRAF*、*PDGFR* 及 *FGFR*。

• 呋喹替尼：3～5mg/d，口服 3 周休 1 周为 1 周期（FRESCO-2 研究）[64]。

靶点：*VEGFR1/2/3*。

疗效

	CORRECT			FRESCO-2		
	瑞戈非尼（n=534）	安慰剂（n=266）	HR	呋喹替尼（n=461）	安慰剂（n=230）	HR
ORR/%	1	0.4	—	2	0	—
DCR/%	41	15	—	56	16	—
mPFS/月	1.9	1.7	0.49*	3.7	1.8	0.32*
mOS/月	6.4	5.0	0.77*	7.4	4.8	0.66*
6 个月 OS 率/%	52.5	43.5	—	—	—	—
1 年 OS 率/%	24.3	24.0	—	—	—	—

* 有统计学差异。

毒性

单位：%

	瑞戈非尼		呋喹替尼	
主要不良反应	总不良反应(93)	≥3 级不良反应(54)	总不良反应	≥3 级不良反应
手足综合征	47	17	19	6
腹泻	34	7	24	4
高血压	28	7	37	14
口腔黏膜炎	27	3	15	2
皮疹	26	6	—	—
甲减	—	—	27	<1
出血	—	—	14	2
血栓事件	—	—	5	3
胃肠穿孔	—	—	4	2
蛋白尿	7	1	18	2
肝功能异常	9(高胆红素)	2(高胆红素)	25	8

注：此处仅列举主要不良反应。

附加说明

① 对于经现有所有全身性药物治疗后病情仍进展的转移性结直肠癌患者，有条件时让其参加临床试验。如果患者不适合或无机会参加临床试验，可重新使用前线序贯治疗中有效的方案，RAS 野生型结直肠癌患者在 ctDNA 证实 RAS/BRAF 野生型后应考虑重新使用 EGFR 抑制剂。

② 近年来，许多Ⅱ期临床研究探索了抗血管生成药物联合免疫检查点抑制剂用于 pMMR 或 MSS 的转移性 CRC 患者的三线治疗。然而，Ⅲ期 RCT 研究 LEAP017 显示仑伐替尼（20mg、每日 1 次口服）联合帕博利珠单抗（400mg、每 6 周）对比标准治疗瑞戈非尼（160mg、每日 1 次口服），中位 OS 分别为 9.8 个月 vs. 9.3 个月（HR=0.83，95% CI 0.68～1.02），未达到优效性的统计学阈值。中位 PFS 分别为 3.8 个月 vs. 3.3 个月，ORR 分别为 10.4% vs. 1.7%，DOR 分别为 11.1 个月 vs. 7.6 个月。因此，这种联合治疗模式暂不推荐用于 pMMR 或 MSS 的转移性 CRC 患者的三线治疗。

③ 其他药物：雷替曲塞、阿普西柏（Aflibercept）也有Ⅲ期临床研究数据支持，但目前临床应用情境有限，此处暂不详细介绍。

参考文献

[1] Sung H，Ferlay J，Siegel RL，et al. Global cancer statistics 2020：GLOBOCAN estimates of incidence and mortality worldwide for 36 cancers in 185 countries [J]. CA Cancer J Clin，2021，71（3）：209-249.

[2] Qiu H，Cao S，Xu R. Cancer incidence，mortality，and burden in China：a time-trend analysis and comparison with the United States and United Kingdom based on the global epidemiological data released in 2020. Cancer Commun（Lond），2021，41（10）：1037-1048.

[3] Zeng H，Ran X，An L，et al. Disparities in stage at diagnosis for five common cancers in China：a multicentre，hospital-based，observational study [J]. Lancet Public Health，2021，6（12）：e877-e887.

[4] Baran B，Ozupek NM，Tetik NY，et al. Difference between left-sided and right-sided colorectal cancer：A focused review of literature [J]. Gastroenterology Res，2018，11（4）：264-273.

[5] Lansom J，Liew J，Ng KS，et al. Right vs Left colorectal cancer - Where do we draw the line? [J] Hum Pathol，2024，151：105634.

[6] Guinney J，Dienstmann R，Wang X，et al. The consensus molecular subtypes of colorectal cancer [J]. Nat Med，2015，21（11）：1350.

[7] Hoorn ST，Back TR，Sommeijer DW，et al. Clinical value of consensus molecular subtypes in colorectal cancer：A systematic review and meta-analysis [J]. J Natl Cancer Inst，2022，114

(4)：503.

[8] Ryan R, Gibbons D, Hyland JMP, et al. Pathological response following long-course neoadjuvant chemoradiotherapy for locally advanced rectal cancer [J]. Histopathology, 2005, 47: 141.

[9] Vogel JD, Felder SI, Bhama AR, et al. The american society of colon and rectal surgeons clinical practice guidelines for the management of colon cancer [J]. Dis Colon Rectum, 2022, 65 (2): 148.

[10] Bonjer HJ, Hop WCJ, Nelson H, et al. Laparoscopically assisted vs open colectomy for colon cancer: a meta-analysis [J]. Arch Surg, 2007, 142 (3): 298.

[11] Andre T, Bone C, Navaro M, et al. Improved overall survival with oxaliplatin, fluorouracil, and leucovorin as adjuvant treatment in stage Ⅱ or Ⅲ colon cancer in the MOSAIC trial [J]. J Clin Oncol, 2009, 27 (19): 3109.

[12] Andre T, Bone C, Mounedji-Boudiaf L, et al. Oxaliplatin, fluorouracil, and leucovorin as adjuvant treatment for colon cancer [J]. N Engl J Med, 2004, 350 (23): 2343.

[13] Schomoll HJ, Tabernero J, Maroun J, et al. Capecitabine plus oxaliplatin compared With fluorouracil/folinic acid as adjuvant therapy for stage Ⅲ colon cancer: Final results of the NO16968 randomized controlled phase Ⅲ trial [J]. J Clin Oncol, 2015, 33 (32): 3733.

[14] Schomoll HJ, Twelves C, Sun W, et al. Effect of adjuvant capecitabine or fluorouracil, with or without oxaliplatin, on survival outcomes in stage Ⅲ colon cancer and the effect of oxaliplatin on post-relapse survival: a pooled analysis of individual patient data from four randomised controlled trials [J]. Lancet Oncol, 2014, 15 (13): 1481-1492.

[15] Grothey A, Sobrero AF, Shields AF, et al. Duration of adjuvant chemotherapy for stage Ⅲ colon cancer [J]. N Engl J Med, 2018, 378 (13): 1177-1188.

[16] Andre T, Meyerhardt J, Iveson T, et al. Effect of duration of adjuvant chemotherapy for patients with stage Ⅲ colon cancer (IDEA collaboration): final results from a prospective, pooled analysis of six randomised, phase 3 trials [J]. Lancet Oncol, 2020, 21 (12): 1620.

[17] Zhang C, Yin S, Tan Y, et al. Patient Selection for Adjuvant chemotherapy in high-risk stage Ⅱ colon cancer: A systematic review and meta-analysis [J]. Am J Clin Oncol, 2020, 43 (4): 279.

[18] Baxter NN, Kennedy EB, Bergsland E, et al. Adjuvant therapy for stage Ⅱ colon cancer: ASCO guideline update [J]. J Clin Oncol, 2022, 40 (8): 892.

[19] Tournigand C, Andre T, Bonnetain F, et al. Adjuvant therapy with fluorouracil and oxaliplatin in stage Ⅱ and elderly patients (between ages 70 and 75 years) with colon cancer: subgroup analyses of the Multicenter International Study of Oxaliplatin, Fluorouracil, and Leucovorin in the Adjuvant Treatment of Colon Cancer trial [J]. J Clin Oncol, 2012, 30 (27): 3353.

[20] Iveson TJ, Sobrero AF, Yoshino T, et al. Duration of adjuvant doublet chemotherapy (3 or 6 months) in patients with high-risk stage Ⅱ colorectal cancer [J]. J Clin Oncol, 2021, 39

(6): 631-641.

[21] Tie J, Wang Y, Tomasetti C, et al. Circulating tumor DNA analysis detects minimal residual disease and predicts recurrence in patients with stage Ⅱ colon cancer [J]. Sci Transl Med, 2016, 8 (346): 346ra92.

[22] Tie J, Cohen JD, Lahouel K, et al. Circulating tumor DNA analysis guiding adjuvant therapy in stage Ⅱ colon cancer [J]. N Engl J Med, 2022, 386 (24): 2261.

[23] Ludford K, Ho WJ, Thomas JV, et al. Neoadjuvant pembrolizumab in localized microsatellite instability high/deficient mismatch repair solid tumors [J]. J Clin Oncol, 2023, 20; 41 (12): 2181-2190.

[24] Hu H, Kang L, Zhang J, et al. Neoadjuvant PD-1 blockade with toripalimab, with or without celecoxib, in mismatch repair-deficient or microsatellite instability-high, locally advanced, colorectal cancer (PICC): a single-centre, parallel-group, non-comparative, randomised, phase 2 trial [J]. Lancet Gastroenterol Hepatol, 2022, 7 (1): 38-48.

[25] Chen G, Jin Y, Guan WL, et al. Neoadjuvant PD-1 blockade with sintilimab in mismatch-repair deficient, locally advanced rectal cancer: an open-label, single-centre phase 2 study [J]. Lancet Gastroenterol Hepatol, 2023, 8 (5): 422-431.

[26] Cercek A, Lumish M, Sinopoli J, et al. PD-1 blockade in mismatch repair-deficient, locally advanced rectal cancer [J]. N Engl J Med, 2022, 386 (25): 2363.

[27] Chalabi M, Verschoor YL, Tan PB, et al. Neoadjuvant immunotherapy in locally advanced mismatch repair-deficient colon cancer [J]. N Engl J Med, 2024, 390 (21): 1949-1958.

[28] Gooyer PGM, Verschoor YL, Dungen LDW, et al. Neoadjuvant nivolumab and relatlimab in locally advanced MMR-deficient colon cancer: a phase 2 trial [J]. Nat Med, 2024, 30 (11): 3284-3290.

[29] Juttner FJ, Probst P, Kalkum E, et al. Addition of platinum derivatives to fluoropyrimidine-based neoadjuvant chemoradiotherapy for stage Ⅱ/Ⅲ rectal cancer: Systematic review and meta-analysis [J]. J Natl Cancer Inst, 2019, 111 (9): 887.

[30] Schrag D, Shi Q, Weiser MR, et al. Preoperative treatment of locally advanced rectal cancer [J]. N Engl J Med, 2023, 389 (4): 322-334.

[31] Conroy T, Bosset JF, Etienne PL, et al. Neoadjuvant chemotherapy with FOLFIRINOX and preoperative chemoradiotherapy for patients with locally advanced rectal cancer (UNICANCER-PRODIGE 23): a multicentre, randomised, open-label, phase 3 trial [J]. Lancet Oncol, 2021, 22 (5): 702.

[32] Bhadoer RR, Dijkstra EA, Boudewijin van Etten, et al. Short-course radiotherapy followed by chemotherapy before total mesorectal excision (TME) versus preoperative chemoradiotherapy, TME, and optional adjuvant chemotherapy in locally advanced rectal cancer (RAPIDO): a randomised, open-label, phase 3 trial [J]. Lancet Oncol, 2021, 22 (1): 29-42.

[33] Dijkstra EA, Nilsson PJ, Hospers GA, et al. Locoregional failure during and after short course aadiotherapy followed by chemotherapy and surgery compared with long-course chemo-

radiotherapy and surgery: A 5-year follow-up of the RAPIDO trial [J]. Ann Surg, 2023, 278 (4): e766-e772.

[34] Jin J, Tang Y, Hu C, et al. Multicenter, Randomized, Phase Ⅲ Trial of Short-Term Radiotherapy Plus Chemotherapy Versus Long-Term Chemoradiotherapy in Locally Advanced Rectal Cancer (STELLAR) [J]. J Clin Oncol, 2022, 40 (15): 1681-1692.

[35] Hong YS, Nam BH, Kim KP, et al. Oxaliplatin, fluorouracil, and leucovorin versus fluorouracil and leucovorin as adjuvant chemotherapy for locally advanced rectal cancer after preoperative chemoradiotherapy (ADORE): an open-label, multicentre, phase 2, randomised controlled trial [J]. Lancet Oncol, 2014, 15 (11): 1245-1253.

[36] Hong YS, Kim Sy, Lee JS, et al. Oxaliplatin-Based Adjuvant Chemotherapy for Rectal Cancer After Preoperative Chemoradiotherapy (ADORE): Long-Term Results of a Randomized Controlled Trial [J]. J Clin Oncol, 2019, 37 (33): 3111.

[37] Yang Y, Pang K, Lin G, et al. Neoadjuvant chemoradiation with or without PD-1 blockade in locally advanced rectal cancer: a randomized phase 2 trial [J]. Nat Med, 2025, 31 (2): 449-456.

[38] Xiao WW, Chen G, Gao YH, et al. Effect of neoadjuvant chemoradiotherapy with or without PD-1 antibody sintilimab in pMMR locally advanced rectal cancer: A randomized clinical trial [J]. Cancer Cell, 2024, 42 (9): 1570-1581.

[39] Nordlinger B, Sorbye H, Glimelius B, et al. Perioperative chemotherapy with FOLFOX4 and surgery versus surgery alone for resectable liver metastases from colorectal cancer (EORTC Intergroup trial 40983): a randomised controlled trial [J]. Lancet, 2008, 371 (9617): 1007.

[40] Bridgewater JA, Pugh SA, Maishman T, et al. Systemic chemotherapy with or without cetuximab in patients with resectable colorectal liver metastasis (New EPOC): long-term results of a multicentre, randomised, controlled, phase 3 trial [J]. Lancet Oncol, 2020, 21 (3): 398-411.

[41] Nordlinger B, Sorbye H, Glimelius B, et al. Perioperative FOLFOX4 chemotherapy and surgery versus surgery alone for resectable liver metastases from colorectal cancer (EORTC 40983): long-term results of a randomised, controlled, phase 3 trial [J]. Lancet Oncol, 2013, 14 (12): 1208-1215.

[42] Bond MJ, Bolhuis K, Loosvel OJL, et al. First-line systemic treatment strategies in patients with initially unresectable colorectal cancer liver metastases (CAIRO5): an open-label, multicentre, randomised, controlled, phase 3 study from the Dutch Colorectal Cancer Group [J]. Lancet Oncol, 2023, 24 (7): 757-771.

[43] LA, Shiu KK, Kim TW, et al. Pembrolizumab versus chemotherapy for microsatellite instability-high or mismatch repair-deficient metastatic colorectal cancer (KEYNOTE-177): final analysis of a randomised, open-label, phase 3 study [J]. Lancet Oncol, 2022, 23 (5): 659-670.

[44] Andre T, Elez E, Van Cutsem E, et al. Nivolumab (NIVO) plus ipilimumab (IPI) vs chemotherapy (chemo) as first-line (1L) treatment for microsatellite instability-high/mismatch repair-deficient (MSI-H/dMMR) metastatic colorectal cancer (mCRC): First results of the CheckMate 8HW study [C]. Chicago: American society of clinical oncology (ASCO), 2024.

[45] Cremolini C, Antoniotti C, Rossini D, et al. Upfront FOLFOXIRI plus bevacizumab and reintroduction after progression versus mFOLFOX6 plus bevacizumab followed by FOLFIRI plus bevacizumab in the treatment of patients with metastatic colorectal cancer (TRIBE2): a multicentre, open-label, phase 3, randomised, controlled trial [J]. Lancet Oncol, 2020, 21 (4): 497-507.

[46] Heinemann V, Weikersthal LFW, Decker T, et al. FOLFIRI plus cetuximab versus FOLFIRI plus bevacizumab as first-line treatment for patients with metastatic colorectal cancer (FIRE-3): a randomised, open-label, phase 3 trial [J]. Lancet Oncol, 2014, 15 (10): 1065-1075.

[47] Cassidy J, Clarke S, Díaz-Rubio E, et al. XELOX vs. FOLFOX-4 as first-line therapy for metastatic colorectal cancer: NO16966 updated results [J]. Br J Cancer, 2011, 105 (1): 58-64.

[48] Saltz L, Badarinath S, Dakhil S, et al. Phase Ⅲ trial of cetuximab, bevacizumab, and 5-fluorouracil/leucovorin vs. FOLFOX-bevacizumab in colorectal cancer [J]. Clin Colorectal Cancer, 2012, 11 (2): 101-111.

[49] Qin S, Li J, Wang L, et al. Efficacy and Tolerability of First-Line Cetuximab Plus Leucovorin, Fluorouracil, and Oxaliplatin (FOLFOX-4) Versus FOLFOX-4 in Patients With RAS Wild-Type Metastatic Colorectal Cancer: The Open-Label, Randomized, Phase Ⅲ TAILOR Trial [J]. J Clin Oncol, 2018, 36 (30): 3031-3039.

[50] Simkens LHJ, Tinteren H, May A, et al. Maintenance treatment with capecitabine and bevacizumab in metastatic colorectal cancer (CAIRO3): a phase 3 randomised controlled trial of the Dutch Colorectal Cancer Group [J]. Lancet, 2015, 385 (9980): 1843-1852.

[51] Elez E, Yoshino T, Shen L, et al. Encorafenib, Cetuximab, and mFOLFOX6 in BRAF-Mutated Colorectal Cancer [J]. N Engl J Med, 2025, 392 (24): 2425-2437.

[52] Raimondi A, Nichetti F, Stahler A, et al. Optimal maintenance strategy following FOLFOX plus anti-EGFR induction therapy in patients with RAS wild type metastatic colorectal cancer: An individual patient data pooled analysis of randomised clinical trials [J]. Eur J Cancer, 2023, 190: 112945.

[53] Strickler JH, Cercek A, Siena S, et al. Tucatinib plus trastuzumab for chemotherapy- refractory, HER2-positive, RAS wild-type unresectable or metastatic colorectal cancer (MOUNTAINEER): a multicentre, open-label, phase 2 study [J]. Lancet Oncol, 2023, 24 (5): 496-508.

[54] Sartore Bianchi A, Trusolino L, Martino C, et al. Dual-targeted therapy with trastuzumab and lapatinib in treatment-refractory, KRAS codon 12/13 wild-type, HER2-positive meta-

static colorectal cancer (HERACLES): a proof-of-concept, multicentre, open-label, phase 2 trial [J]. Lancet Oncol, 2016, 17 (6): 738-746.

[55] Meric-Bernstam F, Hurwitz H, Singh Raghav KP, et al. Pertuzumab plus trastuzumab for HER2-amplified metastatic colorectal cancer (MyPathway): an updated report from a multicentre, open-label, phase 2a, multiple basket study [J]. Lancet Oncol, 2019, 20 (4): 518-530.

[56] Raghav K, Siena S, Takashima A, et al. Trastuzumab deruxtecan in patients with HER2-positive advanced colorectal cancer (DESTINY-CRC02): primary results from a multicentre, randomised, phase 2 trial [J]. Lancet Oncol, 2024, 25 (9): 1147-1162.

[57] Pietratonio F, Salvatore L, Esaki T, et al. Overall survival analysis of the phase Ⅲ CodeBreaK 300 study of Sotorasib plus Panitumumab versus investigator's choice in chemorefractory KRAS G12C colorectal cancer [J]. J Clin Oncol, 2025, 43 (19): 2147-2154.

[58] Yaeger R, Weiss J, Pester MS, et al. Adagrasib with or without Cetuximab in Colorectal Cancer with Mutated KRAS G12C [J]. N Engl J Med, 2023, 388 (1): 44-54.

[59] Tabernero J, Grothey A, Van Cutsem E, et al. Encorafenib plus cetuximab as a new standard of care for previously treated BRAF V600E-mutant metastatic colorectal cancer: Updated survival results and subgroup analyses from the BEACON Study [J]. J Clin Oncol, 2021, 39 (4): 273-284.

[60] Subbiah V, Wolf J, Konda B, et al. Tumour-agnostic efficacy and safety of selpercatinib in patients with RET fusion-positive solid tumours other than lung or thyroid tumours (LIBRETTO-001): a phase 1/2, open-label, basket trial [J]. Lancet Oncol, 2022, 23 (10): 1261-1273.

[61] Mayer RJ, Van Cutsem E, Falcone A, et al. Randomized trial of TAS-102 for refractory metastatic colorectal cancer [J]. N Engl J Med, 2015, 372 (20): 1909-1919.

[62] Taieb J, Modest DP, Fakih M, et al. Impact of trifluridine/tipiracil plus bevacizumab on tumor shrinkage and depth of response in refractory metastatic colorectal cancer: analysis of the SUNLIGHT trial [J]. Eur J Cancer, 2025, 227: 115644.

[63] Grothey A, Cutsem EV, Sobrero A, et al. Regorafenib monotherapy for previously treated metastatic colorectal cancer (CORRECT): an international, multicentre, randomised, placebo-controlled, phase 3 trial [J]. Lancet, 2013, 381 (9863): 303-312.

[64] Dasari A, Lonardi S, Garcia-Carbonero R, et al. Fruquintinib versus placebo in patients with refractory metastatic colorectal cancer (FRESCO-2): an international, multicentre, randomised, double-blind, phase 3 study [J]. Lancet, 2023, 402 (10395): 41-53.

6

肝脏肿瘤

肝细胞肝癌（HCC）发病率升至我国第4位，死亡率仍居第2位。我国肝癌由慢性乙型病毒性肝炎引起的比例高达90%以上。70%～80%肝癌患者，在发现时已经是中晚期，丧失了手术的机会。肝癌治疗是一个多学科的治疗，应当遵循整合治疗原则，单一治疗方法难以大幅度提高疗效。包括手术、介入治疗、化疗、免疫治疗及靶向治疗在内的综合治疗，对进展期肝细胞肝癌患者来说需合理选择、结合使用以实现疗效的最大化。

6.1 肝细胞肝癌的诊断与总体治疗原则

6.1.1 流行病学

	全球[1]	中国[2]
发病人数*	90万	41万
死亡人数*	81万	39万
年龄	60～80岁	55～70岁
男∶女(发病率)	3∶1	
高危人群：肝硬化、慢性乙型肝炎、慢性丙型肝炎患者，酗酒者，黄曲霉毒素暴露人群等		

* 2020年WHO数据。

6.1.2 病理

WHO分型

① 原发性肝癌（Hepatocellular carcinoma），非特指（NOS）

纤维板层型（fibrolamellar）。

硬化型（scirrhous）。

透明细胞型（clear cell type）。

脂肪肝型（steatohepatic）。

粗梁型（macrotrabecular-massive）。

嫌色型（chromophobe）。

中性粒细胞富集型（neutroophil-rich）。

淋巴细胞富集型（lymphocyte-rich）。

② 肝母细胞瘤（hepatoblastoma）。

6.1.3 分期和预后评分系统

6.1.3.1 预后评分系统

目前已存在多种针对原发性肝细胞肝癌的分期及预后评分系统，其中一些分期系统（如 BCLC）有助于指导治疗，而另一些预后评分系统则能够预测预后并在晚期患者的不同治疗方式中得到验证。

6.1.3.2 ALBI 评估

基础肝功能对于 HCC 患者的预后至关重要，ALBI 分级研究显示仅有胆红素和白蛋白是影响 HCC 患者预后的变量。应用这两项变量的计算公式：lg［胆红素（μmol/L）×0.66］+［白蛋白（g/L）×（−0.085）］，计算出来的三个组别在不同国家、不同类型（肝切除术后、接受索拉非尼的晚期）的 HCC 患者中能够有效地区分预后，其相较于 Child-Pugh 更加简单客观，避免了 Child-Pugh 评级中不同观察者评判腹水及肝性脑病的主观差异。

6.1.4 检查

运用适当的物理检查进行准确的临床分期，对于选择肝细胞肝癌的治疗方式至关重要，以下检查方法可联合使用以提高临床分期的准确度。

（1）实验室检查 血常规、肝肾全项、慢性肝炎筛查、肿瘤标志物（AFP、异常凝血酶原）。

（2）影像学检查 大多数高危患者可以通过影像学进行临床诊断（LI-RADs 中归入 LR-5）。

① 腹部增强 CT、肝区动态 MRI：同时满足动脉期增强及病灶＞1cm。如病灶＞2cm 应满足以下条件中的 1 条，而病灶＜2cm 应满足以下条件中的 2 条：非外周强化减低（门静脉期或延迟期）、包膜强化（肿瘤包膜在门静脉期或延迟期明显增强）、肿瘤增大（6 个月内增大≥50%）。

② 超声造影：病变必须≥1cm，在增强造影动脉期呈弥漫性内部强化，并出现轻度和晚期（≥注射后 1min）的强化减低。

（3）活检 具有下述情况的患者可能需要活检明确 HCC 诊断。

① 非 HCC 高危人群。

② 与肝内胆管肿瘤或混合型肝癌-胆管癌相鉴别。

③ 转移病灶的性质决定治疗决策。

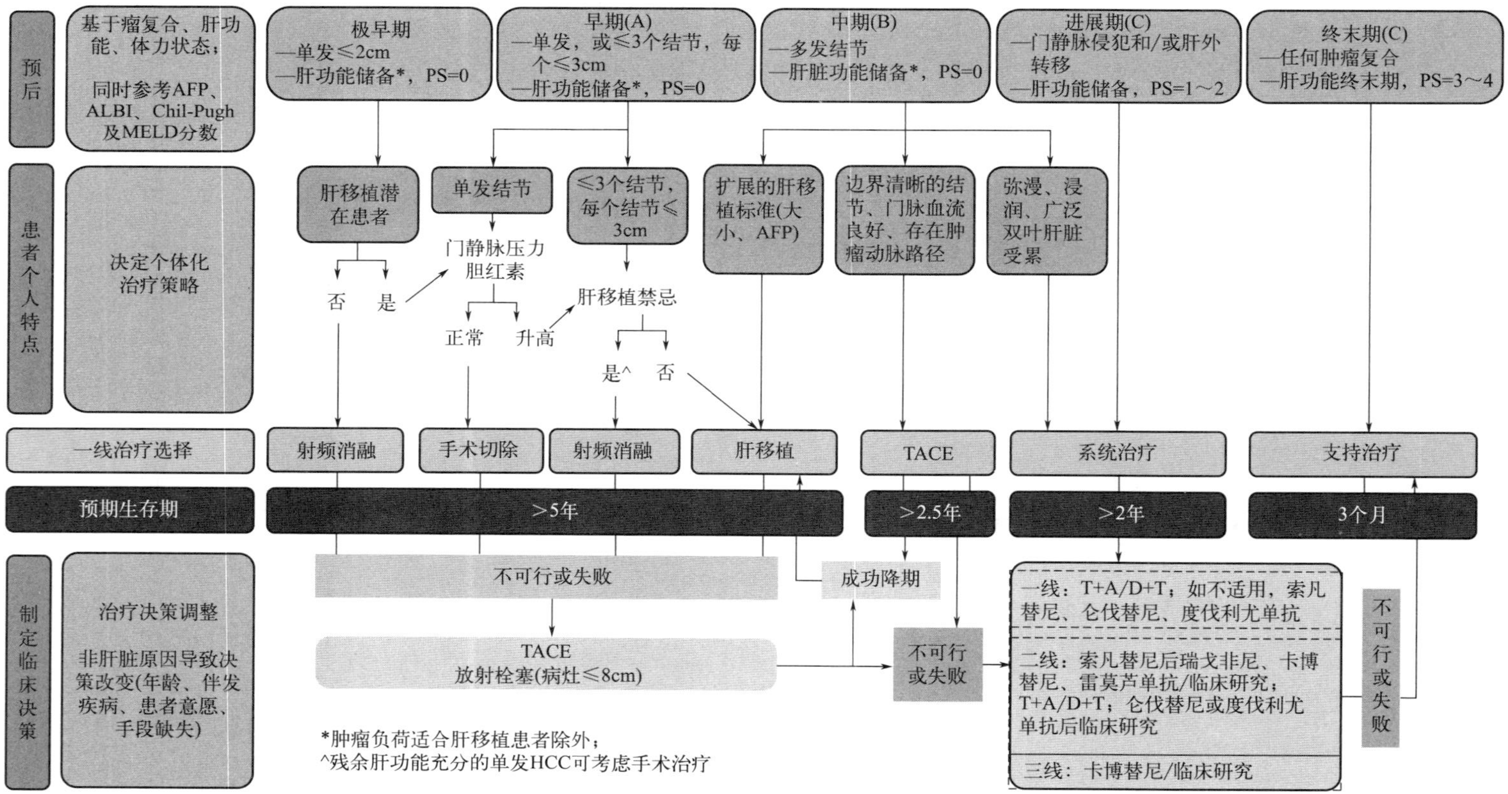

BCLC（2022版）

TACE：经导管动脉化疗栓塞术（transarterial chemoembolization）；T＋A：阿替利珠单抗（Atezolizumab，Tecentriq）＋贝伐珠单抗（Bevacizumab，Avastin）；D＋T：度伐利尤单抗（Durvalumab）＋替西木单抗（Tremelimumab）

④ 需要确定组织类型及分子特征。

⑤ 正在考虑非手术局部治疗（如消融）。

⑥ 正在接受肝移植评估。

⑦ 肝硬化（心源性、血管源性或先天性肝纤维化）。

（4）其他有助于分期的检查 胸部CT平扫、全身骨扫描。

6.1.5 总体治疗原则

肝细胞肝癌的治疗是一个复杂的过程，需要根据患者的具体情况，依据多学科综合治疗的理念，制定个体化的治疗方案，以达到最佳的治疗效果。对于孤立肿瘤和肝功能良好的患者，首选手术切除；对于单一肿瘤且直径<5cm或≤3个结节直径≤3cm且不适宜肝切除的患者，肝移植可作为首选；射频消融或经皮乙醇注射局部消融是BCLC 0-A期肿瘤且不适合手术切除患者的标准治疗；化疗栓塞用于BCLC B、无血管浸润的多结节肿瘤；包括靶向治疗、免疫治疗在内的全身治疗适用于肝功能良好的晚期HCC（BCLC C）或肿瘤超出局部治疗范围的肿瘤。

6.2 肝细胞肝癌药物治疗方案

6.2.1 潜在可切除 HCC 治疗方案

术后辅助治疗：术后辅助治疗方式可能有靶向治疗、TACE、HAIC 及免疫治疗等。

6.2.1.1 成功研究

- HAIC（hepatic artery infusion chemotherapy，肝动脉灌注化疗）

FOLFOX：奥沙利铂 85mg/m^2，静脉输液 2h，d1；亚叶酸钙 400mg/m^2，静脉输液 2h，d1；5-Fu 400mg/m^2，静脉推注，d1；5-Fu 2400mg/m^2，civ 46h，每 2 周。

适用人群

手术切除后存在微血管侵犯的 HCC 患者，在手术后 4～6 周接受 2 周 FOLFOX 方案的 HAIC 治疗。该研究在中国广东省 5 家医学中心共纳入 315 例患者。

疗效

	术后 HAIC 辅助治疗	观察	HR
中位 DFS/月	20.3	10.0	0.59*
1 年 DFS 率/%	62.2	47.2	—
2 年 DFS 率/%	46.8	30.1	—
3 年 DFS 率/%	41.1	22.6	—
中位 OS/月	未达到	未达到	0.64
1 年 OS 率/%	93.8	92	—
2 年 OS 率/%	86.4	86.0	—
3 年 OS 率/%	80.4	74.9	—

* 有统计学差异。

毒性

单位：%

	术后 HAIC	
不良反应	总不良反应(71.6)	≥3 级不良反应(1.4)
ALT 升高	6.1	0
白细胞减少	6.1	0
低白蛋白血症	12.2	0
胆红素升高	6.8	0
呃逆	1.4	0
疼痛	41.6	1.4
排尿困难	3.4	0
中性粒细胞减少	5.4	0
血小板减少	8.1	0
腹泻	5.4	0
呕吐	27.1	0
发热	2.7	0
贫血	4.8	0
肌酐升高	1.4	0
厌食症	8.2	1.4
PT 间期延长	2.0	0

• 贝伐珠单抗 15mg ivdrip d1＋阿替利珠单抗 1200mg d1，每 3 周，共 17 周期（IMbrave050）[3]。

适用人群

手术切除后的 HCC 患者，具有以下高危特征：

① 肿瘤大于＞5cm；

② 肿瘤数超过 3 个；

③ 微血管侵犯；

④ 轻微微血管侵犯 Vp1/Vp2（Vp1：癌栓局限于二级远端门静脉分支，但未累及门静脉二级分支；Vp2：癌栓累及门静脉二级分支）；

⑤ 病理分级为 3 级或 4 级。

疗效

	术后贝伐珠单抗联合阿替利珠单抗组	观察组	HR
1 年 RFS/%	78	65	0.72*

* 有统计学差异。

毒性

单位：%

不良反应	术后贝伐珠单抗联合阿替利珠单抗	
	总不良反应(88)	3级以上不良反应(41)
导致停药的不良反应	9	—
导致死亡的不良反应	2	—
主要不良反应		
蛋白尿	46	9
高血压	38	18
血小板减少	20	5
AST 升高	16	1
ALT 升高	14	1
甲减	14	0
关节痛	12	<1
瘙痒	12	<1
皮疹	12	0
胆红素升高	10	<1
发热	10	0

6.2.1.2 失败研究

- **靶向治疗（索拉非尼）**[4]

这项在28个国家超过200个中心进行的Ⅲ期RCT研究中，共招募1114例手术或消融后获得完全影像缓解的HCC患者，分别接受索拉非尼400mg或安慰剂每日2次的治疗（最长4年）。索拉非尼组较安慰剂组并未延长RFS（8.5个月 vs. 8.4个月）及OS［33.3个月 vs. 33.7个月，HR=0.94（95% CI 0.78～1.13)］。

- **TACE**[5]

这项在中国进行的研究纳入手术切除的Ⅰ/Ⅱ期（TNM分期）HCC患者332例，术后进行2周期TACE或观察，1年、3年、5年的RFS率两组分别为87.3%、70.0%、60.6%（TACE组）及84.8%、69.3%、58.1%（观察组）。术后TACE并未延长RFS［HR=0.88（95% CI 0.62～1.24)］及OS［HR=1.06（95% CI 0.63～1.76)］。

6.2.2 适合栓塞但不可切除的HCC治疗方案

- TACE期间度伐利尤单抗（T）1500mg ivdrip 每4周，贝伐珠单抗（B）

15mg/kg ivdrip 每 4 周；TACE 结束后度伐利尤单抗（T）1120mg ivdrip 、贝伐珠单抗（B）15mg/kg ivdrip，每 3 周。

• TACE 传统或药物洗脱微球栓塞（c-TACE 或 DEB-TACE）（EMERALD-1 研究）[6]。

适用人群

适合进行 TACE 治疗且不可切除的 HCC（Child-Pugh A 或 B7）患者。

疗效

	T+B+TACE	TACE	HR
ORR/%	44	30	—
DOR/%	22.1	16.4	—
中位 PFS/月	15.0	8.2	0.77*

* 有统计学差异。

毒性

单位：%

不良反应	总不良反应(98)	≥3 级不良反应(46)
导致死亡的不良反应	10%	—
主要不良反应		
栓塞后症状	26	3
甲减	23	0
瘙痒	21	0
高血压	27	6
蛋白尿	22	4
腹痛	18	1
发热	15	1
外周水肿	14	1
腹水	16	3
皮疹	13	1
肺炎	3	2
急性肾功能损伤	6	5
食管胃底静脉曲张	4	3

• 仑伐替尼 8（体重<60kg）～12mg（体重≥60kg），po，每日 1 次；帕博利珠单抗 400mg，ivdrip，每 6 周。

• TACE（LEAP-012）[7]。

适用人群

适合进行 TACE 治疗且不可切除的 HCC（Child-Pugh A 或 B7）患者。

疗效

	仑伐替尼＋帕博利珠单抗＋TACE	TACE	HR
(ORR/CR)/%	71.3/56.1	49.8/33.7	
DCR/%	90.3	81.1	
DOR/%	14.6	12.5	
中位 PFS/月	15.0	8.2	0.66*
12 个月 PFS 率/%	62.2	43.4	
18 个月 PFS 率/%	39.1	27.9	
1 年 OS 率/%	89.0	83.1	0.80
2 年 OS 率/%	74.6	68.6	

* 有统计学差异。

毒性

单位：%

	总不良反应	≥3 级不良反应
导致死亡的不良反应	2	—
高血压	51	24
蛋白尿	39	4
ALT 升高	34	5
AST 升高	34	7
血小板减少	33	11
甲减	32	<1
胆红素升高	31	3
食欲减低	28	1
手足综合征	25	5
腹泻	24	5
体重减轻	23	4
疲乏	23	4
栓塞后综合征	21	1

6.2.3 晚期不可切除的 HCC 治疗方案

6.2.3.1 晚期不可切除的 HCC 一线治疗方案

（1）靶向单药

- 索拉非尼（Sorafenib）400mg，po，每日 2 次[8]。

• 仑伐替尼（Lenvatinib）8～12mg，po，每日1次（体重≥60kg，12mg，每日1次；体重<60kg，8mg，每日1次）[9]。

• 多纳非尼（Donafenib）0.2g，po，每日2次[10]。

适用人群

BCLC B或C、Child-Pugh A或B（≤7）的不可切除HCC患者。

疗效

	索拉非尼（n=602）			仑伐替尼（n=1492，非劣效）			多纳非尼（n=668）		
分组	索拉非尼	安慰剂	HR	仑伐替尼	索拉非尼	HR	多纳非尼	索拉非尼	HR
ORR/%	2	1	—	18.8	6.5	—	4.6	2.1	—
SD/%	71	67	—	54.0	52.5	—	49.7	50.2	—
DCR/%	43	32	—	72.8	59.0	—	30.8	28.7	—
PFS/月	5.5	2.8	0.58*	7.4	3.7	0.66	3.7	3.6	0.91
OS/月	10.7	7.9	0.69*	13.6	12.3	0.92▲	12.1	10.3	0.8▼
1年OS率/%	44	33	—	—	—	—	50.6	45	—

*优效性评估有统计学意义；▲非劣效性评估有统计学意义；▼非劣效性及优效性评估皆有统计学意义。

毒性

单位：%

药物	索拉非尼		仑伐替尼		多纳非尼	
不良反应	总不良反应	≥3级不良反应	总不良反应	≥3级不良反应	总不良反应	≥3级不良反应
疲乏	22	4	29.6	3.8	14	0
体重下降	9	2	30.9	7.6	11	0
皮肤干燥	14	0	—	—	—	—
手足综合征	21	8	26.9	2.9	50	6
皮疹或脱屑	16	1	9.7	0	20	<1
食欲减低	14	<1	34.0	4.6	—	—
腹泻	39	8	38.7	4.2	30	2
恶心	11	<1	19.5	0.8	—	—
呕吐	5	1	16.2	1.3	—	—
高血压	5	2	42.2	23.3	26	9
蛋白尿			24.6	5.7	20	1
出血	7	1	—	—	—	—

续表

药物	索拉非尼		仑伐替尼		多纳非尼	
不良反应	总不良反应	≥3级不良反应	总不良反应	≥3级不良反应	总不良反应	≥3级不良反应
腹痛	8	2	17	1.7	—	—
肝脏损伤	<1	<1	13.7(AST)	5.0(AST)	23(AST)	2(AST)
甲减	—	—	16.4	0	—	—
血小板减少	—	—	18.3	5.5	28	4
低磷血症	—	—	—	—	17	3

（2）靶向联合免疫治疗

- 贝伐珠单抗 15mg ivdrip d1＋阿替利珠单抗 1200mg ivdrip 每 3 周（IMbrave150 研究）[11]。
- 贝伐珠单抗生物类似物（IBI 305 单抗）15mg ivdrip d1＋信迪利单抗 200mg ivdrip 每 3 周（ORIENT-32 研究）[12]。
- 贝伐珠单抗 15mg ivdrip d1＋特瑞普利单抗 240mg ivdrip 每 3 周（HEPATORCH 研究）[13]。
- 贝伐珠单抗生物类似物（SCT510 单抗，安贝珠）15mg ivdrip d1＋SCT-I10A（菲诺利单抗）200mg ivdrip 每 3 周（SCT-I10A-C301 研究）[14]。

适用人群

Child-Pugh A 的不可切除 HCC 患者。

疗效

研究名称	IMbrrave 150 研究			ORIENT-32 研究			HEPATORCH 研究			SCT-I10A-C301 研究		
治疗方案	贝伐珠单抗＋阿替利珠单抗（n=329）	索拉非尼（n=156）	HR	IBI305单抗＋信迪利单抗（n=380）	索拉非尼（n=191）	HR	贝伐珠单抗＋特瑞普利单抗（n=162）	索拉非尼（n=164）	HR	SCT510单抗＋SCT-I10A（n=230）	索拉非尼	HR
(ORR/CR)/%	30/8	11/<1	—	21.0	4.7		25.3	6.1		32.8	4.3	—
DCR/%	73.6	55.3	—				71.0	65.2		—	—	—
DOR/%	18.1	14.9	—	20.3						—	—	—
中位 PFS/月	6.8	4.3	0.59*	4.6	2.8	0.57*	5.8	4.0	0.69	7.1	2.9	0.5
中位 OS/月	19.2	13.4	0.66*	NE	10.4	0.57*	20.0	14.5	0.76	22.1	14.2	0.6
1年 OS 率/%	67.2	54.6	—	—	—	—	—	—	—	—	—	—

* 有统计学差异。

毒性

单位:%

	贝伐珠单抗+阿替利珠单抗		IBI305单抗+信迪利单抗	
不良反应	任何级别	≥3级	任何级别	≥3级
3级或4级TRAE/%	56.5	—	32	—
导致死亡的TRAE/%	4.6	—	2	—
高血压	29.8	15.2	31	14
疲乏	20.4	2.4	16	1
尿蛋白	20.1	3.0	42	5
AST升高	19.5	7.0	36	2
瘙痒	19.5	0	10	0
腹泻	18.8	1.8	15	2
食欲减低	17.6	1.2	12	1
ALT升高	14.0	3.6	26	1
便秘	13.4	0	—	—
胆红素升高	13.1	2.4	29	5
皮疹	12.5	0	7	<1
腹痛	12.2	1.2	15	1
咳嗽	11.9	0	—	—
输液反应	11.2	2.4	—	—
体重下降	11.2	0	15	1
血小板减少	10.6	3.3	41	8
鼻衄	10.3	0	—	—
发热	—	—	17	<1
甲减	—	—	14	0

注:TRAE,治疗相关不良事件。

- 卡瑞利珠单抗200mg每3周+阿帕替尼250mg每日(CARES-310)[15]。
- 派安普利单抗200mg每3周+安罗替尼10mg d1~d14每3周(ALTN-AK105-Ⅲ-02)[16]。

适用人群

Child-Pugh A或B7的不可切除HCC患者。

疗效

治疗方案	卡瑞利珠单抗+阿帕替尼（n=272）	索拉非尼（n=271）	HR	派安普利单抗+安罗替尼（n=432）	索拉非尼（n=211）	HR
(ORR/CR)/%	26.8*/1.1	5.9*/0.4	—	—	—	—
DCR/%	78.3	53.9	—	—	—	—
DOR/月	17.5	9.2	—	16.2	13.7	—
中位 PFS/月	5.6	3.7	0.54*	6.9	2.8	0.53*
中位 OS/月	23.8	15.2	0.64*	16.5	13.2	0.69*
2 年 OS 率/%	49.0	32.6	—	—	—	—
3 年 OS 率/%	37.7	24.8	—	—	—	—

* 有统计学差异。

毒性

单位：%

不良反应	卡瑞利珠单抗+阿帕替尼		派安普利单抗+安罗替尼	
	总不良反应	≥3 级不良反应	总不良反应	≥3 级不良反应
所有不良反应	97	—	96.5	—
3 级或 4 级 TRAE	81	—	48.2	—
导致停药的 TRAE	24	—	6.7	—
免疫相关的 TRAE	57	17	—	—
高血压	70	38	44.0	16.9
血小板下降	46	11	37.5	8.3
AST 升高	54	16	34.5	3.9
胆红素升高	43	9	31.0	4.9
ALT 升高	47	13	27.3	2.3
甲减	21	0	19.7	0
手足综合征	37	12	18.8	1.9
体重下降	11	1	18.3	0.5
蛋白尿	49	6	18.1	0.7
腹泻	30	2	16.2	2.8
食欲减低	15	1	10.9	0.5
皮疹	17	2	10.2	0.5
反应性毛细血管增生症	29	3	—	—

注：TRAE，治疗相关不良事件。

备注

同样是抗血管生成多靶点药物与 PD-1 单抗的联合治疗，在 LEAP-002[17] 研究中，不可切除的 HCC 患者接受帕博利珠单抗联合仑伐替尼或仑伐替尼单药治疗，中位 OS 两组分别为 21.2 个月 vs. 19.0 个月（HR=0.84），中位 PFS 两组分别为 8.2 个月 vs. 8.0 个月（HR=0.87），差异未达到预设界值。

（3）双免治疗

• 度伐利尤单抗 1500mg ivdrip 每 4 周，替西木单抗 300mg ivdrip（1 周期）（HIMALAYA）[18]。

• 纳武利尤单抗 1mg/kg ivdrip，伊匹木单抗 3mg/kg ivdrip，每 3 周（最多 4 周期）；后改为纳武利尤单抗 480mg，每 4 周（CheckMate 9DW）[19]。

适用人群

Child-Pugh A 或 B（7 分）的不可切除 HCC 患者。

疗效

研究名称	HIMALAYA 研究			CheckMate 9DW 研究		
治疗方案	度伐利尤单抗+替西木单抗（n=388）	索拉非尼（n=374）	HR	纳武利尤单抗+伊匹木单抗（n=335）	仑伐替尼或索拉非尼（n=333）	HR
ORR/%	20.1/3.1	15.6/0	—	36	13	—
DCR/%	89.4	85.9	—	68	75	—
DOR/月	22.3	18.4	—	30.4	12.9	—
中位 PFS/月	3.8	4.1	—	9.1	9.2	0.87
中位 OS/月	16.4	13.8	0.78*	23.7	20.6	0.79*
18 个月 OS 率/%	48.7	41.5	—	—	—	—
2 年 OS 率/%	40.5	32.0	—	49	39	—
3 年 OS 率/%	30.7	19.8	—	38	24	—
5 年 OS 率/%	19.6	9.4	—	—	—	—

* 有统计学差异。

毒性

单位：%

	度伐利尤单抗+替西木单抗		纳武利尤单抗+伊匹木单抗	
不良反应	任何级别	高剂量类固醇激素治疗的 irAE	任何级别	≥3 级
治疗相关不良反应	75.8	—	84	41
3 级或 4 级 TRAE	25.8	—	28	25
导致停药的 TRAE	8.2	—	18	13
导致死亡的 TRAE	2.3	—	4	<1
免疫相关的 TRAE	35.8	20.1	58	18
肝炎	—	7.5	19	15
甲减	—	0.3	19	<1
皮疹	—	3.1	15	4
甲亢	—	0.5	11	<1
腹泻/结肠炎	—	5.2	8	5
肾上腺功能不全	—	0.3	5	2
垂体炎	—	0.3	3	1
肺炎	—	1.0	2	<1
肾炎	—	0.8	2	<1
超敏反应	—	—	1	0
糖尿病	—	—	<1	<1
心肌炎	—	0.5	—	—

备注

① 在 HIMALAYA 研究中，除双免治疗组外，同时设置了度伐利尤单药治疗组。接受度伐利尤单抗单药治疗的 HCC 患者（$n=389$）中位 OS 为 16.56 个月，2 年及 3 年的 OS 率为 39.6%及 24.7%，对比索拉非尼组达到非劣效性，但未达到优效性；中位 PFS 3.8 个月，客观缓解率 17%。

② RATIONALE-301 研究是一项随机、阳性药平行对照Ⅲ期研究，旨在明确 PD-1 抑制剂替雷利珠单抗对比索拉非尼一线治疗晚期 HCC 的有效性和安全性。接受替雷利珠单抗单药治疗的中国 HCC 患者中位 OS 为 15.9 个月，非劣效

于索拉非尼（14.1 个月），未达到优效性；中位 PFS 为 2.1 个月，客观缓解率为 14.3%[20]。

③ 目前，对于无明显用药禁忌的不可切除的 HCC 患者的一线治疗中，更加倾向于使用抗血管生成的靶向药物联合 PD-1 单抗或双免的联合治疗，而对于存在用药禁忌的 HCC 患者可灵活选择多靶点 TKI 药物单药或免疫治疗单药。

6.2.3.2 晚期不可切除的 HCC 二线治疗方案

经一线治疗而病情进展后，优先让符合条件的患者参与新治疗策略的临床试验。如果晚期肝细胞肝癌患者一线使用了贝伐珠单抗和阿替利珠单抗，二线治疗可考虑以下方案。

（1）靶向单药

- 瑞戈替尼 160mg，po，每日 1 次，d1～d21，每 4 周（RESORCE）[21]。
- 卡博替尼 60mg，po，每日 1 次（CELESTIAL）[22]。
- 阿帕替尼 750mg，po，每日 1 次，每 4 周（AHELP）[23]。
- 雷莫芦单抗 8mg，静脉输液，每 2 周（REACH-2）[24]。

适用人群

在索拉非尼治疗中进展且仍然具有较好肝功能（Child-Pugh A）的晚期 HCC 患者。对于应用雷莫芦单抗，额外条件包括 AFP≥400ng/mL。

疗效

研究名称	RESORCE 研究			CELESTIAL 研究			AHELP 研究			REACH-2 研究		
治疗方案	瑞戈非尼（n=379）	安慰剂（n=194）	HR	卡博替尼（n=470）	安慰剂（n=237）	HR	阿帕替尼（n=267）	安慰剂（n=133）	HR	雷莫芦单抗（n=197）	安慰剂（n=95）	HR
ORR/%	11	4	—	4	1	—	11	2		5	1	—
DCR/%	65	70	—	64	33	—	61	29		59.9*	38.9*	
mPFS/月	3.1	1.5	0.46*	5.2	1.9	0.44*	4.5	1.9		2.8	1.6	0.45*
mOS/月	10.6	7.8	0.63*	10.2	8.0	0.76*	8.7	6.8	0.78*	8.5	7.3	0.71*
1 年 OS 率/%	—	—	—	46	34	—	36.8	28.9	—	—	—	—
2 年 OS 率/%	—	—	—	18	13	—	—	—	—	—	—	—

* 有统计学差异。

毒性

单位：%

不良反应	瑞戈非尼		卡博替尼		阿帕替尼		雷莫芦单抗	
	总不良反应（100）	≥3级不良反应（67）	总不良反应	≥3级不良反应	总不良反应	≥3级不良反应	总不良反应	≥3级不良反应
手足综合征	53	13	46	17	56	18	—	—
腹泻	41	3	54	10	37	9	—	—
疲乏	40	9	45	10	28	3	28	4
厌食	—	—	48	6	25	1	—	—
胆红素升高	28	3	10	3	35	5	—	—
恶心	17	1	31	2	20	2	19	0
呕吐	13	1	26	<1	23	3	10	0
发热	19	0	14	0	—	—	10	0
腹痛	28	3	19	1	—	—	20	2
腹水	16	4	12	4	—	—	—	—
外周水肿	16	1	13	1	—	—	26	2
口腔黏膜炎	13	1	—	—	—	—	—	—
血小板减少	10	3	11	3	46	13	—	—
出血	—	—	—	—	—	—	25	6
高血压	31	15	—	—	48	28	25	13
蛋白尿	—	—	—	—	20	5	20	2
血栓栓塞事件	—	—	—	—	—	—	4	2

（2）免疫治疗

- **双免治疗**

—纳武利尤单抗（O）1mg/kg，伊匹木单抗（I）3mg/kg，ivdrip，每3周，4周期后改为纳武利尤单抗240mg、每2周。

适用人群

在索拉非尼治疗中进展且仍然具有较好肝功能（Child-Pugh A）的晚期HCC患者。该研究探讨了3组不同剂量的I+O组合。分别为：A组——纳武利尤单抗1mg/kg，伊匹木单抗3mg/kg，每3周，4周期后改为纳武利尤单抗240mg、每2周；B组——纳武利尤单抗3mg/kg，伊匹木单抗1mg/kg，每3周，4周期后改为纳武利尤单抗240mg、每2周；C组——纳武利尤单抗3mg/kg，伊匹木单抗1mg/kg，每6周。

疗效

	A组 (n=49)	B组 (n=49)	C组 (n=48)
客观缓解率/%	32	31	31
中位DOR/月	未达到	15.2	21.7
中位OS/月	22.8	12.5	12.7
1年OS率/%	61	56	51
2年OS率/%	48	30	42

毒性

单位:%

免疫相关不良反应	纳武利尤1mg/kg、伊匹木单抗3mg/kg	
	总不良反应	≥3级不良反应
皮疹	35	6
肝炎	20	20
甲减	20	0
肾上腺皮质功能不全	18	4
腹泻/结肠炎	10	6
肺炎	10	6
甲亢	10	0
垂体炎	4	0

- **单免治疗**

帕博利珠单抗200mg，每3周。

适用人群

对索拉非尼或奥沙利铂为主的化疗不耐受或在治疗中进展且仍然具有较好肝功能（Child-Pugh A）的晚期HCC患者。

疗效

	帕博利珠单抗 (n=300)	安慰剂 (n=153)	HR
客观缓解率/%	12.7	1.3	—
DCR/%	51.0	47.1	—
中位DOR/月	23.9	5.6	—

续表

	帕博利珠单抗 （n=300）	安慰剂 （n=153）	HR
中位 PFS/月	2.6	2.3	0.74*
中位 OS/月	14.6	13.0	0.79*
1 年 OS 率/%	57.0	52.9	—
2 年 OS 率/%	34.3	24.0	—
3 年 OS 率/%	23.4	11.0	—

* 有统计学意义。

毒性

单位：%

	帕博利珠单抗	
不良反应	总不良反应(66.9)	≥3 级不良反应(12.0)
AST 升高	12	2.3
ALT 升高	11.7	2.0
皮疹	11.7	0.3
瘙痒	10.7	0.0
胆红素升高	9.0	0.7
腹泻	7.4	0.7
发热	7.0	0.3
血小板减少	7.4	1.3
甲减	8.4	0.0
甲亢	5.0	0.0
肺炎	1.7	0.3
自身免疫性肝炎	1.3	1.0
垂体炎	0.3	0.3

6.3 少见肝脏肿瘤药物治疗方案

6.3.1 肝母细胞瘤

肝母细胞瘤是5岁以下儿童肝脏肿瘤的主要组织类型，占90%以上。AFP及肝脏超声、CT及MRI有助于帮助诊断，但其确诊仍依靠组织活检。

6.3.1.1 分期

常用的肝母细胞瘤分期系统为PRETEXT系统，结合了Couinard肝段划分法，首先将肝脏划分为左外侧区（2段及3段）、左内侧区（4a段及4b段）、右前区（5段及8段）、右后区（6段及7段）4个区域。根据肿瘤累及不同肝脏区域的数量及范围将其分为4期。

① Ⅰ期：肿瘤局限在1个肝区，相邻的另外3个肝区无肿瘤侵犯。

② Ⅱ期：肿瘤累及1个或2个肝区，相邻的另外2个肝区无肿瘤侵犯。

③ Ⅲ期：2个或3个肝区受累，另1个相邻的肝区未受累。

④ Ⅳ期：肿瘤累及所有4个肝区。

2017年，PRETEXT系统进行了进一步的修改，为远处转移（M）、肝静脉或下腔静脉受累（V）、门脉受累（P）、尾状叶受累（C）、肝内多发肿瘤结节（F）以及肿瘤破裂（R）进行了进一步的标注。

根据PRETEXT分级以及AFP等临床病理特征衍生出不同的危险等级，国际儿童肝肿瘤协作组（SIOPEL）、北美儿童肿瘤协作组（Children's Oncology Group，COG）、德国儿童肿瘤协作组（German Society for Pediatric Oncology and Hematology，GPOH）和日本儿童肝肿瘤协作组（Japanese Study Group for Pediatric Liver Tumor，JPLT）4个不同中心，根据不同的危险等级进行治疗决策推荐，在这里我们介绍SIOPEL及COG方案。近期，SIOPEL-4方案的疗效已在日本得到验证。

6.3.1.2 治疗原则

COG和JPLT对于较早期（PRETEXT Ⅰ/Ⅱ期）的肝母细胞瘤更倾向于采取直接手术的治疗模式。而SIOPEL更倾向于行术前新辅助化疗。目前，大多数协作组建议接受了手术完全切除的肝母细胞瘤患者进行术后辅助化疗。

6.3.1.3 药物治疗方案

（1） SIOPEL 方案

危险分级	分期及临床病理特征	术前化疗方案	术后化疗方案
标准危险组[25]	PRETEXT Ⅰ/Ⅱ/Ⅲ期；AFP＞100ng/mL	顺铂×4 周期	顺铂×2 周期
高危险组（SIOPEL-4 研究）[26]	PRETEXTⅣ期，或 M、H、P、E、R，AFP＜100ng/mL	剂量密集型顺铂为基础的化疗 A1～A3 周期* B 周期*	剂量密集型顺铂为基础的化疗 C 周期*

注：

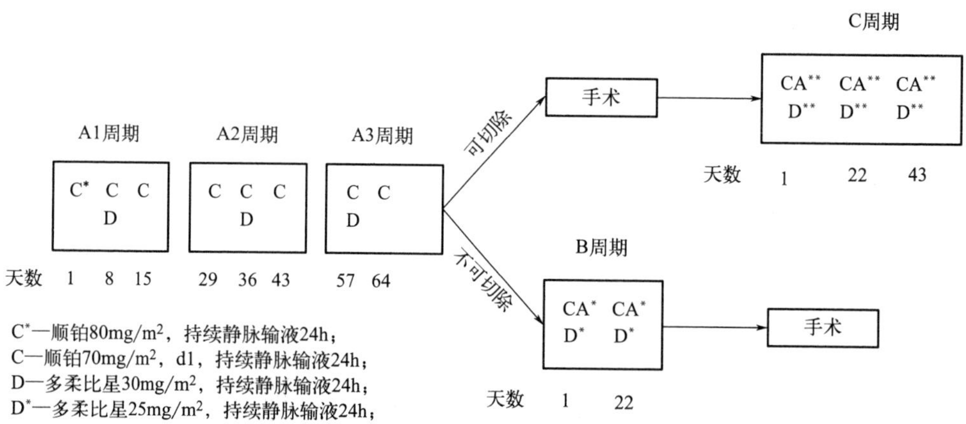

C*—顺铂80mg/m²，持续静脉输液24h；
C—顺铂70mg/m²，d1，持续静脉输液24h；
D—多柔比星30mg/m²，持续静脉输液24h；
D*—多柔比星25mg/m²，持续静脉输液24h；
D**—多柔比星20mg/m²，持续静脉输液24h；
CA*—卡铂AUC=10.6 mg · min/mL，静脉输液1h；
CA**—卡铂AUC=6.6 mg · min/mL，静脉输液1h。

- 标准危险组方案：顺铂 80 mg/m^2，持续静脉滴注 24h，每 2 周，术前共 4 周；术后 2 周期。
- 高危险组方案

a. 术前 A1～A3 周期：顺铂 80mg/m^2 d1，70mg/m^2 d8、d15、d29、d36、d43、d57、d64，ivdrip；多柔比星 30mg/(m^2 · d)，iv，d8～d9、d36～d37、d57～d58。

b. 如仍无法进行手术切除，则进行术前 B 周期：多柔比星 25mg/(m^2 · d)，iv，d1～d3、d22～d24；卡铂 AUC＝10.6 mg · min/mL，ivdrip，d1、d22。

c. 术后（如术前未接收 B 周期治疗）C 周期：多柔比星 20mg/(m^2 · d)，iv，d1～d2、d22～d23、d43～d44；卡铂 AUC＝6.6 mg · min/mL，ivdrip，d1、d22、d43。

疗效

	SIOPEL-3 方案 标准危险组 （n=126）	SIOPEL-4 方案 高危险组 （n=62）
客观缓解率/%	90	98
手术切除率/%	95	74
3 年 EFS 率/%	83	76
3 年 OS 率/%	95	83

毒性

单位：%

3 级或 4 级不良反应	顺铂单药治疗 （标准危险组）	顺铂为基础的密集剂量化疗 （高危险组）
粒细胞减少性发热	1.7	71
感染	4.4	27
口腔黏膜炎	0.3	11
严重毒性反应	5.5	—
贫血	—	3 级：85；4 级：18
粒细胞减少	—	92
血小板减少		85

（2） COG 方案

危险分级	分期及临床病理特征	术前化疗方案	术后化疗方案
极低危组	PRETEXT Ⅰ 期，纯胚胎型	无	无
低危组[27]	PRETEXT Ⅰ/Ⅱ 期，非小细胞未分化	无	C5V×2 周期
中危组[28]	PRETEXT Ⅰ/Ⅱ 期及小细胞未分化或 PRETEXT Ⅲ 期	C5VD×(4～6)周期	C5VD
高危组[29]	PRETEXT Ⅳ 期，AFP＜100ng/mL	(VCR＋IRI)×2 周期 C5VD×6 周期	—

• C5V：顺铂 100mg/m^2（对于体重＜10kg 的儿童，3.3mg/kg），静脉输液≥6h，d1；5-Fu 600mg/m^2（对于体重＜10kg 的儿童，20mg/kg），静脉输液，d2；VCR 1.5mg/m^2，最大剂量 2mg（对于体重＜10kg 的儿童，0.05mg/kg），静脉推注，d2、d9、d16。

• C5VD：C5V 同上。

多柔比星：30mg/m^2（对于体重＜10kg 的儿童，1mg/kg），静脉输液≥15min，d1、d2；如多柔比星总剂量超过 300mg/m^2，在给予多柔比星前可给右丙亚胺 300mg/m^2（对于体重＜10kg 的儿童，10mg/kg）。

• 高危组：VCR+IRI 2 周期；如有反应（肿瘤负荷下降 30%），再进行 2 周期 VCR+IRI 后进行 C5VD 6 周期；如无反应，即进行 6 周期 C5VD。

长春新碱（VCR）1.5mg/m^2，iv，d1、d8；

伊立替康（IRI）50mg/(m^2·d)，ivdrip，d1～d5。

疗效

	低危组辅助化疗	中危组围术期治疗	高危组围术期治疗
3 年 EFS 率/%	—	—	49
3 年 OS 率/%	—	—	62
5 年 EFS 率/%	88	88	—
5 年 OS 率/%	91	95	—

毒性

单位：%

≥3 级不良反应	低危组辅助化疗	中危组围术期治疗	高危组围术期治疗（前 2 周后期）
粒细胞减少性发热	14	54	23
感染	8	47	13
腹泻	8	—	26
口腔黏膜炎	8	30	3
低钾血症	6	38	—
耳毒性	2	18	0
心脏毒性	—	5	3
神经毒性	4	6	—

6.3.2 肝脏黏液性囊性肿瘤

6.3.2.1 流行病学

肝脏黏液性囊性肿瘤（mucinous cystic neoplasm，MCN）是一组罕见的肿瘤，包括胆管囊腺瘤（biliary cystadenoma，BCA）和胆管囊腺癌（biliary cystadenocarcinoma，BCAC），仅占肝脏囊性病变的 5%。其中 BCA 常发生于中年女性，而

BCAC 的男女比例相似。

6.3.2.2 临床特征

MCN 起病隐匿，可出现腹部不适、腹胀或因肿瘤占位效应引起的症状。其 CT、MRI 或 BUS 等影像学可能表现为单个、巨大、多房性或偶发单房性（6%～10%）囊肿，囊壁厚而不规则，BUS 可能有回声隔膜。

6.3.2.3 治疗

BCA 为癌前病变（20% BCA 可能转变为 BCAC），因此无论是 BCA 还是 BCAC 均应手术切除。经皮穿刺引流、乙醇注射、开窗减压术等保守治疗后，其复发率可高达 80%～90%，而手术切除后的复发率为 4.8%～5.4%[30]。

参考文献

[1] Sung H, Ferlay J, Siegel RL, et al. Global Cancer Statistics 2020: GLOBOCAN Estimates of Incidence and Mortality Worldwide for 36 Cancers in 185 Countries [J]. CA Cancer J Clin, 2021, 71 (3): 209-249.

[2] Qiu H, Cao S, Xu R. Cancer incidence, mortality, and burden in China: a time-trend analysis and comparison with the United States and United Kingdom based on the global epidemiological data released in 2020 [J]. Cancer Commun (Lond), 2021, 41 (10): 1037-1048.

[3] Qin S, Chen M, Cheng AL, et al. Atezolizumab plus bevacizumab versus active surveillance in patients with resected or ablated high-risk hepatocellular carcinoma (IMbrave050): a randomised, open-label, multicentre, phase 3 trial [J]. Lancet, 2023, 402 (10415): 1835-1847.

[4] Bruix J, Takayama T, Mazzaferro V, et al. Adjuvant sorafenib for hepatocellular carcinoma after resection or ablation (STORM): a phase 3, randomised, double-blind, placebo-controlled trial [J]. Lancet Oncol, 2015, 16 (13): 1344-1354.

[5] Tao Ma, Xueli Bai, Qi Zhang, et al. Adjuvant transarterial chemoembolization for hepatocellular carcinoma following curative resection: A randomized, open-label, phase 3 trial [J]. Hepatology, 2025, 82 (5): 1112-1121.

[6] Sangro B, Kudo M, Erinjeri JP, et al. Durvalumab with or without bevacizumab with transarterial chemoembolisation in hepatocellular carcinoma (EMERALD-1): a multiregional, randomised, double-blind, placebo-controlled, phase 3 study [J]. Lancet, 2025, 405 (10474): 216-232.

[7] Kudo M, Ren Z, Guo Y, et al. Transarterial chemoembolisation combined with lenvatinib plus pembrolizumab versus dual placebo for unresectable, non-metastatic hepatocellular carcinoma (LEAP-012): a multicentre, randomised, double-blind, phase 3 study [J]. Lancet,

2025, 405 (10474): 203-215.

[8] Llovet JM, Ricci S, Mazzaferro V, et al. Sorafenib in advanced hepatocellular carcinoma [J]. N Engl J Med, 2008, 359 (4): 378-390.

[9] Kudo M, Finn RS, Qin S, et al. Lenvatinib versus sorafenib in first-line treatment of patients with unresectable hepatocellular carcinoma: a randomised phase 3 non-inferiority trial [J]. Lancet, 2018, 391 (10126): 1163-1173.

[10] Qin S, Bi F, Gu S, et al. Donafenib Versus Sorafenib in First-Line Treatment of Unresectable or Metastatic Hepatocellular Carcinoma: A Randomized, Open-Label, Parallel-Controlled Phase Ⅱ-Ⅲ Trial [J]. J Clin Oncol, 2021, 39 (27): 3002-3011.

[11] Finn RS, Qin S, Ikeda M, et al. Atezolizumab plus Bevacizumab in Unresectable Hepatocellular Carcinoma [J]. N Engl J Med, 2020, 382 (20): 1894-1905.

[12] Ren Z, Xu J, Bai Y, et al. Sintilimab plus a bevacizumab biosimilar (IBI305) versus sorafenib in unresectable hepatocellular carcinoma (ORIENT-32): a randomised, open-label, phase 2-3 study [J]. Lancet Oncol, 2021, 22 (7): 977-990.

[13] Shi Y, Han G, Zhou J, et al. Toripalimab plus bevacizumab versus sorafenib as first-line treatment for advanced hepatocellular carcinoma (HEPATORCH): a randomised, open-label, phase 3 trial [J]. Lancet Gastroenterol Hepatol, 2025, 10 (7): 658-670.

[14] Xu, Y Zhang, G Wang, et al. SCT-I10A combined with a bevacizumab biosimilar (SCT510) versus sorafenib in the first-line treatment of advanced hepatocellular carcinoma: A randomized phase 3 trial [C]. Chicago: American society of Clinical Oncology (ASCO), 2024, 4092.

[15] Qin S, Chan SL, Gu S, et al. Camrelizumab plus rivoceranib versus sorafenib as first-line therapy for unresectable hepatocellular carcinoma (CARES-310): a randomised, open-label, international phase 3 study [J]. Lancet, 2023, 402 (10408): 1133-1146.

[16] Zhou, J Fan, SC Jiao, et al. Primary results from the phase Ⅲ ALTN-AK105-Ⅲ-02 study: Anlotinib plus penpulimab versus sorafenib as first-line (1L) therapy for advanced hepatocellular carcinoma (aHCC) [C]. //Madrid, Spain. European society of medical oncology (ESMO), 2024.

[17] Llovet JM, Kudo M, Merle P, et al. Lenvatinib plus pembrolizumab versus lenvatinib plus placebo for advanced hepatocellular carcinoma (LEAP-002): a randomised, double-blind, phase 3 trial [J]. Lancet Oncol, 2023, 24 (12): 1399-1410.

[18] Sangro B, Chan SL, Kelley RK, et al. Four-year overall survival update from the phase Ⅲ HIMALAYA study of tremelimumab plus durvalumab in unresectable hepatocellular carcinoma [J]. Ann Oncol, 2024, 35 (5): 448-457.

[19] Yau T, Galle PR, Decaens T, et al. Nivolumab plus ipilimumab versus lenvatinib or sorafenib as first-line treatment for unresectable hepatocellular carcinoma (CheckMate 9DW): an open-label, randomised, phase 3 trial [J]. Lancet, 2025, 405 (10492): 1851-1864.

[20] Qin S, Kudo M, Meyer T, et al. Tislelizumab vs Sorafenib as First-Line Treatment for Unr-

esectable Hepatocellular Carcinoma: A Phase 3 Randomized Clinical Trial [J]. JAMA Oncol, 2023, 9 (12): 1651-1659.

[21] Bruix J, Qin S, Merle P, et al. Regorafenib for patients with hepatocellular carcinoma who progressed on sorafenib treatment (RESORCE): a randomised, double-blind, placebo-controlled, phase 3 trial [J]. Lancet, 2017, 389 (10064): 56-66.

[22] Abou-Alfa GK, Meyer T, Cheng AL, et al. Cabozantinib in Patients with Advanced and Progressing Hepatocellular Carcinoma [J]. N Engl J Med, 2018, 379 (1): 54-63.

[23] Qin S, Li Q, Gu S, et al. Apatinib as second-line or later therapy in patients with advanced hepatocellular carcinoma (AHELP): a multicentre, double-blind, randomised, placebo-controlled, phase 3 trial [J]. Lancet Gastroenterol Hepatol, 2021, 6 (7): 559-568.

[24] X Zhu AZ, Kang YK, Yen CJ, et al. Ramucirumab after sorafenib in patients with advanced hepatocellular carcinoma and increased α-fetoprotein concentrations (REACH-2): a randomised, double-blind, placebo-controlled, phase 3 trial [J]. Lancet Oncol, 2019, 20 (2): 282-296.

[25] Perilongo G, Maibach R, Shafford E, et al. Cisplatin versus cisplatin plus doxorubicin for standard-risk hepatoblastoma [J]. N Engl J Med, 2009, 361 (17): 1662-1670.

[26] Zsiros J, Brugieres L, Brock P, et al. Dose-dense cisplatin-based chemotherapy and surgery for children with high-risk hepatoblastoma (SIOPEL-4): a prospective, single-arm, feasibility study [J]. Lancet Oncol, 2013, 14 (9): 834-842.

[27] Katzenstein HM, Max R Langham MR, Malogolowkin MH, et al. Minimal adjuvant chemotherapy for children with hepatoblastoma resected at diagnosis (AHEP0731): a Children's Oncology Group, multicentre, phase 3 trial [J]. Lancet Oncol, 2019, 20 (5): 719-727.

[28] Katzenstein HM, Malogolowkin MH, Krailo MD, et al. Doxorubicin in combination with cisplatin, 5-flourouracil, and vincristine is feasible and effective in unresectable hepatoblastoma: A Children's Oncology Group study [J]. Cancer, 2022, 128 (5): 1057-1065.

[29] Katzenstein HM, Furman WL, Malogolowkin MH, et al. Upfront window vincristine/irinotecan treatment of high-risk hepatoblastoma: A report from the Children's Oncology Group AHEP0731 study committee [J]. Cancer, 2017, 123 (12): 2360-2367.

[30] Aziz H, Hamad A, Afyouni S, et al. Management of Mucinous Cystic Neoplasms of the Liver [J]. J Gastrointest Surg, 2023, 27 (9): 1963-1970.

7

胆管肿瘤

胆管癌（biliary tract cancer，BTC）是起源于胆囊及胆管的恶性肿瘤的总称，其发病率约占所有消化系统肿瘤的3%。按照解剖部位，胆管肿瘤包括胆囊癌（gallbladder cancer，GBC）、肝内胆管癌（intrahepatic cholangiocarcinoma，iCCA）和肝外胆管癌（extrahepatic cholangiocarcinoma，ECC），ECC根据解剖位置又分为肝门部胆管癌（perihilar cholangiocarcinoma，pCCA）和远端胆管癌（distal cholangiocarcinoma，dCCA）。小胆管肝内胆管癌具有IHD1/2或FGFR家族的突变，而较大胆管肝内胆管癌、胆囊癌具有更多的HER-2或KRAS的突变，成为新的治疗靶点。本章将简要介绍胆管肿瘤的诊断和病理，而后着重介绍胆管癌和胆囊癌的治疗原则，尤其是治疗药物的应用。

7.1 胆管肿瘤的诊断及总体治疗原则

7.1.1 流行病学

	中国[1]
发病率*	2.49/10万
死亡人数*	2.32/10万
常见发病年龄	60～75岁

*2020年WHO数据。

7.1.2 病理

7.1.2.1 胆管癌解剖位置分型[2]

AJCC	分界点	占比/%
肝内胆管癌(iCCA)		10～20
	左右肝管汇合处	
肝门部胆管癌(pCCA)		50～60
	胆囊管近端	
远端胆管癌(dCCA)		20～30

7.1.2.2 WHO 分型

① 腺癌（adenocarcinoma）。

腺癌，肠型（adenocarcinoma，intestinal type）。

透明细胞腺癌，非特指（clear cell adenocarcinoma，NOS）。

黏液囊性肿瘤伴侵袭性癌（mucinous cystic neoplasm with associated invasive carcinoma）。

黏液腺癌（mucinous adenocarcinoma）。

低黏附性腺癌（poorly cohesive adenocarcinoma）。

囊内乳头状肿瘤伴侵袭性癌（intracystic papillary neoplasm with associated invasive carcinoma）。

② 鳞状细胞癌（squamous cell carcinoma）。

③ 未分化癌，非特指（carcinoma，undifferentiated，NOS）。

④ 腺鳞癌（adenosquamous carcinoma）。

⑤ 胆管癌（cholangiocarcinoma）。

⑥ 神经内分泌肿瘤，非特指（G1、G2、G3）（neuroendocrine tumor，NOS）。

⑦ 神经内分泌癌，非特指（大细胞、小细胞）（neuroendocrine carcinoma，NOS）。

7.1.3 分子特征

单位：%

	小胆管 iCCA[3]	大胆管 iCCA、pCCA	胆囊癌[4,5]
MSI-H	1.8	1～5	1.2～1.8
TMB-H(≥10)	3.6	1～5	1.8～5.2
IDH 家族	10～20		
IDH1 突变	10～20(R132C 占 50%；R132S 占 20%；R132G 占 10%)	0.8～3.6	0.6
IDH2 突变	3～6	罕见	罕见
HRD	4.8		
BAP1	15.7	1	0
ARID1A	7～36	5～12	10
BRCA1/2[6]			
BRCA1	0.4	2.0	0.3

续表

	小胆管 iCCA[3]	大胆管 iCCA、pCCA	胆囊癌[4,5]
BRCA2	2.7	2.5	3.8
ERBB 家族			
HER-2 过表达或基因扩增*	5 左右(与肝吸虫相关)	10～15	10～20
HER-2/HER-3 突变[7]	HER-2 突变:3	HER-2 突变:5 HER-3 突变:8	9.8/11.8
FGFR 家族			
FGFR2 融合	10～15(*FGFR2* 占绝大多数,非肝吸虫相关)	1～2	1.5
突变和扩增	4～5	罕见	罕见
TP53	33.9～47.1	45.5～63.8	65.7
KRAS	12～20	29.1～46.8	5～20
BRAF 突变	1～5(V600E 50%)	3.6-8.9	2.4～4
PIK3CA[8]	6	7	10
RET	1～2		
NTRK	<1		
MET	2(90%扩增)		

* 亚洲人群中更加常见。

7.1.4 检查

运用适当的物理检查进行准确的临床分期对于选择胆管癌及胆囊癌的治疗方式至关重要，以下检查方法可联合使用以提高临床分期的准确度。

（1）实验室检查 血常规、肝肾全项、肿瘤标志物（CEA、CA19-9、CA125等）。

（2）影像学检查 根据肿瘤部位正确选择影像学检查，有助于精准分期及评估狭窄程度。

① 胸腹盆增强 CT 或 PET/CT：全面评估分期、发现隐匿性病灶。

② MRI 和 MRCP：评估原发病灶，无创评估肝内和肝外胆管及胰管。

（3）内镜及经皮胆管造影 显示胆道阻塞的部位和程度，用于诊断（胆汁取样或刷片细胞学）和治疗（解除梗阻），需要注意的是，除上述诊断或治疗目的外，有创性胆管造影可用侵袭性小的联合影像学评估（如 MRCP 和 MDCT）代替。

（4）超声内镜（endoscopic ultrasound，EUS） 了解远端胆管原发肿瘤和区域淋巴结状态，对肿瘤和增大的淋巴结实施超声内镜引导细针穿刺抽吸术（EUS-FNA），避免 ERCP 导致的胆道感染或其他并发症。

7.1.5 总体治疗原则

手术是唯一可能治愈胆管癌的手段，但仅少数早期患者适合切除。远端胆管癌可切除率相对较高，而近端（肝内和肝门部）肿瘤的可切除率较低，建议术后患者都进行辅助治疗，治疗形式包括同步放化疗和/或辅助化疗。虽然术前放化疗及化疗不是胆管癌的标准治疗，病灶较大的局部晚期不可切除性肝内胆管癌转化或新辅助治疗后，可能转变为可切除病变。此外，对于晚期患者，以内科药物治疗为基础，主要方式有化疗、新型靶向药物治疗及免疫治疗。

7.2 胆管癌和胆囊癌药物治疗方案

7.2.1 局部胆管癌手术切除后辅助治疗方案

对于切缘阳性或淋巴结阳性病变，应考虑进行辅助同步放化疗+化疗。

（1）同步放化疗 SWOG S0809[9]。

放疗：3D 放疗或 IMRT 放疗，瘤床 54～59.4Gy；区域淋巴结 45Gy。

化疗：吉西他滨 1000mg/m^2，d1、d8，静脉输液；卡培他滨（总量，分 2 次）1500mg/m^2，d1～d14，口服；每 3 周，共 4 周期。后接放疗同步，其间卡培他滨 1330mg/m^2（总量，分 2 次）、每日，每周 7 天。

适用人群

纳入病理诊断的 ECC 或 GBC，pT2～4 或淋巴结阳性或切缘阳性患者。

疗效

方案	R0 切除患者（n=54）	R1 切除患者（n=25）
DFS/月	26	23
2 年 DFS 率/%	54	48
OS/月	34	35
2 年 OS 率/%	67	60

毒性

最常见的仍是血液学毒性，其中最常见的是 3 级以上中性粒细胞减少（35%）、手足综合征（13%）、腹泻（8%）及淋巴细胞减少（8%）。

（2）化疗 JCOG1202 ASCOT[10]。

—替吉奥（S-1）具体剂量根据患者体表面积（body surface area，BSA）制定：BSA<1.25m^2，40mg，bid；如 1.25m^2≤BSA<1.5m^2，50mg，bid；BSA≥1.5m^2，60mg，bid；口服 4 周，停 2 周，共 4 周期或 24 周。

适用人群

440 例得到 R0/R1 切除的胆囊癌、Vater 壶腹癌或肝内/肝外胆管癌的日本患者。

疗效

方案	替吉奥组 (n=218)	观察组 (n=222)	HR
中位 RFS/年	5.3	3.5	—
3 年 RFS 率/%	62.4	50.9	0.80
3 年 OS 率/%	77.1	67.6	0.69*

* 有统计学差异。

毒性

单位：%

不良反应	替吉奥	
	任何级别	≥3 级
白细胞减少	46	3
中性粒细胞减少	71	14
粒细胞减少性发热	—	1
血小板减少	69	1
贫血	97	4
低白蛋白血症	94	<1
胆红素升高	27	3
ALP 升高	65	2
AST 升高	59	3
ALT 升高	35	1
肌酐升高	14	0
腹泻	28	3
口腔溃疡	19	1
手足综合征	4	0
皮疹	13	2
疲乏	39	3
发热	25	1
恶心	30	1
呕吐	5	<1
味觉障碍	14	—
皮肤色素沉着	36	
腹痛	11	1

备注

其他有临床生存获益但未达到统计学意义的研究。ESPAC-3[11]、BILCAP[12]研究分别纳入超过 400 例壶腹周围肿瘤及胆管癌患者，辅助化疗（6 个月的吉西他滨或 5-Fu 类药物）相较于观察组带来了潜在有意义的 OS 延长 [43 个月 vs. 35 个月（HR=0.86，95%CI 0.66～1.11）（ESPAC-3 研究）、51 个月 vs. 36 个月（HR=0.81，95% CI 0.63～1.04）（BICAP 研究）]，但没有统计学意义。

7.2.2 不可切除或转移性胆管癌的姑息治疗方案

7.2.2.1 一线治疗方案

化疗联合免疫

- **吉西他滨 + 顺铂 + 度伐利尤单抗（TOPAZ-1）[13]**

—吉西他滨 1000mg/m^2 + 顺铂 25mg/m^2，ivdrip，d1、d8，最多 8 周期；度伐利尤单抗 1500mg，ivdrip，每 3 周 1 次；随后度伐利尤单抗 1500mg，每 4 周 1 次。

适用人群

初治的转移性或不可切除的胆管癌患者，其中肝内胆管癌占 56%左右、肝外胆管癌占 19%左右、胆囊癌占 25%左右。

疗效

	吉西他滨+顺铂+度伐利尤单抗（n=341）	吉西他滨+顺铂（n=344）	OR/HR
(ORR/CR)/%	26.7/2.1	18.7/0.6	1.6
DCR/%	85.3	82.6	—
DOR/月	6.4	6.2	—
中位 PFS/月	7.2	5.7	0.75
中位 OS/月	12.9	11.3	0.74*
1 年 OS 率/%	54.1	48	—
2 年 OS 率/%	18.0	10.4	—
3 年 OS 率/%	14.6	6.9	—
3 年 OS 率(iCCA)/%	13.5	11.5	0.76#
3 年 OS 率(eCCA)/%	12.7	12.1	0.76
3 年 OS 率(GBC)/%	10.7	11.0	0.94

* 有统计学差异。

毒性

单位：%

	吉西他滨＋顺铂＋度伐利尤单抗（n＝338）		吉西他滨＋顺铂（n＝342）	
不良反应	任何级别	3/4 级	任何级别	3/4 级
贫血	48.2	23.7	44.7	22.5
白细胞减少	5.9	2.4	5.0	0.9
中性粒细胞减少	31.7	20.1	29.8	21.1
血小板减少	12.7	3.7	13.2	5.3
瘙痒	11.2	—	8.2	—
恶心	40.2	1.5	34.2	1.8
呕吐	18.3	1.5	18.1	2.0
腹泻	16.9	1.2	14.9	1.8
腹痛	13.9	0.6	17	2.6
胆管炎	8.6	6.5	5.3	3.2
食欲下降	25.7	2.1	23.1	0.9
ALT 升高	8.6	1.2	10.2	0.6
脓毒血症	20.1	1.5	16.4	0.6
疲乏	26.9	3.3	26.3	3.5
无力	14.2	3.0	14.0	2.3
皮疹	11.2	0.9	7.9	0
失眠	9.5	—	10.5	—

- **吉西他滨＋顺铂＋帕博利珠单抗（KEYNOTE-966）[14]**

—吉西他滨 1000mg/m^2＋顺铂 25mg/m^2，ivdrip，d1、d8，最多 8 周期；帕博利珠单抗 200mg，ivdrip，每 3 周 1 次；随后帕博利珠单抗 200mg，ivdrip，每 3 周 1 次。

适用人群

初治的转移性或不可切除的胆管癌患者，其中肝内胆管癌占 59%左右、肝外胆管癌占 19%、胆囊癌 22%。

疗效

	吉西他滨＋顺铂＋帕博利珠单抗（n＝533）	吉西他滨＋顺铂（n＝536）	OR/HR
ORR/%	28.7	28.7	—
DOR/月	8.3	6.9	—
中位 PFS/月	6.5	5.6	0.85*
中位 OS/月	12.7	10.9	0.83*
中位 OS/月（中国人群）	14.1	9.9	—
1 年 OS 率/%	38	27	—
2 年 OS 率/%	25	18	—

* 有统计学差异。

毒性

	吉西他滨＋顺铂＋帕博利珠单抗（n＝529）		吉西他滨＋顺铂（n＝534）	
不良反应	任何级别	3/4 级	任何级别	3/4 级
贫血	60	28	61	29
白细胞减少	27	12	24	9
中性粒细胞减少	63	49	61	47
血小板减少	40	18	40	20
瘙痒	15	0	10	0
恶心	44	2	46	2
呕吐	23	2	24	1
腹泻	19	2	18	2
腹痛	18	2	23	4
食欲下降	27	1	29	3
ALT 升高	16	2	22	3
AST 升高	17	3	18	4
脓毒血症	26	2	20	1
疲乏	35	5	32	4
无力	14	2	18	4
皮疹	17	1	9	＜1

• **吉西他滨+顺铂（ABC02[15]）**

—吉西他滨 1000mg/m^2+顺铂 25mg/m^2，ivdrip，d1、d8，每 3 周，最多 8 周期；吉西他滨 1000mg/m^2，ivdrip，d1、d8、d15，每 4 周，最多 6 周期。

适用人群

初治的转移性或不可切除胆管癌患者，其中胆管癌占 58.8%、胆囊癌占 36.3%、壶腹癌 4.9%。

疗效

	吉西他滨+顺铂（n=206）	吉西他滨（n=204）	HR
ORR/%	26.1	15.5	
TCR/%	81.4*	71.8*	
中位 PFS/月	8.0	5.0	0.63*
中位 OS/月	11.7	8.1	0.64*

*有统计学差异。

毒性

不良反应此处不详述，参见第 181～第 183 页 TOPAZ-1 及 KEYNOTE-966 研究对照组数据。

• **吉西他滨+奥沙利铂[16]**

—吉西他滨 1000mg/m^2 ivdrip d1、d8+奥沙利铂 100mg/m^2 ivdrip d1，每 3 周，最多 8 周期。

适用人群

这项非劣效性研究纳入了初治胆管癌（73%）、胆囊癌（27%）患者。

疗效

	GEMOX（吉西他滨+奥沙利铂）（n=114）	XELOX（卡培他滨+奥沙利铂）（n=108）
(ORR/CR)/%	24.6/1.8	15.7/0
DCR/%	63	58.3
中位 PFS/月	5.3	5.8
6 年 PFS 率/%	44.5	46.7
中位 OS/月	10.4	10.6

毒性

单位:%

	吉西他滨+奥沙利铂	
不良反应	任何级别	≥3 级
中性粒细胞减少	27	14
粒细胞减少性发热	2	1
血小板减少	29	11
腹泻	16	1
口腔溃疡	6	1
手足综合征	2	—
皮疹	2	—
ALT 升高	37	2
AST 升高	31	2
无力	1	—
疲乏	21	—
恶心	41	1
呕吐	27	1

- **吉西他滨+替吉奥(JCOG1113)**[17]

吉西他滨 $1000mg/m^2$,静脉输液,d1、d8,每 3 周。替吉奥(S-1)BSA<$1.25m^2$,30mg,bid;$1.25m^2$ ≤ BSA < $1.5m^2$,40mg,bid;BSA ≥ $1.5m^2$,50mg,bid;d1~d14,每 3 周。

适用人群

这项非劣效性研究纳入了更多的胆囊癌患者(占 39%),而肝内胆管癌占 27%、肝外胆管癌占 30%、壶腹癌占 4%左右。

疗效

	GS(吉西他滨+替吉奥)	GC(吉西他滨+顺铂)	HR
ORR/%	29.8	32.4	
中位 PFS/月	6.8	5.8	0.86
1 年 PFS 率/%	27.9	19.4	
中位 OS/月	15.1	13.4	0.945*
1 年 OS 率/%	59.2	58.3	

* 有统计学差异。

毒性

单位：%

	吉西他滨＋替吉奥	
不良反应	任何级别	≥3 级
白细胞减少	78.9	31.6
中性粒细胞减少	86.5	60.8
粒细胞减少性发热	2.3	2.3
贫血	98.2	24.0
血小板减少	82.5	16.4
腹泻	13.5	1.2
口腔溃疡	12.9	0.0
手足综合征	0.6	0.0
皮疹	9.4	0.0
皮肤色素沉积	3.5	—
脱发	15.8	—
胆道感染	19.3	19.3
疲乏	50.9	4.7
发热	29.2	1.2
恶心	36.8	0.6
呕吐	12.3	0.6
味觉障碍	12.9	—
肺炎	1.2	0.6
厌食症	40.9	5.8
外周神经毒性	15.8	0

7.2.2.2 二线治疗方案

（1） MSI-H 或 dMMR 的晚期胆管癌患者

- 帕博利珠单抗 200mg，每 3 周[18]。

适用人群

经治的转移性或不可切除的 MSI-H 或 dMMR 胆管癌患者。鉴于免疫治疗在这类胆管癌患者中的良好疗效，建议发现该类生物标志物的胆管癌患者可考虑一线使用免疫检查点抑制剂。

疗效

	帕博利珠单抗(n=22)
(ORR/CR)/%	40.9/13.6
DOR/月	30.6
中位 PFS/月	4.2
3 年 PFS 率/%	12.7
中位 OS/月	19.4
3 年 OS 率/%	30.3

毒性

单位：%

	帕博利珠单抗	
不良反应	任何级别(68)	≥3 级(13)
瘙痒	16	0
疲劳	13	1
腹泻	12	1
关节痛	11	0
免疫相关不良反应	任何级别(22)	≥3 级
甲减	10	0
甲亢	4	<1
肺炎	4	1
结肠炎	3	1
严重的皮肤毒性	4	4
肝炎	2	1
输液反应、肌炎、1 型糖尿病、吉兰-巴雷综合征、胰腺炎、肾炎	1	1 输液反应、肌炎、肾炎(0)
心肌炎、肾上腺皮质功能不全、葡萄膜炎	<1	<1 葡萄膜炎(0)

(2) 化疗

- **FOLFOX 或 CapOx 方案**

—FOLFOX 方案：奥沙利铂 85mg/m^2，静脉输液 2h，d1；亚叶酸钙 350mg，静脉输液 2h，d1；5-Fu 400mg/m^2，静脉推注，d1；5-Fu 2400mg/m^2，civ 46h，每 2 周（ABC-06）[19]。

—CapOx 方案：奥沙利铂 130mg/m²，静脉输液 2h，d1；卡培他滨 1.0/m²，bid，口服，d1～d14。共 8 周期。

适用人群

ABC-06 研究纳入 44％的肝内胆管癌、28％的肝外胆管癌、21％的胆囊癌及 7％的壶腹癌经吉西他滨联合顺铂治疗后进展的患者。

疗效

	FOLFOX＋症状控制治疗（n＝81）	症状控制治疗（n＝81）	HR
(ORR/CR)/％	5/1	—	—
DCR/％	33	—	—
DOR/月	—	—	—
中位 PFS/月	4.0	—	—
6 个月 PFS 率/％	32.1	—	—
1 年 PFS 率/％	8.6	—	—
中位 OS/月	6.2	5.3	0.69*
6 个月 OS 率/％	50.6	35.5	—
1 年 OS 率/％	25.9	11.4	—

* 有统计学差异。

毒性

单位：％

	FOLFOX	
不良反应	任何级别	≥3 级
神经病变	80	32
乏力	65	1
恶心	38	1
口腔黏膜炎	36	1
食欲减低	38	1
腹泻	29	2
味觉障碍	21	1
呕吐	21	3
便秘	18	2
中性粒细胞减少	27	12
感染	18	8

续表

	FOLFOX	
不良反应	任何级别	≥3级
贫血	13	2
血小板减少	22	0
血栓栓塞事件	4	0

- **伊立替康或XELIRI方案**

—伊立替康单药：伊立替康 $180mg/m^2$，d1，静脉输液，每2周。

—XELIRI方案：伊立替康 $180mg/m^2$，d1，静脉输液，每2周；卡培他滨 $1000mg/(m^2$·次)，bid，d1～d10，口服，每2周。

适用人群[20]

吉西他滨及顺铂治疗后进展的胆管癌患者。

疗效

	XELIRI(n=30)	伊立替康(n=30)	HR
ORR/%	13.4	6.7	
DCR/%	63.3	50.0	
中位PFS/月	3.7	2.4	0.54*
中位OS/月	10.1	7.3	0.63*
9个月OS率/%	60.9	32.0	

* 有统计学差异。

毒性

单位：%

	XELIRI	
不良反应	任何级别	≥3级
白细胞减少	93.3	26.7
中性粒细胞减少	83.3	26.7
血小板减少	43.3	6.7
贫血	66.7	6.7
腹泻	26.7	3.3
恶心	90	10
呕吐	33.3	3.3
手足综合征	53.3	6.7
口腔黏膜炎	16.7	0
肝功能异常	33.3	0

7.2.2.3 针对驱动基因改变的个体化治疗方案

• ***FGFR2* 融合突变**

—佩米替尼（Pemigatinib，选择性 FGFR1-3 抑制剂）13.5mg，口服，每日 1 次，d1～d14，每 3 周（FIGHT202）[21]。

—英菲格拉替尼（Infigratinib，选择性 FGFR1-3 抑制剂）125mg，口服，每日 1 次，d1～d21，每 4 周[22]。

—福巴替尼（Futibatinib，不可逆 FGFR1-4 抑制剂）20mg，口服，每日 1 次，d1～d21，每 3 周（FOENIX-CCA2）[23]。

—厄达替尼（Erdafitinib，泛 FGFR 抑制剂）8mg，口服，每日 1 次，d1～d14，第 14 天测量血磷水平，如血磷值<9mg/dL，加量至 9mg、每日 1 次（RAGNAR）[24]。

适用人群

FGFR2 融合或重排的经治的局部不可切除或转移性胆管癌患者。

疗效

	佩米替尼	英菲格拉替尼	福巴替尼	厄达替尼
***FGFR2* 融合突变**	n=107	n=108	n=103	n=37
(ORR/CR)/%	35.5/2.8	23.1/1.0	42/1.0	60.0
DCR/%	85.2	84	83	100.0
DOR/月	7.5	5.6	9.7	5.6
中位 PFS	6.9	7.4	9.0	8.4
6 个月 PFS 率/%	62	—	66	—
12 个月 PFS 率/%	29	—	40	—
中位 OS	21.1	11.8	21.7	18.7
6 个月 OS 率/%	89	—	—	—
12 个月 OS 率/%	68	—	72	—
其他 *FGFR* 突变	n=20	—	—	—
(ORR/CR)/%	0/0	—	—	—
DCR/%	40	—	—	—
DOR/月	—	—	—	—
中位 PFS/月	2.1	—	—	—
6 个月 PFS 率/%	25	—	—	—
12 个月 PFS 率/%	0	—	—	—
中位 OS/月	6.7	—	—	—
6 个月 OS 率/%	51	—	—	—
12 个月 OS 率/%	23	—	—	—

毒性

单位：%

不良反应	佩米替尼		英菲格拉替尼		福巴替尼		厄达替尼	
	任何级别(99)	≥3级(57)	任何级别(99)	≥3级(64)	任何级别(99)	≥3级(57)	任何级别(99)	≥3级(70)
高磷血症	55	0	77	10	85	30	71	5
脱发	46	0	38	0	33	0	20	0
口干	29	0	25	0	30	0	48	<1
腹泻	37	3	24	3	28	0	59	4
皮肤干燥	16	1	23	0	27	0	36	2
疲乏	32	1	40	4	25	6	29	3
手足综合征	15	4	33	6	21	5	34	6
黏膜炎	32	5	55	15	20	6	56	12
味觉障碍	38	0	31	0	18	0	17	0
AST 升高	2	1	21	2	18	7	26	2
眼干	22	1	34	1	17	1	22	0
便秘	14	0	30	1	17	0	30	1
指甲异常	3	1	14	0	16	0	19	2
甲剥离	6	1	16	0	16	0	19	3
ALT 升高	2	1	15	2	15	5	29	5
指甲脱色	8	1	18	0	14	0	—	—
食欲减弱	24	1	22	1	13	0	26	1
肌痛	8	1	13	0	12	0	11	<1
恶心	24	1	19	1	12	2	—	—
关节痛	16	1	31	0	10	0	—	—
肌痉挛	—	—	—	—	10	1	—	—
视物模糊	—	—	21	0	—	—	13	1
外周水肿			13	0	—	—		
贫血	—	—	—	—	—	—	26	8

剂量调整

	佩米替尼	英菲格拉替尼	福巴替尼	厄达替尼
第一次减量	9mg	100mg	16mg	8mg
第二次减量	4.5mg	75mg	12mg	6mg
第三次减量	停药	50mg	停药	5mg
第四次减量		停药		4mg
第五次减量				停药

<table>
<tr><th></th><th></th><th>佩米替尼</th><th>福巴替尼</th><th colspan="2">厄达替尼</th><th colspan="2">英菲格拉替尼</th></tr>
<tr><td rowspan="4">高磷血症</td><td>5.5＜血磷≤7mg/dL</td><td colspan="4">剂量不变,低磷饮食</td><td>5.5mg/dL＜血磷≤7.5mg/dL</td><td>磷酸盐结合剂治疗,原剂量不变</td></tr>
<tr><td rowspan="2">7mg/dL＜血磷≤10mg/dL</td><td rowspan="2">降磷治疗,每周监测血磷,如2周内无法下降至＜7mg/dL则暂停用药;如再次出现高磷血症,下降一个剂量等级</td><td rowspan="2">降磷治疗,下降一个剂量等级,每周监测血磷,2周内无法下降至≤7mg/dL,再降低一个剂量等级;如第二次减量后血磷仍无法下降至≤7mg/dL,停药,待达标后继续减量后剂量</td><td>7～8.99mg/dL</td><td>降磷治疗至血磷＜7mg/dL,如血磷≥7mg/dL超过2个月或临床需要,降低一个剂量等级</td><td rowspan="2">血磷＞7.5mg/dL</td><td rowspan="2">暂停药直至血磷降至≤5.5mg/dL;
如血磷＞7.5mg/dL少于7天,继续原剂量;
如血磷＞7.5mg/dL长于7天或血磷曾＞9mg/dL,降低一个剂量等级</td></tr>
<tr><td>9～10mg/dL</td><td>降磷治疗至血磷＜7mg/dL,如血磷≥7mg/dL超过1个月或临床需要,降低一个剂量等级</td></tr>
<tr><td>血磷＞10mg/dL</td><td colspan="4">降磷治疗,停药并每周监测血磷,待血磷≤7mg/dL后下降一个剂量等级;如2周内2次停药或减量后血磷仍无法降至≤7mg/dL,永久停药</td><td>危及生命的血磷水平</td><td>永久停药</td></tr>
<tr><td>眼毒性</td><td>视网膜上皮色素脱离(RPED)</td><td colspan="6">继续原剂量并定期眼科检查,如RPED 2周内未缓解则停药,缓解后保持原剂量或下降一个剂量等级;4周未缓解,考虑永久停药</td></tr>
<tr><td rowspan="2">其他不良反应</td><td>3级</td><td>停药至缓解至1级后,下降一个剂量等级</td><td>停药至缓解至1级;血液学毒性恢复后继续原剂量;其他毒性则下降一个剂量等级</td><td colspan="4">停药至缓解至1级后,下降一个剂量等级</td></tr>
<tr><td>4级</td><td colspan="6">永久停药</td></tr>
</table>

备注

FGFR 抑制剂耐药机制多发生于激酶区域的突变，此处列出对比野生型 FGFR，FGFR 抑制剂针对不同 FGFR 突变位点的 IC50 值的差异倍数[25]。

差异倍数	福巴替尼	英菲格拉替尼	佩米替尼	厄达替尼
野生型 *FGFR2*	1.0	1.0	1.0	1.0
C492F	604.4	0.8	0.8	1.4
M538I	2.3	5.7	3.7	2.7
M538I/M539L	3.4	10.7	6.3	4.5
N550D	1.9	98.0	39.8	n. d.
N550H	5.0	18.8	6.4	5.6
N550K	12.4	150.2	115.4	14.9
N550T	1.9	3.2	2.9	n. d.
L551F	1.6	1.3	1.8	n. d.
L552F	1.3	1.8	1.9	n. d.
V563L	2.4	6.4	2.7	1.9
V565F	138.3	799.7	651.4	242.4
V565I	3.6	86.4	17.3	10.9
V565L	9.1	765.9	216.3	216.7
E566A	10.1	16.9	34.9	33.9
L618F	1.1	3.3	1.8	4.2
L618V	5.4	53.5	13.4	7.1
L634V	5.8	4.1	3.4	26.3
K642R	3.3	14.4	18.6	60.4
K660M	4.5	29.3	12.6	16.8
H683L	1.8	3.3	2.1	3.9
K715R	1.5	1.6	1.0	2.1

• ***IDH1/2* 突变**

—艾伏尼布 500mg，口服，每日 1 次（ClarIDHy 试验）[26]。

适用人群

携带 *IDH1* 突变、经标准治疗失败的胆管癌患者，其中 *IDH1* 突变类型有 R132C（69.7%）、R132L（15.1%）、R132G（12.4%）、R132H（1.1%）、R132S（1.6%）。

疗效

	艾伏尼布(n=126)	安慰剂(n=61)	HR
(ORR/PR)/%	2/2	0	—
DCR/%	53	28	—
DOR/月	2.6	1.6	—
中位 PFS/月	2.7	1.4	0.47*
6 个月 PFS 率/%	40.1	0	—
12 个月 PFS 率/%	21.8	0	—
中位 OS/月	10.3	7.5	0.69
12 个月 OS 率/%	43	36	—

* 有统计学意义。

毒性

单位:%

	艾伏尼布	
不良反应	任何级别	≥3 级
恶心	35	2
腹泻	31	0
疲乏	26	3
咳嗽	21	0
腹痛	21	2
食欲减低	19	2
呕吐	19	2
腹水	20	7
贫血	15	3
外周水肿	12	0
脓毒血症	12	0
呼吸困难	11	1
AST 升高	11	5
ALT 升高	9	2
腹胀	9	1
QT 间期延长	9	1
背痛	8	0
低钾血症	8	1

备注

在 2020 年 ASCO 大会上发布了另一种 *IDH1* 抑制剂奥鲁他尼布在标准治疗失

败后的恶性实体肿瘤中的数据，其中肝内胆管癌 26 例患者无人达到客观缓解，达到疾病稳定者占 23%，需要注意的是研究发布时尚无法评估的患者达到 56%[27]。*IDH2* 抑制剂恩西地平（Enasidenib）于 2017 年获得美国 FDA 批准用于治疗携带 *IDH2* 基因突变的成人复发或难治性急性随性白血病[28]；而 *IDH1* 和 *IDH2* 双重抑制剂 Vorasidenib 在Ⅲ期临床研究中治疗仅接受过手术切除且肿瘤残留或复发的 2 级 *IDH* 突变胶质瘤患者，对比安慰剂显著延长中位 PFS（27.7 个月 vs. 11.1 个月），但目前两种药物尚无在胆管癌中的疗效数据[29]。

- ***RET* 融合（LIBRETTO-001）**[30]

—塞普替尼 160mg，口服，bid（≥50kg）；120mg，bid（<50kg）。

该研究纳入 41 例 *RET* 融合经治实体肿瘤患者，总缓解率达 44%，中位 DOR 24.2 个月；其中 1 例胆管癌患者获得部分缓解，DOR 时间超过 5.6 个月。

- **NTRK 融合突变**

—恩曲替尼（Entrectinib）600mg，口服，每日 1 次[31]。

回顾性分析 ALKA-372-001、STARTRK-1/2 3 项研究：恩曲替尼针对 *NTRK* 融合突变的胃肠道肿瘤（其中招募 1 例 CCA 患者），总体 ORR 50.0%，均为 PR，中位 DOR 、中位 PFS 及中位 OS 分别为 12.9 个月、7.1 个月及 16.0 个月。

—拉罗替尼（Larotrectinib）100mg，口服，bid，每 4 周[32]。

NAVIGATE 研究：携带 *NTRK* 融合突变的胃肠道肿瘤患者（$n=44$），其中纳入 4 例 CCA 患者，其中 1 例 PR、3 例 SD。总体胃肠道肿瘤的中位 PFS 及 OS 时间分别为 6 个月和 13 个月。

- ***BRAF* V600E 突变（ROAR 篮子研究）**[33]

—达拉非尼（Dabrafenib）150mg 口服 bid＋曲美替尼（Trametinib）2mg 口服 每日 1 次。

适用人群

携带 *BRAF* V600E 突变的胆管癌患者，其中肝内胆管癌占 91%、肝门胆管癌 2%、胆囊癌 2%。

疗效

	达拉非尼＋曲美替尼($n=43$)
ORR/%	47
DOR/月	9
中位 PFS/月	9
6 个月 PFS 率/%	63
12 个月 PFS 率/%	30

续表

	达拉非尼＋曲美替尼(n＝43)
中位 OS/月	14
6 个月 OS 率/%	84
12 个月 OS 率/%	56

毒性

单位：%

	达拉非尼＋曲美替尼	
不良反应	任何级别	≥3 级
脓毒血症	67	7
恶心	42	0
呕吐	35	2
疲乏	33	0
腹泻	30	0
寒战	28	0
GGT 升高	28	12
AST 升高	26	5
皮疹	25	2
贫血	23	0
咳嗽	23	0
食欲减低	23	0
头痛	23	0
白细胞减少	23	7
ALP 升高	21	5
便秘	21	0
口干	19	0
高糖血症	19	5
ALT 升高	16	0
呼吸困难	16	0
肌痛	16	0
血小板减少	16	0
无力	14	0
上腹痛	12	0
关节痛	12	0
肌酐升高	12	0

续表

	达拉非尼＋曲美替尼	
不良反应	任何级别	≥3 级
湿疹	12	0
红斑	12	0
高血压	12	7
低镁血症	12	0
低钠血症	12	7
失眠	12	0
瘙痒	12	0
胆管炎	10	5

- ***KRAS* G12C 突变（KRYSTAL-1）**[34]

在 KRYSTAL-1 篮子研究中，对于携带 *KRAS* G12C 突变的胆管癌患者（$n=12$），阿达格拉西布 ORR 达到 50%，中位 PFS 为 11.3 个月。

- **HER-2 基因扩增或蛋白过表达**

—曲妥珠单抗　第一个周期 8mg/kg，后续周期 6mg/kg，静脉输液；帕妥珠单抗，首剂 840mg，后续 420mg；每 3 周（MyPathway 研究）[35]。

—泽尼达妥单抗(Zanidatamab，双特异性 HER-2 抗体）20mg/kg，静脉输液，每 2 周[36]。

—德曲妥珠单抗5.4mg/kg 或 6.4mg/kg，静脉输液，每 3 周 1 个周期[37]。

—图卡替尼，300mg，口服，bid；曲妥珠单抗，第一个周期 8mg/kg，后续周期 6mg/kg，静脉输液[38]。

适用人群

HER-2 扩增或过表达的经治转移性胆管癌患者。

疗效

	曲妥珠单抗＋帕妥珠单抗（$n=39$）	泽尼达妥单抗（$n=80$）	图卡替尼＋曲妥珠单抗（$n=30$）	德曲妥珠单抗（$n=22$）HER-2 2＋～3＋
ORR/%	23	41.3	46.7	36.4
DCR/%	51	69	76.7	81.8
中位 DOR/月	10.8	12.9	6.0	7.4
中位 PFS/月	4.0	5.5	5.5	5.1
6 个月 PFS 率/%	60	—	49.8	—

续表

	曲妥珠单抗＋帕妥珠单抗（n=39）	泽尼达妥单抗（n=80）	图卡替尼＋曲妥珠单抗（n=30）	德曲妥珠单抗（n=22）HER-2 2＋～3＋
12 个月 PFS 率/%	—	—	16.1	—
中位 OS/月	10.9	9.0	15.5	7.1
12 个月 OS 率/%	50	—	53.6	—

毒性

单位：%

	曲妥珠单抗＋帕妥珠单抗		泽尼达妥单抗		图卡替尼＋曲妥珠单抗		德曲妥珠单抗	
不良反应	任何级别	≥3 级	任何级别	≥3 级	任何级别	≥3 级	任何级别	≥3 级
贫血	—	—	4	2	13.3	6.7	68.8	53.1
白细胞减少	11	3	—	—	—	—	56.3	31.3
中性粒细胞减少	3	3	—	—	—	—	56.3	31.3
血小板减少	—	—	2	1	—	—	43.8	9.4
腹泻	33	0	37	5	40.0	6.7	—	—
ALT 升高	31	13	7	0	26.7	6.7	—	—
AST 升高	31	13	7	1	20.0	6.7	—	—
恶心	15	—	9	1	23.3	10.0	43.8	0
呕吐	—	—	7	0	13.3	0	21.9	0
口腔炎	—	—	1	1	13.3	0	15.6	0
脱发	—	—	—	—	—	—	40.6	0
厌食	13	0	—	—	23.3	10.0	37.5	3.1
疲乏	18	0	8	0	13.3	3.3	34.4	0
间质性肺炎	—	—	1	1	—	—	25.0	12.5
低白蛋白血症	—	—	—	—	—	—	21.9	3.1
输液反应	13	0	33	1	26.7	0	—	—
脓毒血症	15	0	—	—	43.3	0	—	—
胆管炎	3	3	—	—	13.3	0	—	—
左室射血分数下降	—	—	9	3	—	—	—	—
胆红素升高	13	8	1	1	—	—	—	—
皮疹	13	0	—	—	—	—	—	—

备注

德曲妥珠单抗研究中纳入 8 例 HER-2 低表达（IHC：0～1+）的不可切除或转移性胆管癌患者，其中 ORR 12.5%、DCR 75%、中位 PFS 3.5 个月、中位 OS 8.9 个月。

参考文献

[1] Zhang W，Wang TJ，Liu JM，et al. Burden of biliary tract carcinoma in China (1990-2021)：Findings from the 2021 Global Burden of Disease Study [J]. Sci Bull (Beijing)，2024，69 (22)：3547-3557.

[2] AJCC Cancer Staging Manual [C]. 8th ed. Chicago：Amin MB (Ed)，2017.

[3] Sampat PJ，Pavlick D，Ross JS，et al. Extra-hepatic (ehCCA) and intra-hepatic cholangiocarcinomas (iCCA)：A genomic landscape comparison of peri-hilar (phCCA)，common bile duct (cbdCCA) and gallbladder (gbCCA) with iCCA [C]. Chicago：ASCO，2025. Gastrointestinal Cancers Symposium.

[4] Kuipers H，Bitter TJJD，Boer MTD，et al. Gallbladder cancer：Current insights in genetic alterations and their possible therapeutic implications [J]. Cancers (Basel)，2021，13 (21)：5257.

[5] Li M，Zhang Z，Li XG，et al. Whole-exome and targeted gene sequencing of gallbladder carcinoma identifies recurrent mutations in the ErbB pathway [J]. Nat Genet，2014，46 (8)：872-876.

[6] Spizzo G，Puccini A，Xiu J，et al. Molecular profile of BRCA-mutated biliary tract cancers [J]. ESMO Open，2020，5 (3)：e000682.

[7] Song T，Zhang W，Li H，et al. The characterization of ERBB family mutations in Chinese biliary tract cancers [C]. Chicago：ASCO，2019.

[8] Ilyas SI，Gores GJ. Emerging molecular therapeutic targets for cholangiocarcinoma [J]. J Hepatol，2017，67 (3)：632-644.

[9] Ben-Josef E，Guthrie KA，El Khouciry AB，et al. SWOG S0809：A Phase II Intergroup Trial of Adjuvant Capecitabine and Gemcitabine Followed by Radiotherapy and Concurrent Capecitabine in Extrahepatic Cholangiocarcinoma and Gallbladder Carcinoma [J]. J Clin Oncol，2015，33 (24)：2617-2622.

[10] Nakachi K，Ikeda M，Konishi M，et al. Adjuvant S-1 compared with observation in resected biliary tract cancer (JCOG1202，ASCOT)：a multicentre，open-label，randomised，controlled，phase 3 trial [J]. Lancet，2023，401 (10372)：195-203.

[11] Neoptolemos J，Moore M，Cox TF，et al. Effect of adjuvant chemotherapy with fluorouracil plus folinic acid or gemcitabine vs observation on survival in patients with resected periampullary adenocarcinoma：the ESPAC-3 periampullary cancer randomized trial [J]. JAMA，2012，308 (2)：147-156.

[12] Primrose JN, Fox RP, Palmer DH, et al. Capecitabine compared with observation in resected biliary tract cancer (BILCAP): a randomised, controlled, multicentre, phase 3 study [J]. Lancet Oncol, 2019, 20 (5): 663-673.

[13] Oh DY, He AR, Bouattour M, et al. Durvalumab or placebo plus gemcitabine and cisplatin in participants with advanced biliary tract cancer (TOPAZ-1): updated overall survival from a randomised phase 3 study [J]. Lancet Gastroenterol Hepatol, 2024, 9 (8): 694-704.

[14] Kelley RK, Ueno M, Yoo C, et al. Pembrolizumab in combination with gemcitabine and cisplatin compared with gemcitabine and cisplatin alone for patients with advanced biliary tract cancer (KEYNOTE-966): a randomised, double-blind, placebo-controlled, phase 3 trial [J]. Lancet, 2023, 401 (10391): 1853-1865.

[15] Valle J, Wasan H, Palmer DH, et al. Cisplatin plus gemcitabine versus gemcitabine for biliary tract cancer [J]. N Engl J Med, 2010, 362 (14): 1273-1281.

[16] KimJ ST, Kang H, Lee J, et al. Capecitabine plus oxaliplatin versus gemcitabine plus oxaliplatin as first-line therapy for advanced biliary tract cancers: a multicenter, open-label, randomized, phase Ⅲ, noninferiority trial [J]. Ann Oncol, 2019, 30 (5): 788-795.

[17] Morizane C, Okusaka T, Mizusawa J, et al. Combination gemcitabine plus S-1 versus gemcitabine plus cisplatin for advanced/recurrent biliary tract cancer: the FUGA-BT (JCOG1113) randomized phase Ⅲ clinical trial [J]. Ann Oncol, 2019, 30 (12): 1950-1958.

[18] O'Maley DM, Bariani GM, Cassier PA, et al. Pembrolizumab in Patients With Microsatellite Instability-High Advanced Endometrial Cancer: Results From the KEYNOTE-158 Study [J]. J Clin Oncol, 2022, 40 (7): 752-761.

[19] Lamarca A, Palmer DH, Wasan HS, et al. Second-line FOLFOX chemotherapy versus active symptom control for advanced biliary tract cancer (ABC-06): a phase 3, open-label, randomised, controlled trial [J]. Lancet Oncol, 2021, 22 (5): 690-701.

[20] Zheng Y, Tu X, Zhao P, et al. A randomised phase Ⅱ study of second-line XELIRI regimen versus irinotecan monotherapy in advanced biliary tract cancer patients progressed on gemcitabine and cisplatin [J]. Br J Cancer, 2018, 119 (3): 291-295.

[21] Abou-Alfa GK, Sahai V, Hollebecque A, et al. Pemigatinib for previously treated, locally advanced or metastatic cholangiocarcinoma: a multicentre, open-label, phase 2 study [J]. Lancet Oncol, 2020, 21 (5): 671-684.

[22] Javle M, Roychowdhury S, Kelley RK, et al. Infigratinib (BGJ398) in previously treated patients with advanced or metastatic cholangiocarcinoma with FGFR2 fusions or rearrangements: mature results from a multicentre, open-label, single-arm, phase 2 study [J]. Lancet Gastroenterol Hepatol, 2021, 6 (10): 803-815.

[23] Goyal L, Meric-Bernstam F, Hollebecque A, et al. Futibatinib for FGFR2-Rearranged Intrahepatic Cholangiocarcinoma [J]. N Engl J Med, 2023, 388 (3): 228-239.

[24] Pant S, Schuler M, Iyer G, et al. Erdafitinib in patients with advanced solid tumours with

FGFR alterations (RAGNAR): an international, single-arm, phase 2 study [J]. Lancet Oncol, 2023, 24 (8): 925-935.

[25] Wu Q, Ellis H, Siravegna G, et al. Landscape of Clinical Resistance Mechanisms to FGFR Inhibi-tors in FGFR2-Altered Cholangiocarcinoma [J]. Clin Cancer Res, 2023, 30 (1): 198-208.

[26] Abou-Alfa GK, Macarulla T, Javle MM, et al. Ivosidenib in IDH1-mutant, chemotherapy-refractory cholangiocarcinoma (ClarIDHy): a multicentre, randomised, double-blind, placebo-controlled, phase 3 study [J]. Lancet Oncol, 2020, 21 (6): 796-807.

[27] Jones RL, Macarulla T, Charlson JA, et al. A phase Ⅰb/Ⅱ study of olutasidenib in patients with relapsed/refractory IDH1 mutant solid tumors: Safety and efficacy as single agent [C]. Chicago: ASCO, 2020.

[28] Fu RCE, Sumampow MMA, Delvino D, et al. Efficacy of enasidenib on acute myeloid leukemia: a systematic review [C]. Madrid, Spain: ESMO, 2024.

[29] IK, Mellinghoff, Van den Bent MJ, Blumenthal DT, et al. Vorasidenib in IDH1- or IDH2-Mutant Low-Grade Glioma [J]. N Engl J Med, 2023, 389 (7): 589-601.

[30] Duke ES, Bradford D, Marcovitz M, et al. FDA Approval Summary: Selpercatinib for the Treatment of Advanced RET Fusion-Positive Solid Tumors [J]. Clin Cancer Res, 2023, 29 (18): 3573-3578.

[31] Doebele RC, Drilon A, Paz-Ares L, et al. Entrectinib in patients with advanced or metastatic NTRK fusion-positive solid tumours: integrated analysis of three phase 1-2 trials [J]. Ancet Oncol, 2020, 21 (2): 271-282.

[32] Qi C, Shen L, Andre T, et al. Efficacy and safety of larotrectinib in patients with TRK fusion gastrointestinal cancer [J]. Eur J Cancer, 2025, 220: 115338.

[33] Wen PY, Stein A, Van den Bent M, et al. Dabrafenib plus trametinib in patients with BRAFV600E-mutant low-grade and high-grade glioma (ROAR): a multicentre, open-label, single-arm, phase 2, basket trial [J]. Lancet Oncol, 2022, 23 (1): 53-64.

[34] Ou SH I, Janne PA, Leal TA, et al. First-in-Human Phase I/IB Dose-Finding Study of Adagrasib (MRTX849) in Patients With Advanced KRAS G12C Solid Tumors (KRYSTAL-1) [J]. J Clin Oncol, 2022, 40 (23): 2530-2538.

[35] Javle M, BoradMJ, Azad NS, et al. Pertuzumab and trastuzumab for HER2-positive, metastatic biliary tract cancer (MyPathway): a multicentre, open-label, phase 2a, multiple basket study [J]. Lancet Oncol, 2021, 22 (9): 1290-1300.

[36] Meric-Bernstam F, Beeram M, Hamilton E, et al. Zanidatamab, a novel bispecific antibody, for the treatment of locally advanced or metastatic HER2-expressing or HER2-amplified cancers: a phase 1, dose-escalation and expansion study [J]. Lancet Oncol, 2022, 23 (12): 1558-1570.

[37] Ohba A, Morizane C, Kawamoto Y, et al. Trastuzumab Deruxtecan in Human Epidermal Growth Factor Receptor 2-Expressing Biliary Tract Cancer (HERB; NCCH1805): A Multi-

center, Single-Arm, Phase Ⅱ Trial [J]. J Clin Oncol, 2024, 42 (27): 3207-3217.

[38] Nakamura Y, Mizuno N, Sunakawa Y, et al. Tucatinib and Trastuzumab for Previously Treated Human Epidermal Growth Factor Receptor 2-Positive Metastatic Biliary Tract Cancer (SGNTUC-019): A Phase Ⅱ Basket Study [J]. J Clin Oncol, 2023, 41 (36): 5569-5578.

8

胰腺导管腺癌（胰腺癌）

胰腺导管腺癌（胰腺癌）是困扰全球人类的主要实体肿瘤之一，其发病隐匿、高度恶性、侵袭性强、治疗方式及疗效有限，被冠以“癌中之王”的称号。大部分有症状的胰腺癌患者在确诊时已是局部进展期或晚期肿瘤，无法治愈。即使是可切除的胰腺癌患者预后也可能不尽如人意，单纯手术后全身和局部复发率均较高。以化学治疗为代表的系统药物治疗几乎贯穿所有胰腺癌的临床治疗全程，包括局部肿瘤的围术期治疗以及不可切除或转移性胰腺癌的姑息治疗。

8.1 胰腺导管腺癌的诊断及总体治疗原则

8.1.1 流行病学

	全球[1]	中国[2,3]
发病人数*	495773	124994
死亡人数*	466003	121853
年龄	≥55 岁	55～79[3]
男：女(发病率)	1.3：1	

* 2020 年 WHO 数据。

8.1.2 病理

WHO 分型

① 导管腺癌，非特指（duct adenocarcinoma，NOS）

② 胶样癌（colloid carcinoma）

③ 低黏附性癌（poorly cohesive carcinoma）

④ 印戒细胞癌（signet ring cell carcinoma）

⑤ 髓样腺癌，非特指（medullary adenocarcinoma，NOS）

⑥ 腺鳞癌（adenosquamous carcinoma）

⑦ 肝样癌（hepatoid carcinoma）

⑧ 横纹肌样表型的大细胞癌（large cell carcinoma with rhabdoid phenotype）

⑨ 未分化癌（carcinoma，undifferentiated，NOS）

⑩ 含破骨细胞样成分的未分化癌（undifferentiated carcinoma with osteoclast-like giant cells)

8.1.3 分子特征及分型

近 10 年来，有多项研究应用表达谱对胰腺癌进行分子分型。

(1) 北卡罗来纳大学分类[4]

上皮亚型	基底样型	经典型
分子特征	层黏连蛋白及角蛋白；KRAS 激活（*KRAS* G12D）、STK11 及 SMAD4 丢失	GATA6 表达；*KRAS* G12V
临床预后	更可能从辅助化疗中获益；预后差，中位 OS 14 个月	预后较好，中位 OS 19 个月
基质亚型	激活型	正常型
分子特征（CAF 表达）	更多表达巨噬细胞相关基因（*ITGAM*、*CCL13*、*CCL18*）；表达促进肿瘤进展的基因，如分泌蛋白 *SPARC*，WNT 家族成员 *WNT2*、*WNT5A*、*MMP9*、*MMP11* 及 *FAP*	表达胰腺星状细胞、平滑肌肌动蛋白、波形蛋白及结蛋白标志物（ACTA2、VIM 和 DES）
临床预后	激活的炎症性基质反应；预后较差，中位 OS 15 个月	预后较好，中位 OS 24 个月

(2) 国际癌症基因组联盟（International Cancer Genome Consortium, ICGC）分型

10 条突变最多的信号通路：*KRAS*、*TGF-β*、*WNT*、*NOTCH*、*ROBO/SLIT* 信号通路、*G1/S* 过渡、*SWI-SNF*、染色体修饰、DNA 修复和 RNA 加工[5]		
squamous 型（类间充质型或基底样型）	*TP53* 和 *KDM6A* 突变频率增加，与 ASC-2/NCOA6 复合物（ASCOM）成员 *MLL2/3* 相互作用；*TP63* 异构体 ΔN 高表达；整合素 α6β1 和 α6β4 及 EGF 信号通路激活，胰腺谱系分化相关的转录因子高度甲基化（*PDX1*、*MNX1*、*GATA6*、*HNF1B*）而下调	预后不佳，与腺鳞癌相关联
pancreatic progenitor 型（经典型）	优先表达参与早期胰腺发育的基因（*PDX1*、*MNX1*、*HNF4G*、*HNF4A*、*HNF1B*、*HNF1A*、*FOXA2*、*FOXA3* 及 *HES1*）；富集 *TGFBR2* 失活突变	与胶样癌和导管内乳头状黏液瘤相关
immunogenic 型	与浸润 B 细胞和 T 细胞（$CD8^+$ 和 Tregs）相关的基因表达上调。CTLA4 和 PD1 上调	可能对免疫检查点抑制剂敏感
aberrantly differentiated endocrine ADEX（外分泌型）	优先表达参与末期胰腺组织分化的基因；外分泌（*NR5A2*、*MIST1* 和 *RBPJL*）及内分泌分化（*INS*、*NEUROD1*、*NKX2-2*）网络的基因上调	可能与腺泡细胞癌相关

(3) Puleo 分型[6]

全细胞亚型	纯经典型	免疫经典型	促结缔组织型	基质激活性	纯基底型
组成特征	肿瘤细胞经典性;基质相关基因表达极少	肿瘤细胞经典性;明显的结构血管化免疫基质特征(主要为免疫细胞 NK 细胞、T 细胞、B 细胞)	肿瘤成分少,结构化及血管化的免疫及炎症基质(包括免疫细胞、内皮细胞及成纤维细胞)	激活的基质成分(α-SMA、SPARC 及 FAP)	基底样特征及极少基质特征
突变特征	—*KRAS* G12R 更常见; —*TP53*/*CDKN2A* 突变少见	—*KRAS* G12R 更常见; —*TP53*/*CDKN2A* 突变少见	—*KRAS* G12D 更常见	*KRAS* G12D/V 及 *TP53*/*CDKN2A* 突变更常见; MET/hedgehoge 通路激活	*KRAS* G12D/V 及*TP53*/*CDKN2A* 突变更常见; MET/hedgehoge 通路激活
免疫微环境	—	CTLA-4 表达	—	TIM3、B7-H3 表达	TIM3、B7-H3 表达
中位 OS/月	43.1	37.4	24.3	20.2	10.3

其他临床意义：基底型胰腺癌，对化疗耐药，预后不佳。COMPASS 研究显示 GATA6 是分辨经典型或基底型胰腺癌的有力标志物，且同样具有预测预后的能力[7]。

8.1.4 检查

(1) 实验室检查 血常规、肝肾功能，以及包括 CEA、CA19-9 在内的肿瘤标志物。

(2) 物理检查

① 胸腹盆增强 CT、胰腺薄扫+三维重建。

② ERCP：用于在阻塞胆道系统引起胆汁淤积的肿瘤病例中放置胆道支架，同时可进行钳夹活检或细胞刷检以帮助进行病理诊断。

③ 经皮穿刺活检。

④ 超声内镜引导细针穿刺抽吸术（EUS-FNA）。

(3) 基因检测 局部不可切除或转移性的胰腺癌患者推荐进行包含 *dMMR* 或 *MSI-H*、*KRAS*、*BRAF*、*BRCA1/2*、*PALB2* 及其他同源重组修复（homologous recombination repair，HRR）（*ATM*、*BAP1*、*BARD1*、*BLM*、*BRIP1*、*CHEK2*、*FAM175A*、*FANCA*、*FANCC*、*NBN*、*RAD50*、*RAD51*、*RAD51C* 和 *RTEL1*）在内的基因检测，可考虑进行胚系联合体系的二代基因测序（next-generation sequencing，NGS）检测。

8.1.5 总体治疗原则

（1）定义：可切除 vs. 临界可切除

<table>
<tr><th></th><th>可切除[8]</th><th colspan="2">临界可切除</th><th>不可切除</th></tr>
<tr><td>肿瘤范围</td><td>—局限于胰腺</td><td colspan="2">—局限于胰腺</td><td>—远处转移或符合以下标准</td></tr>
<tr><td rowspan="2">动脉受累</td><td rowspan="2">—未接触动脉，即SMA、腹腔干、肝总动脉</td><td>胰头或钩突</td><td>—接触肝总动脉，且未延伸至腹腔干或肝动脉分叉；
—接触SMA≤180°</td><td rowspan="2">—包绕SMA（侵犯＞血管周长的1/2）或SMA闭塞/血栓；
—直接侵犯腹腔干或主动脉</td></tr>
<tr><td>胰腺或胰尾</td><td>接触腹腔干≤180°</td></tr>
<tr><td>静脉受累</td><td>—SMV受累≤90°*</td><td colspan="2">—接触SMV或门静脉＞180°，伴静脉轮廓不规则或静脉血栓形成，但受累部位近端和远端有合适的血管，可安全而完整地切除病灶并重建静脉；
—接触下腔静脉</td><td>—SMV或SMV/门静脉汇合处闭塞且无法行静脉重建；
—直接侵犯下腔静脉</td></tr>
<tr><td>治疗原则</td><td>手术＋辅助治疗</td><td colspan="2">新辅助治疗＋/－手术</td><td></td></tr>
</table>

* 非必需。

注：肠系膜上动脉（superior mesenteric artery，SMA）；肠系膜上静脉（superior mesenteric vein，SMV）。

（2）治疗原则

对于可切除的胰腺癌初始治疗建议手术切除联合辅助治疗，而临界可切除的胰腺癌初始治疗建议新辅助治疗后再寻求手术切除可能。对于不可切除或转移性的胰腺癌患者，应进行包括*MMR*基因或MSI状态、*BRCA1/2*、*PALB2*或其他HRR相关基因的二代测序检查，虽然仅有少数患者能够从基因检测中获得。

8.2 胰腺导管腺癌药物治疗方案

8.2.1 围术期治疗方案

潜在或临界可切除的局部进展期胰腺癌的围术期治疗处于不断探索之中。目前，辅助化疗证据充足，接受了 R0 或 R1 切除且在术前未接受新辅助化疗的胰腺癌患者术后均应接受辅助化疗，包括 T1N0 的患者。

局部胰腺癌两大治疗难点是尽早控制肿瘤播散和争取 R0 切除，新辅助治疗提供了解决此两点的可能性。然而，现有的化疗方案在疾病控制率以及客观缓解率方面仍不令人满意，因此，对于本身可切除的胰腺癌患者，在新辅助化疗期间如出现病情进展而导致手术无法进行，将有违治疗初衷。对于临界可切除的胰腺癌，选取疾病控制率以及客观缓解率较高的联合方案，同时联合放疗，以增加局部缓解率，这看似是更加合理的选择。然而，迄今为止的联合放疗以及三药联合的新辅助治疗方案多以失败告终。因此，新辅助治疗是否能给临界可切除的胰腺癌患者带来获益以及具体的实施形式仍存在巨大争议。

8.2.1.1 可切除胰腺癌新辅助治疗方案

适用人群

预期可获得 R0 或 R1 切除的胰腺癌患者（无动脉受累，包括肝动脉、腹腔干及肠系膜上动脉）。对于这部分胰腺癌患者，新辅助治疗有争议。GS 和 AG 方案可延长患者 OS，而 mFOLFIRINOX 方案未延长患者 OS。

• 吉西他滨 1000mg/m^2 静脉输液 d1、d8＋替吉奥 40mg/m^2 每日 2 次 口服 d1～d14，每 3 周，共 2 周期；手术；术后替吉奥 40mg/m^2，每日 2 次，口服，d1～d28，每 6 周，共 4 周期（Prep-02/JSAP05 研究）[9]。

疗效及毒性

	新辅助治疗＋手术＋辅助化疗（n＝182）	手术＋辅助化疗（n＝182）
OS/月	36.7	26.6
R0	两组相当	两组相当
≥3 级毒性	72.8%	—

• 吉西他滨 1000mg/m^2 ＋白蛋白紫杉醇 125mg/m^2，静脉输液，d1、d8、d15，每 4 周，术前共 2 周期，术后共 4 周期（NEONAX 研究）[10]。

疗效

	新辅助治疗＋手术＋辅助化疗(实验组) (n＝59)	手术＋辅助化疗(对照组) (n＝59)
(ORR/pCR)/%	28.9/6.2	—
DCR/%	93.3	—
R0 切除率/%	87.8	67.4
中位 DFS/月	11.5	5.9
18 个月 DFS 率/%*	33.3	41.4
中位 OS/月	25.5	16.7

* 未达到研究的主要终点（55%），对照组仅有 40%接受了辅助化疗，而实验组 90%的患者接受了新辅助治疗，研究者认为可能是化疗的暴露量不同导致了 OS 的差异。

手术相关不良反应

单位：%

	新辅助治疗＋手术＋辅助化疗(实验组)	手术＋辅助化疗(对照组)
感染	24.4	8.7
胰瘘	14.6	13.3
出血	9.7	6.7
败血症	2.4	0
肾上腺皮质功能不全	2.4	0
其他并发症	12.2	12.8
死亡	2.4	6.7

备注

以上两项 RCT 研究显示出新辅助化疗患者的 OS 得到延长。然而另一项随机对照的 NORPACT-1 研究[11]在可切除胰腺癌术前加入 4 周期的 FOLFIRINOX 新辅助化疗，对比直接手术联合术后辅助化疗，在接受辅助化疗比率接近的情况下，新辅助化疗组患者中位总生存时间更短。SWOG S1505 研究[12]显示可切除胰腺癌术前或术后各 12 周的新辅助化疗及辅助改良 FOLFIRINOX 或 AG 方案化疗，中位 DFS 分别为 10.9 个月及 14.2 个月，中位 OS 分别为 23.2 个月及 23.6 个月，2

年的 OS 率为 47%及 48%，未显著优于手术联合辅助化疗的生存数据。

8.2.1.2 临界可切除胰腺癌新辅助化疗方案

• 吉西他滨 1000mg/m²，静脉输液，d1、d8、d15，每 4 周，共 3 周期后手术；第 2 周期同步放疗，36Gy/15fr；术后 4 周期吉西他滨辅助治疗（PREOPANC-1 研究）[13]。

适用人群

PREOPANC-1 研究入组荷兰 246 例临界可切除和可切除的胰腺癌患者。

疗效

	吉西他滨新辅助放化疗	手术＋辅助化疗	HR
临界可切除胰腺癌比例/%	45	47	
切除率/%	62	71	
R0 切除率/%	41*	28*	
OS/月#	15.7	14.3	0.73*
5 年 OS 率/%	20.5	6.5	

未达到预设延长 6 个月 OS 的主要终点，但在长期随访后发现 5 年 OS 率的差别；* 有统计学差异。

注：术后肿瘤体分期、N 分期、脉管及神经侵犯均显著少于直接手术组。

手术相关不良反应

两组无差别。

• 术前同步放化疗：放疗 50.4 Gy/28 fr；替吉奥（S-1）40mg/m²，口服，每周 5 天，与放疗同步。

术后辅助：S-1 40mg/m²，bid，d1～d28，休息 2 周，共 4 周期（GABARNANCE 研究）[14]。

适用人群

入组日本 112 例临界可切除胰腺癌患者。

疗效

	CRT-S＋手术＋S-1 辅助化疗 (n＝56)	AG＋手术＋S-1 辅助化疗 (n＝56)	HR
临界可切除比率/%	100	100	
R0 切除率/%	57.1	60.7	
病理缓解率/%	30.4	14.3	

续表

	CRT-S+手术+S-1 辅助化疗 (n=56)	AG+手术+S-1 辅助化疗 (n=56)	HR
中位 PFS/月	11.1	12.6	0.80
中位 OS/月	31.5	23.1	0.76
2 年 OS 率/%	62.8	14.6	

注：S—替吉奥；A—白蛋白紫杉醇；G—吉西他滨；CRT—同步放化疗。

毒性

单位：%

≥3 级不良反应	CRT-S+手术+S-1 辅助化疗	AG+手术+S-1 辅助化疗
白细胞减少	7	38
中性粒细胞减少	5	75
贫血	0	2
血小板减少	0	0
疲乏	0	2
腹泻	2	0
厌食	7	4
恶心	2	2
ALT 升高	9	16
胆红素升高	4	5

注：此表仅列举主要不良反应。

- 标准 FOLFIRINOX：奥沙利铂 85mg/m^2，静脉输液 2h，d1；亚叶酸钙 400mg/m^2，静脉输液 2h，d1；伊立替康 180mg/m^2，静脉输液 90min；5-Fu 400mg/m^2，静脉推注 10min，2400mg/m^2，持续静脉泵入 46h，每 2 周，共 8 周期（PREOPANC-2 研究）[15]。
- 改良 FOLFIRINOX：奥沙利铂 85mg/m^2，静脉输液 2h，d1；亚叶酸钙 400mg/m^2，静脉输液 2h，d1；伊立替康 180mg/m^2，静脉输液 90min；5-Fu 400mg/m^2，静脉推注 10min，2400mg/m^2，持续静脉泵入 46h，每 2 周，术前共 6 周期（PRODIGE44 研究）[16]。

同步放化疗：50.4 Gy/28 fr；卡培他滨 825mg/m^2，bid，每周 5 日，与放疗同步。

适用人群

PREOPANC-2 研究入组荷兰 375 例临界可切除和可切除的胰腺癌患者；PRODIGE44 研究入组法国 110 例临界可切除胰腺癌患者。

疗效

研究名称	PREOPANC-2 （Ⅲ期）			PRODIGE44 （Ⅱ期）			ESPAC-05 （Ⅱ期）	
治疗方案	FFX(8)＋手术(无辅助化疗)（n＝188）	G＋CRT-G＋手术[#]（n＝187）	HR	FFX(6)＋CRT-C＋手术＋辅助化疗（n＝54）	FFX(6)＋手术＋辅助化疗（n＝56）	HR	FFX(4)＋手术（n＝20）	手术（n＝31）
临界可切除比率/%	35	34	—	100	100	—	100	100
切除率/%	77	75	—	69	55	—	55[#]	68
R0 切除率/%	61	67	—	54.1	58.1	—	23[#]	14
ypCR/%	—	—	—	8.1	29	—	—	—
中位 DFS/月	—	—	—	12.1	13.6	0.93	—	—
中位 OS/月	21.9	21.3	0.87	32.8	30	0.98	—	—
切除患者中位 OS/月	—	—	—	35.7	47.9	—	—	—
1 年 OS 率/%	75.7	67.6	—	—	—	—	84	39
2 年 OS 率/%	48.6	45.7	—	—	—	—	—	—

[#] 参见 PREPANC-1 设计方案[13]。

注：FFX—FOLFIRINOX；G—吉西他滨方案；C—卡培他滨；CRT—同步放化疗。

毒性

PREOPANC-2 研究中，全新辅助 FOLFIRINOX 组及吉西他滨为基础的放化疗组 3～5 级毒性事件发生率相当，三药组腹泻及粒细胞减少伴发热更为常见；而在 PRODIGE44 研究中，加入放疗组术后 5 级毒性事件发生率为 6%而单纯化疗组为 1%。

备注

① 相互矛盾的证据：在 ESPAC-05 中，FOLFIRINOX 的新辅助化疗在临界可切除的胰腺癌患者中对比手术显著提高了 R0 切除率及 1 年生存率。在 PREOPANC-2 研究中，全新辅助 FOLFIRINOX 8 周期方案并不优于吉西他滨为基础的放化疗组；目前尚无 FOLFIRINOX 方案联合同步放化疗的新辅助治疗与吉西他滨为基础的放化疗在临界可切除胰腺癌中的直接对比，但是三药联合的短期疾病控制率及 OS 仍优于单药，可能会确保更多的患者不会在新辅助治疗阶段出现疾病进展。

② 放疗似乎仅在与单药化疗联合进行新辅助治疗时表现出较直接手术＋辅助治疗更好的疗效[13,17]；而在 PANDAS/PRODIGE44 研究中，FOLFIRINOX 方案联合同步放化疗的新辅助治疗不优于围术期单纯 FOLFIRINOX 方案。如临界可切除胰腺癌患者已采取三药联合新辅助化疗，暂不支持放疗，放疗时采取的单药化疗同步，可能因化疗暴露不足导致远处转移。

③ 某些临床病理特征，如较大的原发肿瘤、CA19-9 水平高、周围淋巴结转移、疼痛等可能使临床医生更愿意选择新辅助治疗。

8.2.1.3 术后辅助治疗方案

（1）单药

• 吉西他滨 1000mg/m^2，d1、d8、d15，静脉输液，q28d，共 6 周期（CONKO-001 研究）[18]。

• 替吉奥（S-1）40～60mg，口服，bid，d1～d28，休息 2 周，每 6 周。

S-1 具体剂量根据患者体表面积（body surface area，BSA）制定：BSA＜1.25m^2，40mg，bid；1.25m^2≤BSA＜1.5m^2，50mg，bid；BSA≥1.5m^2，60mg，bid。共 4 周期（JASPAC 01 研究）[19]。

适用人群

CONKO-001 研究主要入组 R0/1 术后 CA19-9 升高至＜2.5 倍正常上限值的欧洲胰腺癌患者；JASPAC 01 研究入组 R0/1 术后的日本胰腺癌患者。目前两种单药方案在临床实践中多应用于体力较弱、高龄或不能耐受强力化疗的患者。

疗效

研究	CONKO-001 研究			JASPAC 01 研究		
方案	吉西他滨（n=368）	安慰剂（n=354）	HR	替吉奥（n=187）	吉西他滨（n=190）	HR
mRFS/月	13.4	6.9	0.55*	22.9	11.3	0.60*
3 年 RFS 率/%	23.5	16	—	39.2	22.6	—
5 年 RFS 率/%	8.5	6.5	—	33.3	16.8	—
mOS/月	22.8	20.0		46.5	22.5	0.57#
3 年 OS 率/%	36.5	21.0	0.76*	59.7	38.8	
5 年 OS 率/%	20.7	10.4	—	44.1	24.4	—
10 年 OS 率/%	12.2	7.7	—	—	—	—

非劣效检验；* 有统计学差异。

毒性数据（来自 JASPAC 01 研究）

单位：%

	吉西他滨		替吉奥	
主要不良反应	总不良反应	≥3 级不良反应	总不良反应	≥3 级不良反应
白细胞减少	94	39	56	9
中性粒细胞减少	96	72	75	13
粒细胞减少伴发热	2	2	1	1
贫血	99	17	93	14

续表

主要不良反应	吉西他滨		替吉奥	
	总不良反应	≥3 级不良反应	总不良反应	≥3 级不良反应
血小板减少	70	9	43	5
AST 升高	76	5	63	1
ALT 升高	78	4	56	1
胆红素升高	13	0	45	1
肌酐升高	9	0	11	1
疲乏	69	5	66	6
口腔黏膜炎	14	0	40	3
食欲下降	55	6	64	8
恶心	52	3	45	4
呕吐	25	2	22	2
腹泻	34	0	47	5
发热	36	1	25	3
感染	8	7	7	1

注：此表仅列举主要不良反应。

（2）双药

• 吉西他滨 1000mg/m^2，静脉输液，d1、d8、d15；卡培他滨 1660mg/m^2（每日总量），口服，d1～d21，q28d，共 6 周期（ESPAC-4 研究）[20]。

• 吉西他滨 1000mg/m^2＋白蛋白紫杉醇 125mg/m^2，静脉输液，d1、d8、d15，q28d（APACT 研究）[21]。

适用人群

APACT 研究入组术后 CA19-9＜100U/mL 的胰腺癌患者；而 ESPAC-4 研究则对 CA19-9 水平无要求。

疗效

研究	APACT			ESPAC-4		
方案	AG (n=432)	G (n=434)	HR	G+X (n=364)	G (n=366)	HR
中位 DFS/月	19.4	18.8	0.88	13.9	13.1	0.86
3 年 DFS 率/%	—	—	—	23.8	20.9	—
5 年 DFS 率/%	—	—	—	18.6	11.9	—
中位 OS/月	40.5	37.7	0.80*	28	25.5	0.82*
1 年 OS 率/%	—	—	—	84.1	80.5	—
2 年 OS 率/%	—	—	—	53.8	52.1	—

* 有统计学差异。

注：X—卡培他滨；G—吉西他滨；A—白蛋白紫杉醇。

毒性

单位：%

主要不良反应(≥3级)	吉西他滨+白蛋白紫杉醇	吉西他滨+卡培他滨
白细胞减少	8	3
中性粒细胞减少	49	38
粒细胞减少伴发热	5	—
贫血	15	2
血小板减少	—	2
外周神经毒性	15	—
疲乏	10	6
腹泻	5	5
手足综合征	—	7

注：此表仅列举主要不良反应。

备注

APACT 研究的主要研究终点为 DFS，虽然未取得阳性结果，但是 5 年随访后的 OS 数据仍然显示 AG 联合方案对比吉西他滨单药提供了更有意义的临床结局。

（3）三药

• mFOLFIRINOX：奥沙利铂 85mg/m^2，静脉输液 2h，d1；亚叶酸钙 400mg/m^2，静脉输液 2h，d1；伊立替康 180mg/m^2，静脉输液 90min；5-Fu 400mg/m^2，静脉推注，2400mg/m^2，civ 46h，每 2 周，共 6 个月（PRODIGE-24）。

适用人群

R0 或 R1 术后 CA19-9 升高至 180U/mL 以内的胰腺癌患者。

疗效

研究	PRODIGE-24 研究		
方案	mFOLFIRINOX (n=247)	G (n=246)	HR
中位 DFS/月	21.6	12.8	0.58*
1 年 DFS 率/%	69	53.7	—
2 年 DFS 率/%	47	30.7	—
3 年 DFS 率/%	39.7	21.4	—
中位 OS/月	54.4	35.0	0.64*
3 年 OS 率/%	63.4	48.6	—
5 年 OS 率/%	43.2	31.4	—

续表

研究	PRODIGE-24 研究		
方案	mFOLFIRINOX (n=247)	G (n=246)	HR
中位 DMFS/月	30.4	17.7	0.59*
3 年 DMFS 率/%	48.2	30.9	—

* 有统计学差异。

毒性

单位：%

主要不良反应	mFOLFIRINOX	
	总不良反应	≥3 级不良反应
白细胞减少	36.9	1.3
中性粒细胞减少	66.5	28.4
粒细胞减少伴发热	3.0	3.0
贫血	84.7	3.4
血小板减少	47	1.3
疲乏	84	11
恶心	78.9	5.5
呕吐	45.6	5.1
腹泻	84.4	18.6
食欲下降	44.7	2.5
口腔黏膜炎	33.8	2.5
外周神经毒性	61.2	9.3
发热	16.5	0.5

注：此表仅列举主要不良反应。

附加说明

① 化疗强度：通过比较，我们能够发现随着辅助化疗强度的增加，胰腺癌术后患者的中位 DFS 及 OS 时间显示出延长的趋势。鉴于胰腺癌 R1 切除比率较高，术后局部复发和远处转移的概率均较高，如患者体力良好，建议首选三药或两药联合辅助化疗。

② 辅助放疗：尚有争议，多基于 5-Fu 类或吉西他滨单药辅助化疗时代的证据。

8.2.2 局部不可切除胰腺癌治疗方案

- 改良 FOLFIRINOX：奥沙利铂 85mg/m^2，静脉输液 2h，d1；亚叶酸钙 400mg/m^2，静脉输液 2h，d1；伊立替康 180mg/m^2，静脉输液 90min；5-Fu 400mg/m^2，静脉推注，2400mg/m^2，civ 46h，每 2 周。

• 吉西他滨：吉西他滨 1000mg/m^2，d1、d8、d15，静脉输液，每 2 周。

• 吉西他滨+白蛋白紫杉醇：吉西他滨 1000mg/m^2 +白蛋白紫杉醇 125mg/m^2，静脉输液，d1、d8、d15，每 4 周。

适用人群

局部不可切除的胰腺癌患者。

疗效

研究	CONKO-007（Ⅲ期）			NEOPAN(PRODIGE 29)（Ⅲ期）			JCOG1407（Ⅱ期）		
方案	FFX 或 G+CRT-G（n=167）	FFX 或 G 化疗（n=168）	HR	FFX	G	HR	FFX	AG	HR
ORR/%	—	—	—	—	—	—	30.9	42.1	—
切除率/%	36.3	35.9	—	—	—	—	—	—	—
R0 切除率/%	25	18	—	—	—	—	—	—	—
ypCR/%	18	2	—	—	—	—	—	—	—
中位 PFS/月	9	8	0.97	9.7	7.5	0.57	11.2	9.4	1.1
中位 OS/月	15	15	0.97	15.1	15.6	1.03	—	—	—
1 年 OS 率/%	—	—	—	—	—	—	77.4	82.5	1.3

注：FFX—FOLFIRINOX；G—吉西他滨方案；A—白蛋白紫杉醇。

毒性

3 级及以上的白细胞及粒细胞减少 AG 方案更为常见，而 3 级及以上的腹泻、厌食及外周神经毒性 FOLFIRINOX 组更为常见（来自 JCOG1407）。

附加说明

上述研究显示，FOLFIRINOX 方案对比以吉西他滨为主的方案，局部不可切除患者均未显示生存获益。且在 FOLFIRINOX 方案的基础上加用放疗也未转化为生存获益，但是该方案可以将一部分原发不可切除的局部胰腺癌转化为可切除，且获得 R0 切除患者的 OS 可长达 26.5 个月。

8.2.3 转移性胰腺癌治疗方案

8.2.3.1 一线治疗方案

• AG 方案：吉西他滨（1000mg/m^2）+白蛋白紫杉醇（125mg/m^2），静脉输液，d1、d8、d15，q4w（MAPACT 研究）[22,23]。

• FOLFIRINOX 方案：奥沙利铂 85mg/m^2，静脉输液 2h，d1；亚叶酸钙

400mg/m^2，静脉输液 2h，d1；伊立替康 180mg/m^2，静脉输液 90min；5-Fu 400mg/m^2，静脉推注，2400mg/m^2，civ 46h，每 2 周，共 6 个月（如有反应）（ACCORD11 研究）[24]。

• NALIRIFOX 方案：奥沙利铂 60mg/m^2，静脉输液 2h，d1；脂质体伊立替康 50mg/m^2，静脉输液；亚叶酸钙 400mg/m^2，静脉输液 2h，d1；5-Fu 2400mg/m^2，civ 46h，每 2 周，共 6 个月（如有反应）（NAPOLI3 研究）[25]。

适用人群

双药 AG 方案更适合体力评分略低的胰腺癌患者，FOLFIRINOX 或 NALIRIFOX 方案更适合体力评分较好的胰腺癌患者。

疗效

研究	MAPACT 研究			ACCORD11 研究			NAPOLI3 研究		
方案	AG (n=431)	G (n=430)	HR	FOLFORINOX (n=171)	G (n=171)	HR	NALIRIFOX (n=383)	AG (n=387)	HR
ORR/%	23*	7*	—	31.8*	13*	—	41.8	36.2	—
DCR/%	48	33	—	70.2	50.9	—	68	62	—
中位 DOR/月	—	—	—	5.9	3.9	—	7.3	5.0	—
中位 PFS/月	5.5	3.7	0.69	6.4	3.3	0.47*	7.4	5.6	0.69*
6 个月 PFS 率/%	—	—	—	52.8	17.2	—	56.4	43.2	—
12 个月 PFS 率/%	—	—	—	12.1	3.5	—	27.4	13.9	—
中位 OS/月	8.7	6.6	0.72*	11.1	6.8	0.57*	11.1	9.2	0.83*
1 年 OS 率/%	35	22	—	48.4	20.6	—	45.6	39.5	—
2 年 OS 率/%	10	5	—	18.6	6.0	—	—	—	—

* 有统计学差异。

毒性

单位：%

≥3 级不良反应	AG	FOLFIRINOX 方案	NALIRIFOX 方案(71)
粒细胞减少	25	45.7	14
粒细胞减少伴发热	—	5.4	—
血小板减少	—	9.1	—
贫血	17	7.8	11
乏力	6	23.6	5
恶心	3	14.5	12
呕吐	2	12.7	7
外周神经病变	6	9.0	3

续表

≥3级不良反应	AG	FOLFIRINOX方案	NALIRIFOX方案(71)
ALT升高	—	7.3	—
血栓栓塞事件	—	6.6	—
腹泻	5	12.7	20

FOLFIRINOX方案剂量调整

	推迟	伊立替康	奥沙利铂	5-Fu
中性粒细胞减少(计数<1.5×10^9/L)	首次推迟;如2周未恢复则停止治疗	首次出现减量至150mg/m^2	首次出现不减量	首次出现停止5-Fu静脉推注
		第二次出现维持150mg/m^2	第二次出现减量至60mg/m^2	
		第三次出现停药	第三次出现停药	
粒细胞减少伴发热,粒细胞减少超7天或3～4级粒细胞减少伴感染		首次出现减量至150mg/m^2; 第三次出现停药	第二次出现减量至60mg/m^2; 第三次出现停药	首次出现停止5-Fu静脉推注
血小板减少(计数<75×10^9/L)	首次推迟;如2周未恢复则停止治疗	首次出现不减量	首次出现减量至60mg/m^2	首次出现同时减少bolus及持续静脉输注的5-Fu至75%的剂量
		第二次出现减量至150mg/m^2	第二次出现维持60mg/m^2	
		第三次出现停药	第三次出现停药	
3级及以上血小板减少		第二次出现减量至150mg/m^2; 第三次出现停药	首次出现减量至60mg/m^2; 第三次出现停药	首次出现同时减少静脉推注及持续静脉滴注的5-Fu至75%的剂量; 第二次出现再减量50%; 第三次出现停药
3～4级腹泻或腹泻伴发热和/或3～4级粒细胞减少		首次出现减量至150mg/m^2; 第三次出现停药	第二次出现维持60mg/m^2; 第三次出现停药	首次出现停止5-Fu静脉推注; 第二次出现减量至持续静脉输注的5-Fu至75%的剂量; 第三次出现停药
口腔黏膜炎或手足综合征(3～4级)				减量至持续静脉输注的5-Fu至25%的剂量

续表

	推迟	伊立替康	奥沙利铂	5-Fu
心绞痛或心肌梗死				停药

备注

① 亚洲人，尤其是中国人可能对于 FOLFIRINOX 方案耐受性较差，尤其是血液学毒性、腹泻、厌食、乏力等不良反应的发生率及严重程度更高。因此可考虑改良 FOLFIRINOX 方案，近期的 meta 分析显示改良 FOLFIRINOX 方案能够显著减少上述不良反应的发生率，且不影响生存数据。改良方案各不相同：多数会舍弃 5-Fu 静脉推注并保留持续 5-Fu 泵 2400mg 及奥沙利铂，但个别方案将奥沙利铂剂量减少至 63.75mg/m^2、68mg/m^2；伊立替康可减量至 130mg/m^2、150mg/m^2 或 165mg/m^2；亚叶酸钙可减量至 200mg/m^2 或 300mg/m^2[26,27]。

② 目前尚无 FOLFIRINOX 及 NALIRIFOX 方案孰优孰劣的直接对比研究。2024 年 ASCO 的一篇研究分析 PRODIGE 和 NAPOLI 3 的公开数据后指出 NALIRIFOX 方案较 FOLFIRINOX 方案能够显著改善患者 PFS（8.9 个月 vs. 6.8 个月）和质量调整生命年（quality-adjusted life years，QALY）（10.23 个月 vs. 9.59 个月）。该研究还指出虽然脂质体伊立替康更昂贵，但由于其严重不良反应率更低，用于处理不良反应的医疗花费将更少。

特殊人群：*BRCA1/2* 胚系突变或 *PALB2* 突变

- 奥拉帕利 300mg，bid，口服[28]。
- 维利帕尼 80mg，bid，口服，d1～d12，每 3 周（与化疗同步）[29]。
- 鲁卡帕尼 600mg，bid，口服[30]。

适用人群

胚系 *BRCA1/2* 或 *PALB2* 致病突变的晚期胰腺癌患者在含铂药物化疗 4 个月内未出现病情进展，应用多腺苷二磷酸核糖聚合酶［poly（ADP-ribose）polymerase，PARP］抑制剂。

疗效

疗效	POLO 研究（Ⅲ期 RCT）奥拉帕利（n=92）	安慰剂（n=62）	HR	维利帕尼（Ⅱ期 RCT）维利帕尼（n=27）	安慰剂（n=23）	HR	鲁卡帕尼（Ⅱ期单臂）鲁卡帕尼（n=19）
中位 PFS/月	7.4	3.8	0.53	10.1	9.7	0.73	13.1
中位 OS/月	18.9	18.1	0.91	15.5	16.4	—	23.5

续表

疗效	POLO 研究（Ⅲ期 RCT）			维利帕尼（Ⅱ期 RCT）			鲁卡帕尼（Ⅱ期单臂）
	奥拉帕利（n=92）	安慰剂（n=62）	HR	维利帕尼（n=27）	安慰剂（n=23）	HR	鲁卡帕尼（n=19）
	FOLFIRINOX 序贯奥拉帕利			#GP 同时维利帕尼			含铂方案序贯鲁卡帕尼
化疗时 ORR/%	50	48	—	74.1	65.2	—	41.6
化疗时 DCR/%	99	98	—	100	78.3	—	66.7

吉西他滨 600mg/m²，顺铂 25mg/m²，ivdrip，d3、d10，每 3 周。

毒性

单位：%

主要不良反应	奥拉帕利（POLO 研究）总不良反应	奥拉帕利（POLO 研究）≥3 级不良反应	维利帕尼+GP 总不良反应	维利帕尼+GP ≥3 级不良反应	鲁卡帕尼 总不良反应	鲁卡帕尼 ≥3 级不良反应
疲乏或无力	60	5	37.0	11.1	49	4
恶心	45	0	29.6	0	48	2
贫血	27	11	89	55	74	22
腹痛	29	2	26	7.4	7	0
腹泻	29	0	0	0	10	0
食欲下降	25	3	0	0	2	0
便秘	23	0	18.5	7.4	15	0
呕吐	20	1	7.4	0	13	2
关节痛	15	1	0	0	—	—
血小板减少	—	—	0	0	39	4
ALT 升高	—	—	18.5	14.8	47	4
味觉障碍	—	—	3.7	0	37	0

注：此表仅列举主要不良反应。

备注

① 上述研究中，PARP 抑制剂治疗携带胚系 *BRCA2* 致病突变的胰腺癌患者的 PFS 及 OS 明显优于那些携带胚系 BRCA1 致病突变的胰腺癌患者。

② HRR 及 HRD 定义：同源重组修复（homologous recombination repair，HRR）是负责修复双链 DNA 损伤与 DNA 链间交联最为准确且高保真的 DNA 损伤修复系统；同源重组障碍（homologous recombination deficiency，HRD）通常指细胞水平上的 HRR 功能障碍状态，可由 HRR 相关基因胚系突变或体细胞突变以及表观遗传失活等诸多因素导致；HRD 会产生特定、可量化、稳定的基因组改变，如基因突变、插入/缺失，染色体结构异常、基因拷贝数变异等，基因瘢痕即杂合性丢失（loss of heterozygosity，LOH）、端粒等位基因失衡（telomeric allclic imbalance，TAI）及大片段迁移（large-scale state transitions，LST）是 HRD 的表型和标志物；在胰腺癌中，胚系核心 HRR 基因致病突变分别为 *BRCA1* 0.9%、*BRCA2* 3.5%、*PALB2* 0.2%；HRD 在 NGS 检测中的检出率为 15%左右，在全基因组或全外显子组检测中的检出率为 24%～44%[31]。

③ 核心 HRR 基因（*BRCA1/2* 及 *PALB2*）及非核心 HRR 基因（如 *ATM*、*BAP1*、*BARD1*、*BLM*、*BRIP1*、*CHEK2*、*FAM175A*、*FANCA*、*FANCC*、*NBN*、*RAD50*、*RAD51*、*RAD51C*、*RTEL1* 等）：核心 HRR 基因致病突变，尤其是胚系突变应考虑以上 GP 方案[29]；但非核心 HRR 基因的胚系或体系基因致病突变应首先推荐含铂方案的初始治疗，如 FOLFIRINOX 或 NALIRIFOX 方案。PARP 抑制剂的应用人群目前仍仅限于核心 HRR 基因致病突变，尤其是胚系突变的晚期胰腺癌患者。

dMMR 及 MSI-H 的晚期胰腺癌患者

适用人群

dMMR 及 MSI-H 的晚期胰腺癌患者可考虑首选免疫治疗。

疗效

	KEYNOTE-158 研究（篮子研究，$n=22$）	AGEO 欧洲队列（回顾性研究，$n=31$）		
疗效	帕博利珠单抗	单免（$n=25$）	双免（$n=3$）*	化疗＋免疫治疗（$n=3$）
ORR/%	18.2	48.4		
中位 PFS/月	2.1	26.7		
中位 OS/月	3.7	未达到		
1 年 OS 率/%	—	76.2		
2 年 OS 率/%	—	64.3		

* 3 例双免均长期生存。

备注

① 仅有极少数的胰腺癌存在 dMMR 或 MSI-H 的分子特征（1%～2%）[32]，与髓样/黏液性/胶样腺癌，*KRAS* 及 *TP53* 野生型显著相关，*JAK* 基因突变更常见。

② 由于胰腺癌中其极罕见的发病率，暂无在 dMMR 及 MSI-H 的晚期胰腺癌患者中单独进行的前瞻性的免疫治疗临床研究。但鉴于以上研究结果以及免疫治疗，尤其 PD-1 及 CTLA-4 双免联合治疗在其他消化道肿瘤中的良好表现，可在具有该类分子特征的晚期胰腺癌患者中尽早使用免疫治疗。

TRK 融合及 RET 融合

TRK 融合(胰腺癌发生率<0.5%[33])	RET 融合(胰腺癌发生率 0.6%左右[34])
• 拉罗替尼 100mg,口服,bid,d1～d28 (n=2,ORR 为 50%)[35]; • 恩曲替尼 600mg,口服,每日 1 次 (n=4,ORR 为 75%),mDOR 为 12.9 个月[37]	• 赛普替尼 160mg,口服,bid。 12 例胰腺癌患者,ORR 为 55.5%,mDOR 未达到[36]

8.2.3.2 二线治疗方案

• 脂质体伊立替康（NALIRI；Onivyde®；Ipsen Biopharmaceuticals，Inc.）80mg/m^2，静脉输液 2h，d1；亚叶酸钙 400mg/m^2，静脉输液 30min，d1；5-Fu 2400mg/m^2，持续静脉泵入 46h，每 2 周（NAPOLI-1 研究）[38]。

• 脂质体伊立替康（HR070803）60mg/m^2，静脉输液 90min，d1；亚叶酸钙（LV）200mg/m^2，静脉输液 30min，d1；5-Fu 2000mg/m^2，持续静脉泵入 46h，每 2 周（PAN-HEROIC-1 研究）[39]。

适用人群

晚期胰腺癌一线治疗失败患者。

疗效

	NAPOLI-1 研究			PAN-HEROIC-1 研究		
	NALIRI (n=117)	5-Fu/LV (n=119)	HR	NALIRI (n=149)	5-Fu/LV (n=149)	HR
ORR/%	17*	1*	—	12.8	0.7	—
DCR/%	52	24	—	64.4	26.8	—
PFS/月	3.1	1.5	0.75	4.2	1.5	0.36*
中位 OS/月	6.2	4.2	0.57*	7.4	5.0	0.63*
1 年 OS 率/%	26	16	—	—	—	—

* 有统计学意义。

毒性

单位:%

≥3 级不良反应	NALIRI-1 研究	PAN-HEROIC-1 研究
总不良反应	80	53.1
中性粒细胞减少	32	12.9
疲乏	14	—

续表

≥3 级不良反应	NALIRI-1 研究	PAN-HEROIC-1 研究
腹泻	13	4.1
呕吐	12	4.8
贫血	9	6.1
无力	8	4.1
恶心	8	1.4
腹痛	7	4.1
食欲下降	5	2.7

注：此表仅列举主要不良反应。

KRAS 突变的晚期胰腺癌患者

- 阿达格拉西布 600mg，口服，每日 2 次[40]。
- 索托拉西布 960mg，口服，每日 1 次[41]。

适用人群

携带 *KRAS* G12C 突变的晚期胰腺癌患者一线治疗失败后。

疗效

单位：%

	KRYSTAL-1（n=21）	CodeBreaK 100（n=38）
	阿达格拉西布	索托拉西布
ORR/%	33.3	21
DCR/%	81	84
中位 PFS/月	5.4	4.0
中位 OS/月	8.0	6.9

备注

胰腺癌患者 *KRAS* 整体突变发生率为 67%～90%[42,43]，其中最常见的突变分别是 G12D（36.5%）、G12V（32.5%）、G12R（13.9%），其他突变占 8.1%，其中，仅有 *KRAS* G12C 突变已有临床可及的靶向药物，然而该突变病例仅占 1%～2%。其中 *KRAS* G12D 可造成 RAS-RAF 信号通路及上皮间质转化通路的强力激活，预后最差；而 *KRAS* G12R 在早期胰腺癌中更常见，淋巴结转移更少，对治疗反应更好。

BRAF 突变的晚期胰腺癌患者

- 达拉非尼 150mg，口服，每日 1 次；曲美替尼 2mg，口服，每日 1 次。

适用人群

携带 *BRAF* V600E 突变的晚期胰腺癌患者一线治疗失败后。

疗效

多个案例报道显示携带 *BRAF* V600E 突变的晚期胰腺癌患者应用 *BRAF* 抑制剂联合或不联合 MEK 抑制剂可能取得疗效且获得长期获益[44]。

备注

胰腺癌患者 *BRAF* 整体突变发生率为 1.3%～5.6%[43]，其中最常见的突变分别是 V600E 突变（17%～28%）、非 V600E 突变 G12V（9%～22%）、融合突变（22%～34%）、删失突变（22%～38%）。

8.3 少见胰腺肿瘤药物治疗方案

8.3.1 腺泡细胞癌

8.3.1.1 流行病学

腺泡细胞癌发病率占胰腺肿瘤的 0.2%～4.3%，男女患者比例为（1.9～3.1）∶1，高峰患病年龄在 60 岁，但亦多发于青少年时期（8～15 岁）。

8.3.1.2 分子特征

腺泡细胞癌的基因突变谱与胰腺导管腺癌截然不同，*KRAS*、*TP53*、*CDKN2A*、*SMAD4* 的突变频率更低，而同源重组修复（HRR）相关基因如 *BRCA1*（2.0%～2.3%）、*BRCA2*（13.6%～17.3%）、*PALB2*（0～3.8%）、*ARID1A*（9.1%～11.1%）及 *BRAF*（3.8%～15.9%）、*IDH1*（0～3.8%）突变频率更高。超过一半的纯腺泡细胞癌均存在 HRR 或 DDR 基因胚系致病性突变。此外，dMMR 或 MSI-H（2.1%～2.6%）以及 TMB-H（2.0%～7.9%）的比例较胰腺导管腺癌更高[45,46]。

因此建议对于不可切除或转移性的胰腺腺泡细胞癌患者进行 NGS 检测。

8.3.1.3 药物治疗

外科手术切除仍然是治疗局部腺泡细胞癌的支柱。术后辅助化疗是否有益仍不明确，至少两项回顾性研究未明确提示辅助化疗的有效性（34680244、37563033）。但腺泡细胞癌的药物治疗基本遵循胰腺癌方案，鉴于 HRR 基因的突变频率高，在没有 dMMR 或 MSI-H 特征的腺泡细胞癌（临界可切除的新辅助治疗、不可切除或转移时的姑息治疗）患者的首选化疗方案应为 FOLFIRINOX 或 NALIRIFOX 方案或以铂类为基础的双药联合方案。此外，在具有特殊分子特征（如 dMMR 或 MSI-H[47]、*BRAF* V600E 突变[48]、*ALK* 融合[49]、*NTRK* 融合[50]）的腺泡细胞癌患者均可能从个体化治疗中获益。

8.3.2 胰母细胞瘤

8.3.2.1 流行病学

胰母细胞瘤极为罕见，发病率为 0.004/10 万，男女患者比例为 1.06∶1，中位发病年龄为 40 岁左右。

8.3.2.2 分子特征

APC/*β*-catenin 通路改变在胰母细胞瘤中最为常见。

8.3.2.3 临床特征

胰母细胞瘤的肿瘤大小及部位与胰腺导管腺癌并无显著差异，但脉管侵犯更常见，T4 更少，更可能接受手术切除治疗，预后较胰腺导管腺癌好[51]。

8.3.2.4 药物治疗

- PLADO 方案：顺铂 80mg/m^2，ivdrip，d1；多柔比星 30mg/m^2，iv，d2、d3，每 3 周。
- ICE 方案：异环磷酰胺 1.5g/m^2、ivdrip、d1～d5，卡铂 450mg/m^2、ivdrip、d1，依托泊苷 100mg/m^2、ivdrip、d1～d3，每 3 周。

8.3.3 实性假乳头瘤

8.3.3.1 流行病学

实性假乳头瘤罕见，仅占外分泌胰腺肿瘤的 0.9%～2.7%，患者通常为女性，男女患者比例为 9.8∶1，起病时的平均年龄约为 28.5 岁。

8.3.3.2 分子特征

实性假乳头瘤中 *CTNNB1* 外显子 3 突变常见，但缺乏胰腺导管腺癌常见的 *KRAS*、*TP53*、*SMAD4* 和 *CDKN2A* 突变。

8.3.3.3 临床特征

起病隐匿，多以腹痛或不适起病。淋巴结转移（1.6%）和远处转移少见（7.7%），远处转移部位包括肺、肠系膜、肝脏及腹膜。腹部 CT 表现为边界清晰、异质性大肿块，增强实性区域多位于边缘，而囊性区域则更倾向于中心，肿瘤中可发现边缘或中心点状钙化。

8.3.3.4 治疗

手术治疗是实性假乳头瘤的标准治疗，完全手术切除后的总体治愈率大于95%。一项纳入超过2000例胰腺实性假乳头瘤患者的系统回顾研究中，术后出现复发和转移的案例占4.4%和1.5%[52]。局部进展期、复发或转移的胰腺实性假乳头瘤患者仍可能获得较长生存时间。对于不可切除或复发转移的胰腺实性假乳头瘤患者，可应用TACE、TAI、射频消融以及系统化疗（如FOLFOX或吉西他滨联合替吉奥等方案）。

参考文献

[1] Sung H, Ferlay J, Siegel RL, et al. Global Cancer Statistics 2020: GLOBOCAN Estimates of Incidence and Mortality Worldwide for 36 Cancers in 185 Countries [J]. CA Cancer J Clin, 2021, 71 (3): 209-249.

[2] Qiu H, Cao S, Xu R, et al. Cancer incidence, mortality, and burden in China: a time-trend analysis and comparison with the United States and United Kingdom based on the global epidemiological data released in 2020 [J]. Cancer Commun (Lond), 2021, 41 (10): 1037-1048.

[3] Zhu B, Wu X, Guo T, et al. Epidemiological Characteristics of Pancreatic Cancer in China From 1990 to 2019 [J]. Cancer Control, 2021, 28: 10732748211051536.

[4] Moffitt RA, Marayati R, Flate EL, et al. Virtual microdissection identifies distinct tumor- and stroma-specific subtypes of pancreatic ductal adenocarcinoma [J]. Nat Genet, 2015, 47 (10): 1168-1178.

[5] Bailey P, Chang DK, Nones K, et al. Genomic analyses identify molecular subtypes of pancreatic cancer [J]. Nature, 2016, 531 (7592): 47-52.

[6] Puleo F, Nicolle R, Blum Y, et al. Stratification of Pancreatic Ductal Adenocarcinomas Based on Tumor and Microenvironment Features [J]. Gastroenterology, 2018, 155 (6): 1999-2013.

[7] O'Kane GM, Grünwald BT, Jang GH, et al. GATA6 Expression Distinguishes Classical and Basal-like Subtypes in Advanced Pancreatic Cancer [J]. Clin Cancer Res, 2020, 26 (18): 4901-4910.

[8] Versteijne E, Dam JL, Suker M, et al. Neoadjuvant Chemoradiotherapy Versus Upfront Surgery for Resectable and Borderline Resectable Pancreatic Cancer: Long-Term Results of the Dutch Randomized PREOPANC Trial [J]. J Clin Oncol, 2022, 40 (11): 1220-1230.

[9] Motoi F, Kosuge T, Ueno H, et al. Randomized phase Ⅱ/Ⅲ trial of neoadjuvant chemotherapy with gemcitabine and S-1 versus upfront surgery for resectable pancreatic cancer (Prep-02/JSAP05) [J]. Jpn J Clin Oncol, 2019, 49 (2): 190-194.

[10] Ettrich TJ, Berger AW, Perkhofer L, et al. Neoadjuvant plus adjuvant or only adjuvant nab-

paclitaxel plus gemcitabine for resectable pancreatic cancer-the NEONAX trial (AIO-PAK-0313), a prospective, randomized, controlled, phase Ⅱ study of the AIO pancreatic cancer group [J]. BMC Cancer, 2018, 18 (1): 1298.

[11] Labori KJ, Bratlie SO, Andersson B, et al. Neoadjuvant FOLFIRINOX versus upfront surgery for resectable pancreatic head cancer (NORPACT-1): a multicentre, randomised, phase 2 trial [J]. Lancet Gastroenterol Hepatol, 2024, (3): 205-217.

[12] Sohal DPS, Duong M, Ahmad SA, et al. Efficacy of Perioperative Chemotherapy for Resectable Pancreatic Adenocarcinoma: A Phase 2 Randomized Clinical Trial [J]. JAMA Oncol, 2021, 7 (3): 421-427.

[13] Versteijne E, Dam JL, Suker M, et al. Neoadjuvant chemoradiotherapy versus upfront surgery for resectable and borderline resectable pancreatic cancer: Long-term results of the dutch randomized PREOPANC trial [J]. J Clin Oncol, 2022, 40 (11): 1220-1230.

[14] Ikeda M, Nomura S, Kobyashi T, et al. Randomized phase Ⅱ/Ⅲ trial of gemcitabine plus nab-paclitaxel versus concurrent chemoradiotherapy with S-1 as neoadjuvant treatment for borderline resectable pancreatic cancer: GABARNANCE study [C]. Chicago: ASCO, 2024.

[15] Koerkamp BG, Janssen QP, Van Dam JLV. Neoadjuvant chemotherapy with FOLFIRINOX versus neoadjuvant gemcitabine-based chemoradiotherapy for borderline resectable and resectable pancreatic cancer (PREOPANC-2): A multicenter randomized controlled trial [C]. Madrid, Spain: ESMO, 2023.

[16] Lambert A, Bouche O, Ayav A, et al. LBA62 Preoperative modified FOLFIRINOX (mFOLFIRINOX) with or without chemoradiation (CRT) in borderline resectable pancreatic cancer (BRPC): Results from the randomized phase Ⅱ trial PANDAS/PRODIGE 44 [C]. Madrid, Spain: ESMO, 2024.

[17] Ghaneh P, Palmer D, Cicconi S, et al. Immediate surgery compared with short-course neoadjuvant gemcitabine plus capecitabine, FOLFIRINOX, or chemoradiotherapy in patients with borderline resectable pancreatic cancer (ESPAC5): a four-arm, multicentre, randomised, phase 2 trial [J]. Lancet Gastroenterol Hepatol, 2023, 8 (2): 157-168.

[18] Oettle H, Neuhaus P, Hochhaus A, et al. Adjuvant chemotherapy with gemcitabine and long-term outcomes among patients with resected pancreatic cancer: the CONKO-001 randomized trial [J]. JAMA, 2013, 310 (14): 1473-1481.

[19] Uesaka K, Boku N, Fukutomi A, et al. Adjuvant chemotherapy of S-1 versus gemcitabine for resected pancreatic cancer: a phase 3, open-label, randomised, non-inferiority trial (JASPAC 01) [J]. Lancet, 2016, 388 (10041): 248-257.

[20] Neoptolemos JP, Palmer DH, Ghaneh P, et al. Comparison of adjuvant gemcitabine and capecitabine with gemcitabine monotherapy in patients with resected pancreatic cancer (ESPAC-4): a multicentre, open-label, randomised, phase 3 trial [J]. Lancet, 2017, 389 (10073): 1011-1024.

[21] Tempero MA, Pelzer U, O'Reilly EM, et al. Adjuvant nab-Paclitaxel + Gemcitabine in Re-

sected Pancreatic Ductal Adenocarcinoma: Results From a Randomized, Open-Label, Phase Ⅲ Trial [J]. J Clin Oncol, 2023, 41 (11): 2007-2019.

[22] Von Hoff DD, Ervin T, Arena FP, et al. Increased survival in pancreatic cancer with nab-paclitaxel plus gemcitabine [J]. N Engl J Med, 2013, 369 (18): 1691-1703.

[23] Goldstein D, El-Maraghi RH, Hammel P, et al. Nab-Paclitaxel plus gemcitabine for metastatic pancreatic cancer: long-term survival from a phase Ⅲ trial [J]. J Natl Cancer Inst, 2015, 107 (2): dju413.

[24] Conroy T, Desseigne F, Ychou M, et al. FOLFIRINOX versus gemcitabine for metastatic pancreatic cancer [J]. N Engl J Med, 2011, 364 (19): 1817-1825.

[25] Wainberg ZA, Melisi D, Macarulla T, et al. NALIRIFOX versus nab-paclitaxel and gemcitabine in treatment-naive patients with metastatic pancreatic ductal adenocarcinoma (NAPOLI 3): a randomised, open-label, phase 3 trial [J]. Lancet, 2023, 402 (10409): 1272-1281.

[26] Tong H, Fan XZ, Liu B, et al. The benefits of modified FOLFIRINOX for advanced pancreatic cancer and its induced adverse events: a systematic review and meta-analysis [J]. Sci Rep, 2018, 8 (1): 8666.

[27] Trieu VN, Qazi S, Fein SH, et al. Meta-analysis comparing the incidence of serious adverse events, overall survival, and progression-free survival in patients with pancreatic adenocarcinoma harboring unresectable tumors treated with modified FOLFIRINOX or FOLFIRINOX regimen [C]. ASCO, 2024.

[28] Golan T, Hammel P, Reni M, et al. Maintenance Olaparib for Germline BRCA-Mutated Metastatic Pancreatic Cancer [J]. N Engl J Med, 2019, 381 (4): 317-327.

[29] O'Reilly EM, Lee JW, Zalupski M, et al. Randomized, multicenter, phase Ⅱ trial of Gemcitabine and Cisplatin with or without Veliparib in patients with pancreas adenocarcinoma and a germline BRCA/PALB2 mutation [J]. J Clin Oncol, 2020, 38 (13): 1378-1388.

[30] Reiss KA, O'Hara MH, Teitelbaum UR, et al. A phase Ⅱ study of maintenance rucaparib in patients with platinum sensitive, advanced pancreatic cancer and a pathogenic germline or somatic variant in BRCA1, BRCA2 or PALB2: A four year survival update [C]. San Francisco, CA, USA: American Society of Clinical Oncology Gastrointestinal Cancers Symposium, 2024.

[31] Casolino R, Paiella S, Azzolina D, et al. Homologous Recombination Deficiency in Pancreatic Cancer: A Systematic Review and Prevalence Meta-Analysis [J]. J Clin Oncol, 2021, 39 (23): 2617-2631.

[32] Luchini C, Brosens LAA, Wood LD, et al. Comprehensive characterisation of pancreatic ductal adenocarcinoma with microsatellite instability: histology, molecular pathology and clinical implications [J]. Gut, 2021, 70 (1): 148-156.

[33] O'Haire S, Franchini F, Kang YJ, et al. Systematic review of NTRK 1/2/3 fusion prevalence pan-cancer and across solid tumours [J]. Sci Rep, 2023, 13 (1): 4116.

[34] O'Haire S, Franchini F, Kang YJ, et al. RET Aberrations in Diverse Cancers: Next-Gener-

ation Sequencing of 4, 871 Patients [J]. Clin Cancer Res, 2017, 23 (8): 1988-1997.

[35] Hong DS, DuBois SG, Kummar S, et al. Larotrectinib in patients with TRK fusion-positive solid tumours: a pooled analysis of three phase 1/2 clinical trials [J]. Lancet Oncol, 2020, 21 (4): 531-540.

[36] Subbiah V, Wolf Jurgen, Konda B, et al. Tumour-agnostic efficacy and safety of selpercatinib in patients with RET fusion-positive solid tumours other than lung or thyroid tumours (LIBRETTO-001): a phase 1/2, open-label, basket trial [J]. Lancet Oncol, 2022, 23 (10): 1261.

[37] Demetri GD, Braud FD, Drilon A, et al. Correction: Updated Integrated Analysis of the Efficacy and Safety of Entrectinib in Patients with NTRK Fusion-Positive Solid Tumors [J]. Clin Cancer Res, 2022, 28 (10): 2196.

[38] Wang-Gillam A, Hubner RA, Siveke JT, et al. NAPOLI-1 phase 3 study of liposomal irinotecan in metastatic pancreatic cancer: Final overall survival analysis and characteristics of long-term survivorsJ [J]. Eur J Cancer, 2019, 108: 78-87.

[39] Cui J, Qin S, Zhou Y, et al. Irinotecan hydrochloride liposome HR070803 in combination with 5-fluorouracil and leucovorin in locally advanced or metastatic pancreatic ductal adenocarcinoma following prior gemcitabine-based therapy (PAN-HEROIC-1): a phase 3 trial [J]. Signal Transduct Target Ther, 2024, 9: 248.

[40] Bekaii-Saab TS, Yaeger R, Spir AI, et al. Adagrasib in Advanced Solid Tumors Harboring a KRAS G12C Mutation [J]. J Clin Oncol, 2023, 41 (25): 4097-4106.

[41] Strickler JH, Satake H, George TJ, et al. Sotorasib in KRAS p. G12C-Mutated Advanced Pancreatic Cancer [J]. N Engl J Med, 2023, 388 (1): 33-43.

[42] Perelli L, Genovese G, Draetta GF, et al. The KRAS mutational spectrum and its clinical implications in pancreatic cancer [J]. Cancer Cell, 2024, 42 (9): 1494-1496.

[43] Ji Luo. KRAS mutation in pancreatic cancer [J]. Semin Oncol, 2021, 48 (1): 10-18.

[44] Ciner AT, Jiang Y, Hausner P. BRAF-Driven Pancreatic Cancer: Prevalence, Molecular Features, and Therapeutic Opportunities [J]. Mol Cancer Res, 2023, 21 (4): 293-300.

[45] Florou V, Elliott A, Bailey MH, et al. Comparative Genomic Analysis of Pancreatic Acinar Cell Carcinoma (PACC) and Pancreatic Ductal Adenocarcinoma (PDAC) Unveils New Actionable Genomic Aberrations in PACC [J]. Clin Cancer Res, 2023, 29 (17): 3408-3417.

[46] Sakakida T, Ishikawa T, Doi T, et al. Genomic landscape and clinical features of rare subtypes of pancreatic cancer: analysis with the national database of Japan [J]. J Gastroenterol, 2023, 58 (6): 575-585.

[47] Xu H, Wang X, Zhou S, et al. Efficacy of chemotherapy combined with toripalimab in PD-L1-positive and high tumor mutation burden pancreatic acinar cell carcinoma: case report [J]. Tumori, 2021, 107 (6): NP24-NP27.

[48] Cramer S, Marcus MA, Ramkissoon S, et al. Pediatric BRAF (V600E)-Mutated Pancreatic Acinar Cell Carcinoma With Complete and Durable Response to Dabrafenib and Trametinib

[J]. JCO Precis Onco，2020，4：801-805.

[49] Gaule M，Pesoni C，Quinzii A，et al. Exceptional Clinical Response to Alectinib in Pancreatic Acinar Cell Carcinoma With a Novel ALK-KANK4 Gene Fusion [J]. JCO Precis Oncol，2022，6：e2100400.

[50] Gupta M，Sherrow C，Krone ME，et al. Targeting the NTRK Fusion Gene in Pancreatic Acinar Cell Carcinoma：A Case Report and Review of the Literature [J]. J Natl Compr Canc Netw，2021，19（1）：10-15.

[51] Han Yin，Romero-Hernandez F，Ganjouei AA，et al. Adult Pancreatoblastoma：Clinical insights and outcomes compared to pancreatic ductal adenocarcinoma（PDAC）[J]. Curr Oncol，2024，31（9）：5008-5020.

[52] Law JK，Ahmed A，Singh VK，et al. A systematic review of solid-pseudopapillary neoplasms：are these rare lesions? [J]. Pancreas，2014，43（3）：331-337.

9

胃肠胰神经内分泌肿瘤

神经内分泌肿瘤（neuroendocrine neoplasm，NEN）是一组异质性很强的肿瘤，其临床表现和预后与组织分化程度和分级密切相关。针对分化良好的胃肠胰神经内分泌瘤（gastroenteropancreatic neuroendocrine tumor，GEP-NET），系统药物治疗包括生长抑素类似物（somatostatin analogues，SSA）治疗、靶向药物、化疗及肽受体放射性核素治疗（peptide receptor radionuclide therapy，PRRT），但需要有经验的医生根据疾病不同的临床行为及阶段而个体化制定。针对分化差的胃肠胰神经内分泌癌（gastroenteropancreatic neuroendocrine carcinoma，GEP-NEC），强力化疗仍是治疗局部不可切除或转移性疾病的支柱。

9.1 胃肠胰神经内分泌肿瘤的诊断与总体治疗原则

9.1.1 流行病学

近 40 年来，随着内镜和生物标志物测定等技术的进步，NEN 的诊断水平不断提高。美国监测、流行病学与最终结果数据库数据显示，NEN 的发病率和患病率明显上升，其发病率在过去 40 年内上升了 6 倍；截至 2012 年，NEN 发病率为 6.98/10 万，其中胰腺 NEN（pNEN）的发病率为 0.48/10 万，胃肠 NEN（GI-NEN）的发病率为 3.08/10 万[1,2]，胃肠胰神经内分泌癌（GEP-NEC）的发病率为 0.4/10 万，GEP-NEC 占 NEN 的 55%～70%[3]。英国公共卫生署数据显示，2018 年 NEN 发病率约为 9/10 万，pNEN 和直肠 NEN 发病率上升较为明显，虽然 GI-NEN 仅占胃肠道恶性肿瘤的 2%，但是其患病率仅次于结直肠癌，超过 17/10 万，居胃肠道肿瘤的第 2 位[4]。日本国家癌症登记中心数据显示，2016 年 GEP-NEN 的发病率为 3.532/10 万，其中最常见的原发部位为直肠（53%），其次是胰腺（20%）和胃（13%）[5]。国内 23 家中心共同统计了 2000～2010 年我国 GEP-NEN 的流行病学情况，共收集了 2010 例患者，常见的原发部位是胰腺（31.5%）、直肠（29.6%）和胃（27.0%），而小肠（5.6%）和结肠（3.0%）NEN 所占比例相对较小[6]。

9.1.2 病理

9.1.2.1 WHO分型

2019 年 WHO 第 5 版胃肠胰神经内分泌肿瘤病理学分类和分级标准

命名	分化程度	分级	有丝分裂计数[a] /2mm²	Ki-67 指数[a] /%
神经内分泌瘤,G1 级	高分化	低	<2	<3
神经内分泌瘤,G2 级	高分化	中	2～20	3～20
神经内分泌瘤,G3 级[b]	高分化	高	>20	>20
神经内分泌癌,小细胞型	低分化[c]	高[c]	>20	>20
神经内分泌癌,大细胞型	低分化[c]	高[c]	>20	>20
混合性神经内分泌-非神经内分泌肿瘤	高或低分化	多样的[d]	多样的[d]	多样的[d]

[a] 有丝分裂计数表示为有丝分裂计数/2mm²（该面积等于 40 倍放大倍数及每个视野最大径 0.5mm 情况下的 10 个高倍镜视野），计数 50 个 0.2mm² 的视野；Ki-67 指数通过计数高染色区域（即热点区）至少 500 个细胞获得；最终分级采用两种增殖指数所对应分级中的较高者。

[b] G3 级神经内分泌瘤的有丝分裂计数和 Ki-67 指数未设上限，其理由是 G3 级神经内分泌瘤（尤其 G3 级胰腺神经内分泌瘤）的 Ki-67 指数偶可为 70%～80%，故不能仅根据 Ki-67 指数的高低进行分级，还需结合其形态学分化良好的特点；对难以区分的 G3 级 NET 和 NEC，鉴别诊断要点：需进行 *TP53*、*RB1*、*ATRX* 和 *DAXX* 染色协助鉴别诊断。

[c] 神经内分泌癌根据定义为高级别，无须再分级。

[d] 在大部分混合性神经内分泌-非神经内分泌肿瘤（MiNEN）中，神经内分泌肿瘤和非神经内分泌肿瘤成分均为低分化，且神经内分泌肿瘤成分的增殖指数与其他神经内分泌癌一致，但该类型肿瘤亦允许这两种成分均为高分化，这种情况下，应分别对两种成分进行分级；胰腺的 MiNEN 包括 4 个亚型：混合性导管癌-神经内分泌癌（小细胞或大细胞）、混合性导管癌-神经内分泌瘤、混合性腺泡细胞癌-神经内分泌癌和混合性腺泡细胞癌-导管癌-神经内分泌癌。

9.1.2.2 胚胎起源分类

根据胚胎起源的 GEP-NEN 分类

胚胎起源	解剖位置的 NEN
前肠	食管、胃、十二指肠乳头近端、胰腺、肝胆
中肠	十二指肠乳头以远至横结肠右 2/3
后肠	横结肠左 1/3 至肛管上段的消化道

9.1.2.3 功能性 vs. 非功能性神经内分泌肿瘤

功能性神经内分泌肿瘤的常见类型与临床特征[7,8]

类型	年发病率/(×10⁶)	占 pNET 比率/%	分泌的激素类型	常见部位	恶性比例/%	主要症状	实验室指标
胰岛素瘤	1～32	20～30	胰岛素	胰腺	5～10	低血糖症候群	血糖、胰岛素、胰岛素原、C 肽
胃泌素瘤	0.5～21.5	15～20	胃泌素	十二指肠、胰腺	50～60	腹泻、腹痛、反酸	胃泌素，内镜检测胃内 pH 值
胰高血糖素瘤	0.01～0.1	1～3	胰高血糖素	胰腺	50～80	坏死游走性红斑、贫血、葡萄糖不耐受、体重下降	血糖、胰高血糖素、糖化血红蛋白
生长抑素瘤	少见	0～1	生长抑素	胰腺、十二指肠、空肠	50～60	糖尿病、胆石症、腹泻	生长激素、糖化血红蛋白
产 ACTH 的 NET	少见	少见	ACTH	胰腺	>90	库欣综合征	ACTH、皮质醇
VIP 瘤	0.05～0.2	2～4	VIP	胰腺	40～80	水样泻、低钾血症	VIP、电解质
无功能性 pNEN	—	60～90	可能有激素升高但无相关症状	胰腺	60～90	无特异性症状，常为肿瘤压迫、侵袭、转移引起相关症状	—

注：ACTH—促肾上腺皮质激素；VIP—血管活性肠肽。

9.1.2.4 胃神经内分泌瘤（gNET）的分型[7]

临床病理特征	1 型	2 型	3 型
男女患者比例	0.4∶1	1∶1	2.8∶1
所占比例/%	80～90	5～7	10～15
高胃泌素血症	是	是	否
胃窦 G 细胞增生	是	否	否
胃酸分泌	低胃酸或胃酸缺乏	高胃酸	正常
背景黏膜	萎缩性胃炎	壁细胞增生	无特异改变
ECL 细胞增生	是	是	否
病理分级	G1 G2(罕见) G3(个别)	G1 G2(罕见)	G1 G2 G3(罕见)

续表

临床病理特征	1 型	2 型	3 型
临床分期及占比	Ⅰ～Ⅱ期：95% Ⅲ期：4% Ⅳ期：1%	Ⅰ～Ⅱ期：70% Ⅲ期：20% Ⅳ期：10%	Ⅰ～Ⅱ期：38% Ⅲ期：32% Ⅳ期：30%
转移率/%	1～3	10～30	50
5 年生存率	约 100%	60%～90%	<50%

9.1.3 遗传性胃肠胰神经内分泌肿瘤

涉及 GEP-NET 的 4 种遗传性疾病

	多发性内分泌腺瘤病 1 型	视网膜-小脑血管瘤	神经纤维瘤病 1 型	结节性硬化
胚系抑癌基因	*MEN1*	*VHL*	*NF-1*	*TSC*
胃肠胰表现	20%的胃泌素瘤，<5%的胰岛素瘤或罕见功能性 NET	10%～17%患者合并无功能 pNET 及浆液性囊性肿瘤	0～10%患者合并 NET，尤其十二指肠生长抑素瘤，也有少部分为 pNET	少部分该病患者合并 pNET
消化道外表现	垂体、甲状旁腺肿瘤，以及支气管和胸腺 NET、肾上腺肿瘤、皮肤病灶、甲状腺疾病和脑膜肿瘤	肾透明细胞癌、肾上腺嗜铬细胞瘤、中枢神经系统及视网膜血管母细胞瘤、内耳内淋巴囊肿瘤及附睾囊腺瘤等	皮肤咖啡牛奶斑及多发性神经纤维瘤、皮肤褶皱处的雀斑、虹膜错构瘤（Lisch 结节）、视神经胶质瘤和骨发育异常	神经系统症状：癫痫、智力障碍和孤独症；皮肤改变：面部血管纤维瘤、色素脱失斑、鲨鱼皮斑；以及脑皮质错构瘤结节、心脏横纹肌瘤、脑室壁室管膜下小结节、肾血管平滑肌脂肪瘤、淋巴管肌瘤病（LAM）

9.1.4 分子特征

近年来，GEP-NEN 的异质性引起了科学界的注意，许多研究利用先进的测序技术（如全外显子组或基因组测序、转录组测序、甲基化测序、ATAC 测序以及单细胞测序）揭示该组疾病的分子特征及免疫微环境特征。

9.1.4.1 GEP-NET [9-13]

类型	胰腺	小肠	直肠
胚系基因突变	*MUTYH*、*CHEK2*、*BRCA2*、*ATM*、*MEN1*、*VHL*、*MAPKBP1*		
体系基因突变	*MEN1*；*DAXX*、*ATRX*、*SETD2*、*ARID1A*、*KMT2C*、*ATM*；*PTEN*、*TSC1/2*、*DEPDC5*、*PIK3CA*	*CDKN1B*；PI3K-AKT-mTOR；HSP90 家族成员基因；TGF-β/smad 信号通路基因、*FGFR2*、*MEN1*、*EZH2* *VHL*	*TP53*、*PTEN*、*CDKN2A*、*FBXW7* 及 *AKT1*

续表

类型	胰腺	小肠	直肠
基因拷贝数变化	*MEN1*（LoH）；*MDM2/4*、*WIP1*（amp）ESWR1 融合	—	—
甲基化	*RASSF1A*、*CDKN2A*、*APC*、E-cadherin、*hMLH1*、*MGMT*、*MEN1*	*RASSF1A*、*CTNNB1*、*TCEB3C* 启动子	—
信号通路改变	胚系 DDR 通路；染色体重塑；端粒酶维持；mTOR 通路激活	DDR；染色体重塑；凋亡；RAS 信号通路及轴突导向	—
免疫微环境	PD-L1 和 B7-H3 在 53% 和 78% 的 pNET 肿瘤中表达	—	—

9.1.4.2 GEP-NEC[14-17]

<table>
<tr><th>类型</th><th colspan="3">特征</th><th>临床意义</th></tr>
<tr><td>基因体系突变</td><td colspan="3">TP53、RB1、LRP1B、NOTCH1、APC、CTNNB1、CDKN2A；
表观遗传学调节分子突变：CREBBP、TP73、KMT2D、ARID1A、KDM6A；胰腺 KRAS、PTPRD；结直肠 APC；壶腹及胆管 ELF3</td><td>化疗方案选择（同部位原发腺癌方案 vs. 普适方案）；
合成致死靶点；
RB1 缺失突变则预后差</td></tr>
<tr><td>基因拷贝数变化</td><td colspan="3">CCNE1、CCND1、CDKN2A</td><td>合成致死靶点</td></tr>
<tr><td>转录因子及亚型</td><td colspan="3">SOX2、MYC、ASCL1、NEUROD1、POU2F3、YAP1、HNF4A、TP73、NKX2/5；
亚型：A 型（ASCL1）；N 型（NEUROD1）；P 型（POU2F3）；Y 型（YAP1）；H 型（HNF4A）</td><td>H 型或 Y 型与大细胞、RB1 野生、对 EP 方案欠敏感相关；而 A 型或 N 型与小细胞及 RB1 缺失有关；Y 型预后最好而 A 型预后最差</td></tr>
<tr><td>信号通路改变</td><td colspan="3">NOTCH、WNT-β-catenin、ERBB 通路等</td><td>未来药物靶点</td></tr>
<tr><td rowspan="3">进化演变</td><td rowspan="2">胰腺 NEC</td><td>导管型</td><td>组细胞→KRAS 突变→导管型→TP53/RB1 突变及转录因子→NEC</td><td rowspan="3">—</td></tr>
<tr><td>腺泡型</td><td>组细胞→CDKN2A 及 WNT 改变→腺泡型→TP53 突变（RB1 野生）→NEC</td></tr>
<tr><td>非胰腺 NEC</td><td colspan="2">组细胞→APC 或 ELF3 突变→癌前细胞→TP53/RB1 突变及转录因子→NEC</td></tr>
<tr><td>免疫微环境</td><td colspan="3">A 或 N 型 $CD8^{+}$ T 细胞浸润更少，表现出“免疫沙漠”</td><td>不同亚型对免疫治疗敏感性</td></tr>
</table>

9.1.5 检查

（1）实验室检查

① 血常规、肝肾功能、血清电解质、凝血及肿瘤标志物（NSE、ProGRP、CEA、CA19-9、CA125、CA242、CA724）、血清 CgA 水平。

② 功能性 NEN 的生化检查。

③ 免疫组化：Ki-67、CgA、Syn、CD56、INSM-1、ATRX（NET）、DAXX（NET）、SSTR2（NET）、MGMT（NET）。

附加说明

① 一部分肿瘤通过同源重组的方式来实现端粒的延伸以实现肿瘤的无限增殖，称为端粒延长替代通路（alternative lengthening of telomeres，ALT），可通过端粒特异性 FISH 检测明确；ATRX 或 DAXX 蛋白表达缺失（二者互斥）与 ALT 阳性均是 pNET 术后无复发生存的独立危险因子，可用于预测可切除 pNET 患者术后预后；也可用于 2cm 及以下 pNET 手术决策，即 ATRX 或 DAXX 蛋白表达缺失更倾向于手术治疗[18]。

② 烷化剂替莫唑胺（Temozolomide，TMZ）的分解产物可导致 DNA 甲基化，进而干扰细胞的 DNA 复制，造成 DNA 损伤，达到抑制肿瘤细胞增殖的目的。O^6-甲基鸟嘌呤-DNA 甲基转移酶（O^6-methylguanine-DNA methyltransferase，MGMT）在 TMZ 造成肿瘤细胞 DNA 损伤之前逆转 TMZ 对 DNA 的甲基化作用，它可以直接从鸟嘌呤 O^6 的位置上去除烷基基团，导致 TMZ 治疗失效。因此，MGMT 免疫组化阳性患者可能对 TMZ 耐药。此外，MGMT 低甲基化也与更大的肿瘤和 ATRX、DAXX 以及 MEN1 的突变相关联[19]。

③ SSTR2 在 70%的 GEP-NET 中有较高表达（IHC 法），提示可能从生长抑素类似物及肽受体放射性核素治疗（peptide-receptor radionuclide therapy，PRRT）中受益。

④ 基因检测：鼓励进行包括以上热点突变基因（分子特征）的二代测序检查，随着可靶向的靶点越来越多，基因检测可能为个体化治疗提供依据。

（2）物理检查 胸腹盆增强 CT；肝区增强 MRI；生长抑素受体显像、^{68}Ga-PET-CT、FDG-PET-CT；食管胃十二指肠镜、结肠镜或超声内镜（活检）。

9.1.6 总体治疗原则

对于局部可切除的分化良好的 GEP-NET（无功能或激素相关临床症状已受控的功能性 NET）患者建议行手术治疗（内镜或外科手术），且术后不行辅助治疗。对于不可切除或转移性高分化 GEP-NET 的治疗，则需要根据 SSTR 是否表达、肿瘤部位、肿瘤负荷、Ki-67、肿瘤进展速度综合决定。对于 SSTR 阳性、G1 或 G2、瘤负荷低的患者，初始系统治疗多以生长抑素类似物（somatostatin analogue，SSA）为主，以肝脏为主的病灶，可积极运用手术、消融和/或肝动脉栓塞等介入手段进行治疗。对于 SSTR 阳性、中重度瘤负荷或 G3 的患者，初始系统治疗可选择肽受体放射性核素治疗（PRRT）+SSA（如可及）或化疗。对于 SSTR 阴性且

G3 的患者，初始系统治疗选择化疗。

对于仍为非食管的局限期低分化 GEP-NEC，通常联合使用手术、化疗和/或放疗。而对于局限期食管 NEC，建议同步放化疗。对于不可切除或转移性低分化 GEP-NEC，通常采用全身性化疗或其他系统治疗。

9.2 胃肠胰神经内分泌肿瘤药物治疗方案

9.2.1 分化良好的晚期非胰腺神经内分泌肿瘤

9.2.1.1 一线治疗方案

（1）生长抑素类似物

- 奥曲肽长效缓释剂 30mg，肌内注射，每 4 周。

适用人群

局部不可切除或转移性的中肠神经内分泌肿瘤，该组患者中 97%左右为 G1（Ki-67 指数≤2%），17%为功能性 NET，74%左右奥曲肽显像阳性，60%左右为肝脏低肿瘤负荷（肝转移占总肝体积的 10%及以下）（PROMID 研究）[20]。

疗效

	奥曲肽长效缓释剂($n=42$)	安慰剂($n=43$)	HR
中位 PFS/月	14.3	6.0	0.34*
中位 OS/月	84.7	83.7	0.83
5 年 OS 率/%	66.5	—	—
10 年 OS 率/%	45.3	—	—
低肿瘤负荷中位 OS/月	NR	87.2	0.59

* 有统计学差异。

注：两组患者联合分析，肝脏高肿瘤负荷患者（>10%）中位生存时间为 57.5 个月，显著短于低肿瘤负荷患者（≤10%）的 107.6 个月。

毒性

单位：%

≥3 级不良反应	奥曲肽长效缓释剂
消化道	14.2
血液系统	11.9
疲劳及发热	19.0

- 兰瑞肽水凝胶，120mg，肌内注射，每 4 周。

适用人群

局部不可切除或转移性的胰腺（45%左右）、中肠（36%左右）、后肠（7%）

及原发部位未知（13%）的神经内分泌肿瘤，要求奥曲肽显像阳性。该组患者中69%左右为G1（Ki-67指数≤2%），31%左右为G2（Ki-67指数3%～10%），51%左右为肿瘤低负荷患者（CLARINET研究）[21]。

疗效

	兰瑞肽(n=101)	安慰剂(n=103)	HR
中位PFS/月	NR	18.0	0.47*
24个月PFS率/%	65.1	33.0	—
CLARINET延长研究	38.5#	—	—

#在CLARINET研究中未进展的患者进入CLAIRNET延长研究，这组患者最终的中位PFS是38.5个月。

*有统计学差异。

毒性

严重不良反应占26%。

单位：%

不良反应	兰瑞肽(120mg,每4周)
腹泻	26
腹痛	14
胆结石	10
胀气	8
注射部位疼痛	7
恶心	7
呕吐	7
头痛	5
疲倦	5
高血糖	5
胰酶水平降低	5

备注

SSA一线治疗Ki-67指数>10%的G2 GI-NET，缺少随机对照研究数据支持。

(2) PRRT联合治疗（NETTER-2研究）[22]

• ^{177}Lu-DOTA-TATE［7·4 GBq（200 mCi）］30min，每8周，共4周期；奥曲肽长效缓释剂30mg，肌内注射，每4周。

适用人群

不可切除或转移性、SSTR阳性、侵袭性G2（占65%左右）或G3（占35%左右）GEP-NET患者（Ki-67指数为10%～55%，且有广泛性和/或巨块病变，其中pNET占55%，GI-NET占45%左右）。

疗效

方案	^{177}Lu-DOTA-TATE＋奥曲肽长效缓释剂（n＝151）	奥曲肽长效缓释剂（60mg，每 4 周）（n＝75）	HR
中位 PFS/月	22.8	8.5	0.276*
ORR/%	43	9	
DCR/%	91	65	

* 有统计学差异。

毒性

单位：%

方案	^{177}Lu-DOTA-TATE＋奥曲肽长效缓释剂		高剂量奥曲肽长效缓释剂	
不良反应	总不良反应(93)	≥3 级不良反应(35)	总不良反应(95)	≥3 级不良反应(27)
贫血	<1	<1	1	1
血小板减少	12	2	0	0
白细胞减少	2	2	0	0
粒细胞减少	2	2	0	0
肾毒性	9	2	5	1
心血管及电解质紊乱	7	7	14	14
继发血液肿瘤	<1	<1	0	0

备注

接受 PRRT 治疗患者发生骨髓增生异常综合征（MDS）的比率为 2%～4%，而发生急性白血病的比率<1%。高龄、骨转移和既往接受过大量治疗的则可能增加 MDS 风险。

（3）依维莫司联合治疗

- 依维莫司 10mg、每日 1 次、口服＋兰瑞肽 120mg、肌内注射、每 4 周。

适用人群

G1 或 G2 无功能的 pNET 患者且带有预后不良因素（Ki-67 指数为 5%～20% 或弥漫肝转移）（STARTER-NET 研究）[23]。

疗效

方案	依维莫司＋兰瑞肽（n＝73）	依维莫司（n＝72）	HR
中位 PFS/月	29.7	11.5	0.38
中位 OS/月	—	—	0.97
ORR/%	26.8	8.7	—
DCR/%	91.5	87	—

9.2.1.2 二线治疗方案

- 兰瑞肽水凝胶 120mg，肌内注射，每 2 周（ClARINET FORTE）[24]。

适用人群

局部不可切除或转移性的中肠或胰腺 NET，在从标准剂量的兰瑞肽水凝胶（120mg，每 4 周）治疗中进展后。G1 患者占 57%，G2 患者占 43%（其中 Ki-67 指数>10%的 GI-NET 占 8%），约 65%的患者为肝脏低肿瘤负荷。总之，该方法主要用于惰性、缓慢进展、此前应用 SSA 取得持久获益的 NET 或伴有类癌综合征且标准剂量 SSA 控制不佳的功能性 NET 患者。

疗效

方案	兰瑞肽(n=51)
中位 PFS/月	8.3
DOR/月	13.8
Ki-67 指数(≤2%)/%	8.4
Ki-67 指数(≤10%)/%	8.6
Ki-67 指数(>10%)/%	5.5
DCR/%	58.8

毒性

单位：%

不良反应	兰瑞肽(120mg,每 2 周)
腹胀	5.9
腹痛	11.8
胆结石	5.9
胀气	7.8
腹泻	23.5

备注

① 高剂量 SSA 的执行方式：缩短治疗间期（14～21 天 1 次）；或不改变治疗间期的增加剂量，如兰瑞肽 180mg 或者奥曲肽 60mg 每 28 天。一项纳入近 200 例患者（G1 患者占 54%，G2 患者占 46%；肝播散转移患者占 41.6%）的回顾性研究显示，高剂量 SSA 临床耐受性很好，且有一定的肿瘤缓解率（8.6%），中位 PFS 31 个月，二线应用高剂量 SSA 中位 PFS 为 57 个月，优于后线应用。

② SSA 作为其他治疗的维持治疗的证据很少，一项随机对照研究显示在 PRRT 后获得疾病控制后，对比观察组，给予 SSA 维持治疗并未延长 PFS 或 OS[25]。

9.2.1.3 靶向治疗

一线及二线治疗

- 索凡替尼 300mg，口服，每日 1 次[26]。

适用人群

G1 或 G2 的非胰腺、无功能的 GI-NET；该研究中纳入人群 66%左右为二线治疗（初始治疗中 31%左右应用 SSA 治疗），34%左右为初始治疗。

疗效

	索凡替尼(n=129)	安慰剂(n=69)	HR
ORR/%	10	0	—
DCR/%	87	66	—
DOR/月	5.6	—	—
中位 PFS/月	9.2	3.8	0.33*
既往 SSA 治疗/月	7.5	2.9	0.58(98% CI 0.31～1.09)
既往无 SSA 治疗/月	9.2	4.6	0.37(98% CI 0.23～0.57)
GI-NET	(n=61)	(n=32)	
中位 PFS/月#	9.2	3.7	0.48

* 有统计学意义；# 此处显示 GI-NET 的亚组数据。

毒性

单位：%

方案	索凡替尼	
治疗相关不良反应	总不良反应(98)	≥3 级不良反应(25)
蛋白尿	68	19
腹泻	45	2
TSH 升高	39	0
血胆红素升高	38	2
AST 升高	37	4
便潜血阳性	33	0
高血压	64	36
高甘油三酯血症	30	3
ALT 升高	24	3
低白蛋白血症	22	3
外周水肿	18	0
恶心	17	0
血小板减少	17	1
腹痛	17	2

续表

方案	索凡替尼	
治疗相关不良反应	总不良反应(98)	≥3 级不良反应(25)
血尿	16	0
呕吐	15	0
肌酐升高	15	0

- 依维莫司 10mg，每日 1 次，口服（RADIANT-4 研究）[27]。

适用人群

G1 或 G2 的非胰腺、无功能的 GI-NET 患者（占 58%）。

疗效

方案	依维莫司(n=202)	安慰剂(n=98)	HR
中位 PFS/月	11.0	3.9	0.48*
中位 OS/月	—	—	0.64
ORR/%	2	1	—
DCR/%	81	64	—

* 有统计学差异。

毒性

单位：%

方案	依维莫司	
治疗相关不良反应	总不良反应	≥3 级不良反应
口腔黏膜炎	63	9
腹泻	31	7
疲乏	31	3
感染	29	7
皮疹	27	<1
外周水肿	26	2
恶心	17	1
无力	16	1
贫血	16	4
食欲减低	16	<1
非感染性肺炎	16	1
味觉障碍	15	<1
皮肤瘙痒	13	<1
咳嗽	13	0
发热	11	1

续表

方案	依维莫司	
治疗相关不良反应	总不良反应	≥3 级不良反应
高血糖	10	3
呼吸困难	10	1

- 卡博替尼 60mg，口服，每日 1 次（二线）（CABINET 研究）[28]。

适用人群

既往接受过 PRRT 和/或靶向治疗，且在过去 12 个月内出现病情进展的 G1～G3 GEP-NET 患者，但在该研究中仅入组了 6%～7%的 G3 GI-NET 患者。

疗效

方案	卡博替尼(n=134)	安慰剂(n=69)	HR
中位 PFS/月	8.4	3.9	0.38*
中位 OS/月	21.9	19.7	0.86
ORR/%	5	0	—
DCR/%	70	54	—

* 有统计学差异。

毒性

单位：%

方案	卡博替尼	
相关不良反应	总不良反应(98)	≥3 级不良反应(62)
疲乏	62	13
腹泻	56	11
AST 升高	65	3
ALT 升高	58	1
高血压	53	21
血小板减少	47	1
恶心	35	2
口腔黏膜炎	36	4
手足综合征	36	3
食欲下降	30	2
味觉异常	34	0
中性粒细胞减少	30	3
贫血	21	2
甲减	27	0
斑丘疹	23	0
体重下降	21	2

剂量调整

	暂停卡博替尼恢复后降低一个剂量梯度(20mg)的标准	终止卡博替尼标准
血液学毒性	3级粒细胞减少伴发热，或感染，或超过5日；4级粒细胞缺乏；4级贫血直至恢复至≤1级	4级中性粒细胞缺乏伴发热
	3级血小板减少伴临床显著出血；4级血小板减少，直至血小板恢复至≥100000/m^3	—
肝毒性	2级ALT或AST升高后每周复查肝功能如仍为2级；3级ALT、AST或胆红素升高	4级ALT或AST升高；3或4级肝衰竭；剂量降低后再次出现3或4级胆红素升高
蛋白尿	尿蛋白肌酐比(UPCR)≥3.5或24h尿蛋白≥3.5g，每周复查至UPCR＜1.5或24h尿蛋白＜1.5g	因蛋白尿停药4周以上；肾病综合征(24h尿蛋白≥3.5g伴低白蛋白血症、水肿、高脂血症或其他肾病)
高血压	持续的3级高血压直至血压恢复至159/99mmHg及以下；3种降压药物无法控制的高血压	为控制血压导致连续4周停药
栓塞	2或3级静脉栓塞事件，抗凝治疗后	再次出现或恶化的VTE及任何动脉栓塞事件
出血	—	2级中枢神经系统出血或肺出血；任何3或4级出血
瘘、穿孔、肠梗阻、伤口不愈合	任何级别需干预的肠梗阻(恢复后原剂量)；任何级别需干预的伤口不愈合	任何器官穿孔、消化道瘘
消化道毒性	2级腹泻、恶心或呕吐继续恶化或延续≥10天或3级恢复至≤1级	4级腹泻、恶心或呕吐
甲状腺毒性	3级甲亢或甲减恢复至≤2级	4级甲亢或甲减
皮肤毒性	1～2级手足综合征2周不改善或3级直至症状缓解至≤1级	3级手足综合征超过4周不改善
口腔黏膜炎	2级黏膜炎恶化，10日及以上，或影响营养摄入；3级黏膜炎且妨碍营养摄入；直至恢复至≤1级	3级黏膜炎且妨碍营养摄入

注：上表为主要不良反应的剂量调整。

9.2.1.4 联合治疗

• ^{177}Lu-DOTA-TATE[7・4GBq(200mCi)]30min，每8周；奥曲肽长效缓释剂30mg，肌内注射，每4周（NETTER1研究）[29]。

适用人群

标准剂量 SSA 进展的高分化中肠神经内分泌肿瘤（Ki-67 指数≤20%）。

疗效

方案	^{177}Lu-DOTA-TATE+奥曲肽长效缓释剂（n=116）	奥曲肽长效缓释剂（60mg，每 4 周）（n=113）	HR
20 个月的 PFS/%	65.2	10.8	0.21*
中位 PFS/月	NR	8.4	
中位 OS/月	48.0	36.3	0.84
ORR/%	18	3	—

* 有统计学差异。

毒性

单位：%

方案	^{177}Lu-DOTA-TATE+奥曲肽长效缓释剂	
不良反应	总不良反应(95)	≥3 级不良反应(41)
贫血	14	0
血小板减少	25	2
白细胞减少	10	1
粒细胞减少	5	1
淋巴细胞减少	18	9
恶心	59	4
呕吐	47	7
腹痛	26	3
腹泻	29	3
腹胀	13	0
食欲下降	18	0
肌肉骨骼疼痛	29	2
头痛	16	0
头晕	11	0
脸红	13	1

• 靶向联合 SSA 治疗：依维莫司 10mg，口服，每日 1 次；奥曲肽长效缓释剂 30mg，肌内注射，每 4 周（RADIANT-2 研究）[30]。

适用人群

伴有类癌综合征且过去 12 个月内病情进展的晚期低/中级别 NET 患者（其中小肠 NET 患者占 52%左右，结肠 NET 患者占 6%左右，肝脏 NET 患者占 4%左右）。

疗效

方案	依维莫司＋奥曲肽长效缓释剂($n=216$)	奥曲肽长效缓释剂($n=213$)	HR
中位 PFS/月	16.4	11.3	0.77*
中位 OS/月	29.2	35.2	1.17
ORR/%	2.5	4.1	—
肿瘤缩小/%	75	45	—

* 有统计学差异。

毒性

单位：%

方案	依维莫司	
治疗相关不良反应	总不良反应	≥3 级不良反应
口腔黏膜炎	62	7
腹泻	27	6
疲乏	31	7
感染	20	5
皮疹	37	1
外周水肿	13	0
恶心	20	0.5
无力	10	1
贫血	15	1
食欲减低	13	0
非感染性肺炎	12	2
味觉障碍	17	0.5
皮肤瘙痒	11	0
血小板减少	14	5
高血糖	12	5
呼吸困难	12	2

9.2.1.5 化疗

- 以替莫唑胺为基础的化疗或 FOLFOX 方案（见分化良好的晚期胰腺神经内分泌肿瘤）。

9.2.2 分化良好的晚期胰腺神经内分泌肿瘤

9.2.2.1 生物治疗

- 奥曲肽长效缓释剂 30mg，肌内注射，每 4 周（PROMID 研究）[20]。
- 兰瑞肽水凝胶 120mg，肌内注射，每 4 周（CLARINET FORTE）[24]。

适合作为生长抑素受体阳性、Ki-67 指数≤10%的晚期 pNET 患者的一线治疗。

适用人群

局部不可切除或转移性的 G1 或 G2 胰腺神经内分泌肿瘤患者，尤其是 Ki-67 指数在 10%及以下的肿瘤患者。

疗效

见分化良好的晚期非胰腺神经内分泌肿瘤治疗方案相关内容。

9.2.2.2 化疗

- CAPTEM：替莫唑胺 200mg/m^2、口服、每日 2 次、d10～d14+卡培他滨 750～800mg/(m^2·次)、口服、每日 2 次、d1～d14，每 4 周（ECOG-ACRIN E2211 研究）[31]。

适用人群

不可切除或转移性的 G1～G3 pNET 患者，更侧重于瘤负荷更高或级别更高的 pNET 患者（在 E2211 研究中，WHO G2 肿瘤占 55%左右）。

疗效

研究	ECOG-ACRIN E2211 研究			汇总研究[32]
方案	CAPTEM (n=72)	替莫唑胺 (n=72)	HR	CAPTEM (n=1818)
ORR/%	39.7	33.7	—	37.1
中位 DOR/月	16.6	12.6	—	—
DCR/%	83.8	73.8	—	77.0
中位 PFS/月	22.7	14.4	0.58*	4～38.5
中位 OS/月	58.7	53.8	0.82	8～103

* 有统计学差异。

毒性

单位:%

方案	CAPTEM	
治疗相关不良反应	总不良反应	≥3 级不良反应(45)
贫血	38	1
血小板减少	38	10
中性粒细胞减少	28	13
淋巴细胞减少	11	7
疲乏	64	8
恶心	73	8
便秘	48	0
呕吐	43	8
头痛	14	0
腹泻	44	8
食欲减低	18	1
腹痛	22	4
口腔黏膜炎	10	0
嗜睡	11	0
手足综合征	32	0
胆红素升高	14	1
皮肤色素沉着	17	0
皮肤感染	6	0

• 替莫唑胺（TEM）200mg/m^2、口服、每日 1 次、d10～d14＋替吉奥 40～60mg/(m^2·次)、口服、每日 2 次、d1～d14，每 4 周（STEM 研究）[33]。

适用人群

不可切除或转移性的 G1～G3 GEP-NET 患者此前≤2 线系统治疗失败，其中 G2 患者为 59%左右，G3 患者为 16%左右。

疗效

STEM 研究			
药物	TEM+S-1 (n=71)	TEM+S-1+沙利度胺 (n=69)	HR
ORR/%	25.4	26.1	—
CR/%	0	1	—
PR/%	25	25	—
DCR/%	77.5	81.2	—
中位 DOR/月	未达到	12.7	1.30
中位 PFS/月	12.9	11.5	1.0
1 年 PFS 率/%	48.2	50.0	—
2 年 PFS 率/%	34.0	36.7	—
中位 OS/月	27.5	未达到	—
2 年 OS 率/%	75.0	70.6	—
3 年 OS 率/%	63.1	62	—

毒性

S-1/替莫唑胺联合治疗最常见不良反应是恶心、白细胞减少、血小板减少和乏力。

备注

① MGMT 免疫组化低表达与高表达肿瘤的客观缓解率分别为 52% vs. 15%（OR=6.4）；MGMT 启动子甲基化与非甲基化肿瘤的客观缓解率分别为 85% vs. 38%（OR=9.8）。MGMT 蛋白缺失或 MGMT 启动子甲基化预示化疗反应。

② NORDIC 研究指出对比 Ki-67≥55%的神经内分泌肿瘤，Ki-67<55%的神经内分泌肿瘤患者接受含铂联合化疗（78%为依托泊苷联合铂类）ORR 更低（15% vs. 42%），但生存更优（14 个月 vs. 11 个月）[34]。近期针对 G3（20%≤Ki-67<55%）GEP-NET 的前瞻性 CAPTEM 研究疗效如下[35]。

方案	CAPTEM (n=30)
ORR/%	30
DCR/%	76.7
中位 PFS/月	9.3
中位 OS/月	NR

• DTIC-5-Fu：达卡巴嗪 400mg/m^2，静脉输液，d1；亚叶酸钙 200mg/m^2，静脉输液，d1、d2；5-Fu，400/m^2 静脉注射，d1、d2＋1200mg/(m^2·d)，持续静脉输液，d1、d2，每 3 周。

• 达卡巴嗪 250mg/m^2 静脉输液＋5-Fu 450/(m^2·d) 静脉注射，d1～d5，每 3 周。

适用人群

不可切除或转移性的 G1～G3 GEP-NET 患者（倾向评分分析[36]，其中 pNET 患者占 82.3%；G1、G2 及 G3 患者占 17.1%、61.8%及 10.9%）。

疗效

方案	DTIC-5-Fu (n=94)	CAPTEM (n=153)	HR
ORR/%	38.3	41.8	—
pNET ORR/%	48.5	46.4	—
pNET DCR/%	87.9	83.4	—
siNET ORR/%	14.3	0	—
siNET DCR/%	78.6	86.7	—
中位 PFS/月	13.9	18.3	0.97
pNET 中位 PFS/月	20.5	20.6	—
siNET 中位 PFS/月	9.0	6.9	—

毒性

单位：%

方案	DTIC-5-Fu	
治疗相关不良反应	总不良反应	≥3 级不良反应
虚弱	43.7	1.1
恶心/呕吐	35.1	0
中性粒细胞减少	27.7	3.2
血小板减少	12.8	3.2
贫血	13.8	2.1
腹泻	19.1	0
手足综合征	3.2	0
口腔黏膜炎	10.6	0
感染	3.2	1.1

- **链脲霉素为基础的化疗**

链脲霉素单药：500mg/m^2，ivdrip，d1～d5，每 6 周；或 1000mg/m^2，ivdrip，每周，6 周为 1 周期[37,38]。

链脲霉素＋Dox：链脲霉素 500mg/m^2，ivdrip，d1～d5；多柔比星 50mg/m^2（最大剂量 550mg/m^2），iv，d1、d22，每 6 周[39]。

链脲霉素＋5-Fu（或 5-Fu 类口服药物）：链脲霉素 500mg/m^2，ivdrip，d1～d5；5-Fu 400mg/(m^2·d)，iv，d1～d5，每 6 周[39-41]。

链脲霉素＋Dox＋5-Fu：链脲霉素 400mg/m^2 ivdrip＋5-Fu 400mg/(m^2·d) iv d1～d5＋多柔比星 40mg/m^2 iv d1，每 4 周[42,43]。

适用人群

不可切除或转移性的 G1～G3 pNET 患者。

疗效

方案	链脲霉素单药	链脲霉素＋5-Fu	链脲霉素＋多柔比星	链脲霉素＋多柔比星＋5-Fu
ORR/%	21.8～36	28～45	69	41
中位 DOR/月	—	14～23	18	—
DCR/%	86	51.9～92	—	86
中位 PFS/月	16.5～20	6.9～23	20	20
中位 OS/月	63	16.8～54.8	26.4	63

毒性

单位：%

方案	链脲霉素单药		链脲霉素＋5-Fu		链脲霉素＋多柔比星		链脲霉素＋多柔比星＋5-Fu	
治疗相关不良反应	总	≥3 级	总	≥3 级	总	≥3 级	总	≥3 级
白细胞减少	5	0	56	25	57	5	血液学毒性	12
血小板减少	5	0	8	6	0	0		
恶心/呕吐	83	35.7	80	41	80	20	消化道毒性	14
口腔黏膜炎	—	—	19	5	5	0		
腹泻	—	—	33	2	5	0		
肾毒性	29	5.3	29	7	44	2	—	—
心脏毒性	—	—	—	—	—	—	—	3.2

- FOLFOX6：奥沙利铂 85mg/m^2，静脉输液 2h，d1；亚叶酸钙 400mg/m^2，

静脉输液 2h，d1；5-Fu 400mg/m^2，静脉推注，d1；5-Fu 2400mg/m^2，civ 46h，每 2 周[44]。

- FOLFOX6＋贝伐珠单抗 5mg/kg 每 2 周。

适用人群

可用于 G1～G3 GEP-NET 患者，尤其是级别更高的肿瘤的一线或二线治疗。

疗效

方案	FOLFOX6 (n＝149)	FOLFOX6＋贝伐珠单抗 (n＝57)
ORR/%	—	42.9
pNET(n＝88)	31	52.6
GI-NET(n＝48)	13～25	22.2
中位 PFS/月	—	15.5*
pNET(n＝88)	9	—
GI-NET(n＝48)	4～14	—
中位 OS/月	—	25.6
pNET(n＝88)	30	—
GI-NET(n＝48)	25～31	—

* 中位 TTF，即中位治疗失败时间。

备注

近期针对不可切除或转移性 G3 GEP-NET 初始化疗的回顾性研究[45]显示，EP、FOLFOX、CAP/TEM 及 STZ/5-Fu 的客观缓解率为 35.1%、56.4%、27.3%及 45%。

9.2.2.3 靶向药物

- 舒尼替尼 37.5mg，口服，每日 1 次[46]。

适用人群

过去 12 个月内进展的 G1 或 G2 胰腺 NET 患者。

疗效

方案	舒尼替尼 (n＝86)	安慰剂 (n＝85)	HR
ORR/%	9.3*	0*	—
DCR/%	72	60	—

续表

方案	舒尼替尼（$n=86$）	安慰剂（$n=85$）	HR
中位 PFS/月	12.6	5.8	0.32*
中位 OS/月	38.6	29.1	0.73*

* 有统计学意义。

毒性

单位：%

方案	舒尼替尼	
治疗相关不良反应	总不良反应	≥3 级不良反应
腹泻	59	5
恶心	45	1
无力	34	5
呕吐	34	0
疲乏	32	5
中性粒细胞减少	29	1
腹痛	28	5
高血压	26	10
手足综合征	23	6
厌食症	22	2
口腔黏膜炎	22	4
味觉障碍	20	0
鼻衄	20	1
头痛	18	0
血小板减少	17	4

剂量调整

治疗中断	3 或 4 级非血液学毒性，恢复至 1 级及以下； 3 或 4 级血液学毒性，恢复至 2 级及以下
减量至 25mg，每日 1 次	出现 4 级毒性或再次出现 3 级毒性
增加剂量至 50mg，每日 1 次	8 周内未达到客观缓解； 1 级或以下的非血液学毒性； 2 级或以下的血液学毒性

- 索凡替尼 300mg，口服，每日 1 次[47]。

适用人群

G1 或 G2 的 pNET 患者，12 个月内进展，既往治疗不超过二线。

疗效

方案	索凡替尼 (n=113)	安慰剂 (n=59)	HR
ORR/%	19*	2*	—
DCR/%	81	66	—
DOR/月	7.4	—	—
中位 PFS/月	13.9	4.6	0.34*

* 有统计学意义。

毒性

单位:%

方案	索凡替尼	
治疗相关不良反应	总不良反应(96)	≥3 级不良反应(22)
蛋白尿	65	10
腹泻	51	4
TSH 升高	42	0
血胆红素升高	37	2
高甘油三酯血症	37	7
高血压	55	38
大便潜血阳性	24	0
AST 升高	24	2
腹痛	23	2
低白蛋白血症	19	0
无力	18	1
ALT 升高	18	3
腹胀	17	2
血小板减少	16	2
恶心	14	0
头痛	14	0
疲乏	13	0
高血糖	14	2
血尿	13	1

续表

方案	索凡替尼	
治疗相关不良反应	总不良反应(96)	≥3 级不良反应(22)
呕吐	15	3
血肌酐升高	12	0
头晕	12	0
背痛	12	0
关节痛	12	0
外周水肿	14	2
LDH 升高	12	0
甲减	12	0
食欲下降	11	0
体重下降	10	0

- 依维莫司 10mg，每日 1 次，口服（RADIANT3 研究）[48]。

适用人群

前 12 个月内出现疾病进展的不可切除或转移性 pNET 患者。

疗效

方案	依维莫司 (n=204)	安慰剂 (n=203)	HR
中位 PFS/月	11.4	5.4	0.34*
18 个月 PFS 率/%	34	9	—
中位 OS/月	—	—	1.05
ORR/%	5	2	—
DCR/%	78	53	—

* 有统计学意义。

毒性

单位：%

方案	依维莫司	
治疗相关不良反应	总不良反应	≥3 级不良反应
口腔黏膜炎	64	7
皮疹	49	<1
腹泻	34	3
疲乏	31	2
感染	23	2

续表

方案	依维莫司	
治疗相关不良反应	总不良反应	≥3 级不良反应
恶心	20	2
外周水肿	20	<1
食欲减低	20	0
头痛	19	0
味觉障碍	17	0
贫血	17	6
鼻衄	17	0
肺炎	17	2
体重下降	16	0
呕吐	15	0
皮肤瘙痒	15	0
高血糖	13	5
血小板减少	13	4
无力	13	1

9.2.2.4 PRRT 治疗

• ^{177}Lu-DOTA-TATE[7・4 GBq(200mCi)]30min，每 8 周，共 4 周期；奥曲肽长效缓释剂 30mg，肌内注射，每 4 周（一线及二线，具体见 9.2.1 相关内容）。

9.2.2.5 联合治疗

• PRRT+化疗：^{177}Lu-DOTA-TATE[7・4GBq(200mCi)]30min，d5；CAP-TEM（见第 251 页相关内容）；至少 2 周期。

适用人群

Ki-67 15%～55%的 GEP-NET 患者。

疗效

方案	PRRT+CAPTEM (n=10)	PRRT (n=10)
ORR/%	20	20
DCR/%	70	40

续表

方案	PRRT+CAPTEM (n=10)	PRRT (n=10)
中位 PFS/月	26*	12*
中位 OS/月	NR	51

* 有统计学差异。

毒性

单位：%

方案	PRRT+CAPTEM		PRRT	
主要不良反应	总不良反应	≥3 级不良反应	总不良反应	≥3 级不良反应
贫血	80	0	100	20
白细胞减少	50	20	70	10
血小板减少	60	10	40	10

备注

该项研究虽不是随机对照研究，但 PRRT[49] 与 CAPTEM[50] 的联合显示出了较高的疗效和可接受的患者耐受性。此外，近期的一项系统回顾研究也提示这种联合治疗方式可提高患者缓解率并延长生存数据，但仍需大型、随机对照研究以明确最优的联合治疗模式。

9.2.3 分化差的晚期神经内分泌癌

9.2.3.1 一线治疗方案

- EP 或 EC 方案：依托泊苷 100mg/m^2 d1～d3，顺铂 25mg/(m^2 · d) d1～d3 或卡铂 AUC=5mg · min/mL d1，最多 6 周期[51]。

适用人群

用于低分化 GI-NEC 患者的一线治疗。

疗效

方案	EP/EC/CEV (n=133)
ORR/%	42
DCR/%	66

续表

方案	EP/EC/CEV （n=133）
中位 PFS/月	4
中位 OS/月	10

注：CEV 方案，即卡铂、依托泊苷、长春新碱联合方案。

备注

目前，同为低分化神经内分泌癌的小细胞肺癌的晚期初始标准治疗为化疗联合免疫治疗。仅有小型Ⅱ期研究[49]提示 EP 或 EC 联合免疫治疗［纳武利尤单抗（360mg，d1，每 3 周）与化疗同步，化疗结束后改为纳武利尤单抗 480mg、每 4 周］可能对 GI-NEC 有效，其中 37.6%的患者生存超过 2 年，其疗效及毒性如下。

疗效

方案	EP/EC+纳武利尤单抗 （n=37）
ORR/%	56.8
中位 PFS/月	5.7
中位 OS/月	13.9

• 白蛋白紫杉醇 100mg/m^2，静脉输液，每周；卡铂 AUC=5mg·min/mL，静脉输液，d1，每 3 周（NABNEC 研究）[52]。

适用人群

胃肠道 NEC 患者（其中 Ki-67 指数>55%的患者占比超过 75%；其余肿瘤 Ki-67 指数在 20%～55%之间）。

疗效及毒性

单位：%

方案	白蛋白紫杉醇+卡铂 （n=46）	EC
ORR/%	53	42
2 年 OS 率/%	25	17
3 级毒性/%	52	42

9.2.3.2 二线治疗方案

FOLFIRI（二线）：伊立替康 180mg/m^2，静脉输液，2h，d1；亚叶酸钙 200mg/m^2，静脉输液，d1；5-Fu 400mg/m^2，静脉推注，d1；5-Fu 2400mg/m^2，46h 持续静脉输注，d1，每 2 周（PRODIGE 41-BEVANEC）[53]。

适用人群

用于低分化 GI-NEC 患者的二线治疗。

疗效

方案	FOLFIRI （n=67）	FOLFIRI+贝伐珠单抗 （n=59）
ORR/%	18	25
DCR/%	57	63
DOR/月	5.8	7.5
中位 PFS/月	3.5	3.7
6 个月 OS 率/%	53	60
中位 OS/月	8.9	6.6

注：非对比研究。

毒性

最常见的 3 级及以上不良反应有中性粒细胞减少（14%）和腹泻（10%）。

备注

该研究提示增加贝伐珠单抗并未延长患者总生存，故 FOLFIRI 可作为 GI-NEC 患者的二线标准治疗。

参考文献

[1] Yao J C, Hassan M, Phan A, et al. One hundred years after "carcinoid": epidemiology of and prognostic factors for neuroendocrine tumors in 35, 825 cases in the United States [J]. J Clin Oncol, 2008, 26 (18): 3063-3072.

[2] Dasari A, Shen C, Halperin D, et al. Trends in the Incidence, Prevalence, and Survival Outcomes in Patients With Neuroendocrine Tumors in the United States [J]. JAMA Oncol, 2017, 3 (10): 1335-1342.

[3] Dasari A, Mehta K, Byers L A, et al. Comparative study of lung and extrapulmonary poorly differentiated neuroendocrine carcinomas: A SEER database analysis of 162, 983 cases [J]. Cancer, 2018, 124 (4): 807-815.

[4] White B E, Rous B, Chandrakumaran K, et al. Incidence and survival of neuroendocrine neoplasia in England 1995-2018: A retrospective, population-based study [J]. Lancet Reg Health Eur, 2022, 23: 100510.

[5] Masui T, Ito T, Komoto I, et al. Recent epidemiology of patients withgastro-entero-pancreatic neuroendocrine neoplasms (GEP-NEN) in Japan: a population-based study [J]. BMC Cancer, 2020, 20 (1): 1104.

[6] Fan J H, Zhang Y Q, Shi S S, et al. A nation-wide retrospective epidemiological study of gastroenteropancreatic neuroendocrine neoplasms in china [J]. Oncotarget, 2017, 8 (42): 71699-708.

[7] 吴文铭，陈洁，白春梅，等．中国胰腺神经内分泌肿瘤诊疗指南（2020）[J]. 中华消化外科杂志，2021（06）：579-99.

[8] 中国临床肿瘤学会神经内分泌肿瘤专家委员会．中国胃肠胰神经内分泌肿瘤专家共识（2022年版）[J]. 中华肿瘤杂志，2022（12）：1305-1329.

[9] Scarpa A, Chang DK, Nones K, et al. Whole-genome landscape of pancreatic neuroendocrine tumours [J]. Nature, 2017, 543 (7643): 65-71.

[10] Park HY, Kwon MJ, Kang HS, et al. Targeted next-generation sequencing of well-differentiated rectal, gastric, and appendiceal neuroendocrine tumors to identify potential targets [J]. Hum Pathol, 2019, 87: 83-94.

[11] Francis JM, Kiezun A, Ramos AH, et al. Somatic mutation of CDKN1B in small intestine neuroendocrine tumors [J]. Nat Genet, 2013, 45 (12): 1483-1486.

[12] Banck MS, Kanwar R, Kulkarni AA, et al. The genomic landscape of small intestine neuroendocrine tumors [J]. J Clin Invest, 2013, 123 (6): 2502-2508.

[13] Tirosh A, Kebebew E. Genetic and epigenetic alterations in pancreatic neuroendocrine tumors [J]. J Gastrointest Oncol, 2020, 11 (3): 567-577.

[14] Wang Z, Liu C, Zheng S, et al. Molecular subtypes of neuroendocrine carcinomas: A cross-tissue classification framework based on five transcriptional regulators [J]. Cancer Cell, 2024, 42 (6): 1106-1125.

[15] Qu S, Fetsch P, Thomas A, et al. Molecular Subtypes of Primary SCLC Tumors and Their Associations With Neuroendocrine and Therapeutic Markers [J]. J Thorac Oncol, 2022, 17 (1): 141-153.

[16] Kawasaki K, Toshimitsu K, Matano M, et al. An Organoid Biobank of Neuroendocrine Neoplasms Enables Genotype-Phenotype Mapping [J]. Cell, 2020, 183 (5): 1420-1435.

[17] Wu H, Yu Z, Liu Y, et al. Genomic characterization reveals distinct mutation landscapes and therapeutic implications in neuroendocrine carcinomas of the gastrointestinal tract [J]. Cancer Commun (Lond), 2022, 42 (12): 1367-1386.

[18] Hackeng WM, Brosens LAA, Kim JY, et al. Non-functional pancreatic neuroendocrine tumours: ATRX/DAXX and alternative lengthening of telomeres (ALT) are prognostically independent from ARX/PDX1 expression and tumour size [J]. Gut, 2022, 71 (5): 961-973.

[19] Lakis V, Lawlor RT, Newell F, et al. DNA methylation patterns identify subgroups of pancreatic neuroendocrine tumors with clinical association [J]. Commun Biol, 2021, 4 (1): 155.

[20] Rinke A, Wittenberg M, Schade-Brittinger C, et al. Placebo-Controlled, Double-Blind, Prospective, Randomized Study on the Effect of Octreotide LAR in the Control of Tumor Growth in Patients with Metastatic Neuroendocrine Midgut Tumors (PROMID): Results of Long-Term Survival [J]. Neuroendocrinology, 2017, 104 (1): 26-32.

[21] Caplin ME, Pavel M, Cwikla JB, et al. Anti-tumour effects of lanreotide for pancreatic and intestinal neuroendocrine tumours: the CLARINET open-label extension study [J]. Endocr Relat Cancer, 2016, 23 (3): 191-199.

[22] SinghS, Halperin D, Myrehaug S, et al. [177Lu] Lu-DOTA-TATE plus long-acting octreotide versus highdose long-acting octreotide for the treatment of newly diagnosed, advanced grade 2-3, well-differentiated, gastroenteropancreatic neuroendocrine tumours (NETTER-2): an open-label, randomised, phase 3 study [J]. Lancet, 2024, 403 (10446): 2807-2817.

[23] Shimoyama R, Hijioka S, Mizuno N, et al. Study protocol for a multi-institutional randomized phase Ⅲ study comparing combined everolimus plus lanreotide therapy and everolimus monotherapy in patients with unresectable or recurrent gastroenteropancreatic neuroendocrine tumors; Japan Clinical Oncology Group Study JCOG1901 (STARTER-NET study)[J]. Pancreatology, 2020, 20 (6): 1183-1188.

[24] Pavel M, Cwikla JB, Lombard-Bohas C, et al. Efficacy and safety of high-dose lanreotide autogel in patients with progressive pancreatic or midgut neuroendocrine tumours: CLARINET FORTE phase 2 study results [J]. Eur J Cancer, 2021, 157: 403-414.

[25] Sygula A, Ledwon A, Hasse-Lazar, et al. In patients with well-differentiated neuroendocrine tumours, there is no apparent benefit of somatostatin analogues after disease control by peptide receptor radionuclide therapy [J]. ur J Nucl Med Mol Imaging, 2022, 49 (11): 3841-3851.

[26] Xu J, Shen L, Zhou Z, et al. Surufatinib in advanced extrapancreatic neuroendocrine tumours (SANET-ep): a randomised, double-blind, placebo-controlled, phase 3 study [J]. Lancet Oncol, 2020, 21 (11): 1500-1512.

[27] Yao JC, Fazio N, Singh S, et al. Everolimus for the treatment of advanced, non-functional neuroendocrine tumours of the lung or gastrointestinal tract (RADIANT-4): a randomised, placebo-controlled, phase 3 study [J]. Lancet, 2016, 387 (10022): 968-977.

[28] Chan JA, Geyer S, Zemla T, et al. Phase 3 Trial of Cabozantinib to Treat Advanced Neuroendocrine Tumors [J]. N Engl J Med, 2025, 392 (7): 653-665.

[29] Strosberg J, EI-Haddad G, Wolin E, et al. Phase 3 Trial of 177Lu-Dotatate for Midgut Neuroendocrine Tumors [J]. N Engl J Med, 2017, 376 (2): 125-135.

[30] Pavel ME, Baudin E, Oberg KE, et al. Efficacy of everolimus plus octreotide LAR in patients with advanced neuroendocrine tumor and carcinoid syndrome: final overall survival from the randomized, placebo-controlled phase 3 RADIANT-2 study [J]. Ann Oncol, 2017,

28 (7): 1569-1575.

[31] Kunz PL, Graham NT, Catalano PJ, et al. Randomized Study of Temozolomide or Temozolomide and Capecitabine in Patients With Advanced Pancreatic Neuroendocrine Tumors (ECOG-ACRIN E2211) [J]. J Clin Oncol, 2023, 41 (7): 1359-1369.

[32] Arrivi G, Verrico M, Reberto M, et al. Capecitabine and Temozolomide (CAPTEM) in Advanced Neuroendocrine Neoplasms (NENs): A Systematic Review and Pooled Analysis [J]. Cancer Manag Res, 2022, 14: 3507-3523.

[33] Chi Y, Song L, Liu W, et al. S-1/temozolomide versus S-1/temozolomide plus thalidomide in advanced pancreatic and non-pancreatic neuroendocrine tumours (STEM): A randomised, open-label, multicentre phase 2 trial [J]. EClinical Medicine, 2022, 54: 101667.

[34] Sorbye H, Welin S, Langer SW, et al. Predictive and prognostic factors for treatment and survival in 305 patients with advanced gastrointestinal neuroendocrine carcinoma (WHO G3): the NORDIC NEC study [J]. Ann Oncol, 2013, 24 (1): 152-160.

[35] Jeong H, Shin J, Jeong JH, et al. Capecitabine plus temozolomide in patients with grade 3 unresectable or metastatic gastroenteropancreatic neuroendocrine neoplasms with Ki-67 index <55%: single-arm phase Ⅱ study [J]. ESMO Open, 2021, 6 (3): 100119.

[36] De Mestier L, Walter T, Brixi H, et al. Comparison of Temozolomide-Capecitabine to 5-Fluorouracile-Dacarbazine in 247 Patients with Advanced Digestive Neuroendocrine Tumors Using Propensity Score Analyses [J]. Neuroendocrinology, 2019, 108 (4): 343-353.

[37] Moertel CG, Hanley JA, Johnson LA, et al. Streptozocin alone compared with streptozocin plus fluorouracil in the treatment of advanced islet-cell carcinoma [J]. N Engl J Med, 1980, 303 (21): 1189-1194.

[38] Shibuya H, Hijioka S, Sakamoto Y, et al. Multi-center clinical evaluation of streptozocin-based chemotherapy for advanced pancreatic neuroendocrine tumors in Japan: focus on weekly regimens and monotherapy [J]. Cancer Chemother Pharmacol, 2018, 82 (4): 661-668.

[39] Moertel CG, Lefkopoulo M, Lipsitz S, et al. Streptozocin-doxorubicin, streptozocin-fluorouracil or chlorozotocin in the treatment of advanced islet-cell carcinoma [J]. N Engl J Med, 1992, 326 (8): 519-523.

[40] Dilz LM, Denecke T, Steffen IG, et al. Streptozocin/5-fluorouracil chemotherapy is associated with durable response in patients with advanced pancreatic neuroendocrine tumours [J]. Eur J Cancer, 2015, 51 (10): 1253-1262.

[41] Antonodimitrakis PC, Sundin A, Wassber C, et al. Streptozocin and 5-Fluorouracil for the Treatment of Pancreatic Neuroendocrine Tumors: Efficacy, Prognostic Factors and Toxicity [J]. Neuroendocrinology, 2016, 103 (3-4): 345-353.

[42] Rogers JE, Lam M, Halperin DM, et al. Fluorouracil, Doxorubicin with Streptozocin and Subsequent Therapies in Pancreatic Neuroendocrine Tumors [J]. Neuroendocrinology, 2022, 112 (1): 34-42.

[43] Bajetta E, Ferrari L, Procopio G, et al. Efficacy of a chemotherapy combination for the

treatment of metastatic neuroendocrine tumours [J]. Ann Oncol, 2002, 13 (4): 614-621.

[44] Girot P, Baudin E, Senellart H, et al. Oxaliplatin and 5-fluorouracil (FOLFOX) in advanced well-differentiated digestive neuroendocrine tumors: A multicenter national retrospective study from the French Group of Endocrine Tumors (GTE) [C]. Chicago: ASCO, 2019.

[45] Apostolidis L, Buono AD, Merola E, et al. Multicenter Analysis of Treatment Outcomes for Systemic Therapy in Well Differentiated Grade 3 Neuroendocrine Tumors (NET G3) [J]. Cancers (Basel), 2021, 13 (8): 1936.

[46] Faivre S, Nicooli P, Castellano D, et al. Sunitinib in pancreatic neuroendocrine tumors: updated progression-free survival and final overall survival from a phase Ⅲ randomized study [J]. Ann Oncol, 2017, 28 (2): 339-343.

[47] Xu J, Shen L, Bai C, et al. Surufatinib in advanced pancreatic neuroendocrine tumours (SANET-p): a randomised, double-blind, placebo-controlled, phase 3 study [J]. Lancet Oncol, 2020, 21 (11): 1489-1499.

[48] Yao JC, Shah MH, Ito T, et al. Everolimus for advanced pancreatic neuroendocrine tumors [J]. N Engl J Med, 2011, 364 (6): 514-523.

[49] Trautwein NF, Hinterleitner C, Kiefer LS, et al. Radiosensitizing Favors Response to Peptide Receptor Radionuclide Therapy in Patients With Highly Proliferative Neuroendocrine Malignancies: Preliminary Evidence From a Clinical Pilot Study [J]. Clin Nucl Med, 2024, 49 (3): 207-214.

[50] Javed HMH, Iabal Q, Amin MK, et al. Efficacy of peptide receptor radionuclide therapy in combination with capecitabine and temozolomide in neuroendocrine tumors: A systematic review and meta-analysis [C]. Chicago, IL, USA: American Society of Clinical Onology, 2025.

[51] Resco-Martinez MC, Capdevila J, Alonso V, et al. Nivolumab plus platinum-doublet chemotherapy in treatment-naive patients with advanced grade 3 Neuroendocrine Neoplasms of gastroenteropancreatic or unknown origin: The multicenter phase 2 NICE-NEC trial (GETNE-T1913) [J]. Nat Commun, 2024, 15 (1): 6753.

[52] Chantrill LA, Ransom D, Chan D, et al. NABNEC: A randomised phase Ⅱ study of nab-paclitaxel in combination with carboplatin as first line treatment of gastrointestinal neuroendocrine carcinomas (GI-NECs) [C]. Chicago: ASCO, 2024.

[53] Walter T, Lievre A, Coriat R, et al. Bevacizumab plus FOLFIRI after failure of platinum-etoposide first-line chemotherapy in patients with advanced neuroendocrine carcinoma (PRODIGE 41-BEVANEC): a randomised, multicentre, non-comparative, open-label, phase 2 trial [J]. Lancet Oncol, 2023, 24 (3): 297-306.

10

消化道间叶来源肿瘤

10.1 胃肠道间质瘤

10.1.1 胃肠道间质瘤的诊断与总体治疗原则

胃肠道间质瘤（gastrointestinal stromal tumor，GIST）也称为胃肠道间叶源性肿瘤，是常见的软组织肉瘤类型。GIST 起源于消化道壁神经元与平滑肌细胞之间的 Cajal 细胞，不属于上皮性肿瘤。起源于胃肠道肠壁的 GIST 通常表现为胃和小肠的黏膜下肿瘤，但它们也可发生于胃肠道的任何部位，偶尔见于网膜、肠系膜及腹膜。

10.1.1.1 流行病学

GIST 是罕见肿瘤，占原发性胃肠道肿瘤的 1%～2%[1]。GIST 主要发生于老年人，中位诊断年龄为 65～69 岁，男女发病率相当（1∶1）。Soreide 及其团队回顾了 2000 年 1 月至 2014 年 12 月期间，来自 19 个不同国家的 29 项研究，共涉及 13550 例患者[2]。这些患者的中位年龄为 65 岁，年龄范围 10～100 岁，男女患者比例为 1∶1。中国香港、上海、台湾地区，挪威的发病率最高，每百万人口每年的发病率在 19～22 例之间。在中国山西省，GIST 的发病率最低，为每年 4.3 例/100 万人口。88%（范围 5%～40%）的 GIST 患者是在偶然情况下被发现的。

GIST 主要出现在胃部（60%～65%）、小肠（20%～25%）、结直肠（3%～5%）、食管（1%）以及其他部位（8%～10%）。10%～30%的 GIST 会发展成恶性肿瘤。发生在胃外的 GIST 具有更高的恶性转化风险。79%的 GIST 表现为外生性生长，而管腔内或混合生长的情况较少见。

	平均	最高（中国香港、上海、台湾地区，挪威）	最低（中国山西）
发病率[2]	每年 10～15 例/100 万人	每年 19～22 例/100 万人	每年 4.3 例/100 万人

10.1.1.2 病理

GIST 的诊断主要依赖于组织病理学和免疫组化。

GIST 可能表现为 3 种不同的组织学特征：70%为梭形细胞型，20%为上皮样细胞型，10%为混合型。在进行免疫组化分析前，这些肿瘤常被误诊为平滑肌瘤或平滑肌肉瘤。此外，如果肿瘤出现穿孔，显微镜下可见微脓肿。

分型	比例	形态
梭形细胞型	70%	梭形细胞由相对均一、排列为短束状或螺旋状的嗜酸性细胞构成
上皮样细胞型	20%	由圆形细胞组成，可表现为程度不一的嗜酸性或透明细胞质
混合型	10%	梭形细胞与上皮样细胞之间有明显的过渡区域，或全部为这两类细胞的复杂交织

GIST患者几乎普遍表达CD117抗原，CD117抗原是跨膜受体酪氨酸激酶（c-KIT，病毒癌基因 *v-KIT* 的人同源物）的产物。约80%的GIST患者存在 *KIT* 基因突变，从而产生结构变异型KIT蛋白，这种蛋白异常激活并引起细胞内癌基因信号传递。大约88%的GIST患者对CD117和DOG-1均呈阳性反应。文献指出，DOG-1比CD117更敏感和特异。然而，在具有 *PDGFRA* 突变的GIST中，这两种标志物的敏感性分别降至9%和79%[3]。

GIST常见免疫组化表达

免疫组化	CD117	DOG-1	PKC-theta	CD34	SMA	S100蛋白	Desmin
阳性比率	>95%	97%	72%	60%～70%	30%～40%	5%	罕见阳性

10.1.1.3 遗传综合征

大约有5%的GIST患者与肿瘤遗传综合征相关。

① Carney-Stratakis综合征（Carney-Stratakis Syndrome，CSS）表现为GIST和副神经节瘤，中位发病年龄为19～21岁。该疾病主要发病原因为多琥珀酸脱氢酶 *SDHB*、*SDHC* 和 *SDHD* 的胚系突变。

② 卡尼三联征（Carney triad，CT）则多见于年轻女性，其特征为胃肠道间质瘤、肺软骨瘤及副神经节瘤。该疾病主要由 *SDHC* 超甲基化导致的SDH复合体功能缺陷引起，为非遗传性疾病。不过10%左右的CT患者存在 *SDHA*、*SDHB* 和 *SDHD* 的胚系突变。

③ 与NF1综合征相关的胃肠道间质瘤（GIST）超过70%发生于小肠。7%的胚系 *NF1* 缺失患者可发生GIST。这些肿瘤通常为多灶性，且有丝分裂率较低，罕见 *PDGFRA* 和 *KIT* 基因突变。而 *NF1* 突变的GIST通常对酪氨酸激酶抑制剂耐药[4]。

④ 原发性家族性胃肠道间质瘤综合征的特点是患者早期出现多个肿瘤，这些肿瘤通常位于胃或小肠。携带 *KIT* 基因胚系突变的患者可能伴有副神经节瘤、吞咽困难或皮肤色素沉着；而携带 *PDGFRA* 基因胚系突变的患者则可能伴有炎症性纤维瘤或肠纤维瘤病[5]。

10.1.1.4 分子特征及分型

GIST 常见的分子改变包括 *KIT* 基因和 *PDGFRA* 基因突变，在 10%～15% *KIT*/*PDGFRA* 基因野生的 GIST 中，最常见的其他分子改变有 *SDH* 缺乏和 RAS-MEK 通路改变。

基因突变	*KIT* 基因突变	*PDGFRA* 基因突变	*SDH* 基因家族突变	RAS-MEK 通路突变
总体频率	70%～80%	10%	9%	7%～10%
主要突变及占该项目频率	Exon11 突变(70%～80%);Exon9 突变(12%～15%)	Exon18：D842V 突变(50%～60%)	*SDHC* 启动子超甲基化（22% ～ 50%）；*SDHA* 突变(30%)	*NF1*(不详);*BRAF*-V600E(4%～13%)
次要突变	Exon13/17/14/18 突变(1%～2%)	非 D842V 的 Exon 18 indel 突变(27%)；Exon12 突变（9%）；Exon14/10 突变(1%)	*SDHB*、*SDHC*、*SDHD* 突变（总体 20% ～ 30%）；*SDHD* 均为胚系突变	RAS(罕见)
激活机制	Exon11 突变减弱激酶激活自抑制作用	Exon12 突变减弱激酶激活自抑制作用	*SDHx* 突变导致 SDH 复合体功能缺陷	*NF1* 胚系丢失或双等位基因失活
	Exon9 突变影响胞外二聚化，在无配体情况下发生受体二聚化，进而激活激酶	—	*SDHC* 启动子超甲基化导致表观遗传性沉默，进而导致 SDH 复合体因 SDHC 蛋白水平下降而功能缺陷	*BRAF* V600E 导致 RAS-MEK 通路持续激活
	Exon13/14 突变改变 ATP 结合，导致系统性磷酸化，进而激活下游信号	Exon14 突变改变 ATP 结合，导致系统性磷酸化，进而激活下游信号	—	—
	Exon17/18 突变改变激活环，促进激酶活化构象	Exon18 突变改变激活环，促进激酶活化构象	—	—
临床特征	Exon11 突变病变可发生于消化道的任何部位，但绝大多数近端胃 GIST 携带这种突变。Exon11 删失，尤其是包含密码子 557 或 558 的删失突变恶性程度高，预后相对不佳	多见于胃部，较 *KIT* 突变早惰性更高	好发于年轻成人，发病部位以远端胃为主；肿瘤形态学上多为上皮细胞样而非梭形细胞，并且常引发淋巴结转移及肝转移，但病程仍呈现相对惰性；表达 IGF1R(50%)和 VEGFR 蛋白	*NF1* 失活的 GIST 多为女性，多灶性发病；常见部位为非胃器官
	携带 Exon9 的 GIST 多发生于小肠或大肠			*BRAF* V600E 的 GIST 主要位于小肠，预后好

续表

基因突变	*KIT* 基因突变	*PDGFRA* 基因突变	*SDH* 基因家族突变	RAS-MEK 通路突变
伊马替尼疗效	有效：Exon11；Exon9	可能有效：非 D842V 的 Exon18 突变及其他突变	SDH 缺陷型 GIST 对伊马替尼普遍耐药，VEGFR2 抑制剂瑞戈非尼、舒尼替尼或 IGF1R 抑制剂林西替尼可能有效	耐药：无 *KIT* 基因突变的 *NF1* 突变或 *BRAF* V600E 的 GIST 对伊马替尼耐药；后者对 BRAF 抑制剂和 MEK 抑制剂敏感
	耐药：Exon8/13/14/17/18 可见于伊马替尼耐药后的继发突变	耐药：Exon18 D842V（同样对 VEGFR2 抑制剂舒尼替尼、瑞戈非尼耐药）		

备注

① *KIT* 是第三组受体酪氨酸激酶（receptor tyrosine kinase，RTK）家族成员，这一家族还包括 PDGFRA、PDGFRB、CSF1R 和 FLT3。*KIT* 的配体是干细胞因子（stem cell factor，SCF）。*KIT* 基因突变的主要致病机制为不依赖配体的激酶激活。突变主要集中在几个特定区域：胞外近膜结构域（Exon8 或 Exon9 突变）、胞内近膜结构域（Exon11 突变）、激酶结构域（Exon13 或 Exon14 突变）以及激活环结构域（Exon17 或 Exon18 突变）。

② *KIT* 基因突变 Exon 11 的突变类型包括点突变、插入和/或删失突变。

③ *PDGFRA* 是一种与 *KIT* 高度同源的 RTK，两者在功能和结构上均相似。*PDGFRA* 基因中 Exon18 对应激酶域激活环，Exon14 对应 ATP 结合口袋而 Exon12 对应胞内近膜区。*KIT* 基因和 *PDGFRA* 基因突变互斥。

④ SDH 复合体，又称线粒体复合物Ⅱ，是同时参与三羧酸循环的关键催化酶，包含 4 个亚单位，即 SDHA、SDHB、SDHC 和 SDHD 蛋白，分别由相应基因（统称 *SDHx*）编码。

⑤ 其他更为少见的融合突变（*NTRK3-ETV6*、*FGFR1-HOOK3*、*FGFR1-TACC1*、*KIT-PDGFRA*、*MARK2-PPFIA1* 及 *SPRED2-NELFCD* 等）[6-8]。

10.1.1.5 检查

GIST 常见的临床表现有腹痛、腹部包块、消化道出血、急腹症等。GIST 最常见的转移部位有肝脏、网膜和腹膜。

（1）影像学 腹部超声、CT 扫描、磁共振成像（MRI）和正电子发射计算机体层扫描术（PET）进行诊断。腹部及盆腔增强 CT 是首选的影像学检查。

Ghanem 及其同事研究了 CT 成像对原发性或复发性 GIST 患者的影响，根据肿瘤大小将患者分为 3 组。小 GIST（直径＜5cm）形状对称，边界清晰，呈腔内生长。中等大小 GIST（5～10cm）对称性较差，腔内和腔外生长，部分向其他器官浸润。大 GIST（直径＞10cm）表现出侵袭性行为，伴腹膜或远处转移[9]。

MRI与CT影像在GIST的成像上相似，都能提供关于肿瘤大小、穿孔、转移及对周围结构侵袭的信息。然而，在识别直肠GIST、肝转移、出血和肿瘤坏死时，优选MRI。PET/CT在诊断原发或转移GIST也有较好的敏感性和特异性。

（2）内镜 内镜联合超声内镜在GIST诊断中起关键作用，因为它可以直接观察肿瘤，并且进行活检。然而，在一项针对109例腔内生长及65例腔外生长GIST的内镜检查研究显示，周期性内镜检查能够早期提示腔内生长的胃GIST肿瘤增大，但对于观察腔外生长的GIST作用有限[10]。超声内镜检查（EUS）可以评估胃肠道壁内的侵袭，并确定肿瘤起源于哪一层。大多数GIST起源于固有肌层，小的病变也可能起源于黏膜肌层，显示为低回声、均匀的肿瘤，边缘清晰，有时伴有溃疡。EUS还可引导活检。

（3）特征性病理形态学改变及特异性免疫组化 见“10.1.1.2 病理”。

（4）基因检测 DNA测序（PCR法或NGS法）。

10.1.1.6 总体治疗原则

对于直径≥2cm局限性GIST，首选治疗方式为手术切除，术后根据疾病复发风险评估是否需要辅助伊马替尼治疗。但对于某些局部进展期GIST，新辅助靶向治疗能够减轻肿瘤负荷，提高手术完整切除率以及减少手术相关并发症；此外，针对直肠肛门区GIST，新辅助靶向治疗有助于括约肌的保留。但是否进行新辅助治疗还需取决于分子改变类型，可在对伊马替尼有反应的*KIT*或*PDGFRA*非D842V突变的GIST患者中进行。

对于无法手术切除的局部进展期或转移性GIST，应根据患者具体的分子改变，给予相应的靶向治疗。

下面将着重介绍局限性肿瘤术后辅助治疗，以及转移性GIST治疗原则和具体系统治疗药物的疗效及安全性。

10.1.2 胃肠间质瘤药物治疗方案

10.1.2.1 局限性肿瘤围术期治疗方案

手术：所有直径≥2cm的局限性GIST都应切除。对于直径＜2cm的肿瘤，较小胃GIST可内镜检查随访，至肿瘤长大或出现症状时再进行手术。对于直径＜5cm且位于胃或小肠的GIST，可通过腹腔镜进行手术切除，但如果患者病情不稳定，则首选开放性剖腹手术。陈及其团队回顾性分析了58例GIST病例。其中，16例（28%）接受了腹腔镜手术，42例（72%）接受了开放手术。在中位随访33

个月时，1例腹腔镜手术患者出现复发；在中位随访40个月时，2例开放手术患者出现复发。与开放手术组相比，腹腔镜手术组患者饮食恢复更快，术后住院时间更短，且需要的疼痛管理较少。两组的术后并发症发生率分别为6.3%和19%[11]。胃或肠节段性切除应以切缘阴性为目标。处理肿瘤时应小心谨慎以免破裂，肿瘤破裂会显著增加复发风险。术中需仔细探查腹腔，注意腹膜表面和肝脏以排除肿瘤转移性播散。

(1) 新辅助治疗及手术

① 目的:减轻肿瘤负荷以达到提高手术完整切除率、减少手术相关并发症及保留器官的目的。

② 适用人群

a. 起初不可切除或临界可切除的原发肿瘤。

b. 肿瘤潜在可切除但手术可能导致严重并发症和/或广泛器官破坏。

c. 肿瘤累及食管、食管胃连接部、十二指肠或直肠时保留受累器官。

d. 局部复发肿瘤。

e. 数量有限的潜在可切除转移灶。

• 伊马替尼600mg，口服，每日1次，8～12周（RTOG 0132/ACRIN 6665研究)[12]。

适用人群

原发肿瘤直径≥5cm或复发转移肿瘤直径≥2cm的*KIT*阳性GIST患者。

疗效

	伊马替尼	
	原发肿瘤(*n*=30)	复发转移肿瘤(*n*=22)
ORR#/%	7	4.5
DCR#/%	90	95.5
R0切除率/%	77	58
2年PFS率/%	83	77
2年OS率/%	93	91

RECIST标准。

• 伊马替尼400mg，口服，每日1次，6～9个月（如前6个月疗效达到CR或PR，继续应用至9个月)[13]。

适用人群

肿瘤直径≥10cm的胃GIST患者。其中*KIT* Exon11突变患者占89%，*KIT*及*PDGFRA*野生型患者占4%，基因状态不可及患者占8%。

疗效

方案	伊马替尼 (n=53)
ORR[#]/%	62
DCR[#]/%	100
R0 切除率/%	91
2 年 PFS 率/%	89
2 年 OS 率/%	98

[#] RECIST 标准。

毒性

新辅助治疗伊马替尼的毒性如下表。

单位：%

主要不良反应	总不良反应	3～4 级不良反应
白细胞减少	72	8
粒细胞减少	51	4
贫血	94	2
ALT 升高	28	0
AST 升高	28	0
血肌酐升高	17	0
水肿	40～72	0
皮疹	45	9
腹泻	17	0
肺炎	4	2

近期，一项 meta 分析研究显示新辅助治疗伊马替尼显著提升了缩瘤率以及 RO 切除率，且明显延长了直肠 GIST 患者的总生存[14]。

备注

① GIST 的基因型决定是否进行新辅助治疗：对于 *PDGFRA* D842V 突变型患者，或野生型肿瘤患者（没有 *KIT* 或 *PDGFRA* 突变，如 SDH 缺失型或 *NF-1* 相关 GIST 患者），不采用伊马替尼新辅助治疗，而是直接手术。*PDGFRA* D842V 突变肿瘤患者可考虑阿伐替尼新辅助治疗[15]，但尚无阿伐替尼在这种情况下的疗效或安全性的临床试验数据。携带 *KIT* 外显子 9 突变的患者可选择更大剂量的伊马替尼（800mg/d）。

② 术前伊马替尼疗程：RTOG 0132/ACRIN 6665 研究虽然提高了伊马替尼剂

量，但其缓解率不足被认为与较短的术前疗程（8～12周）有直接关联。而日韩研究显示至少6个月的伊马替尼常规剂量获得了更高的客观缓解率，且绝大多数肿瘤的最大缓解时间点出现在24周（63%）。一项回顾性研究显示中位时间为40周的新辅助治疗伊马替尼在局部晚期GIST患者中达到83%的R0切除率，5年的DFS率和OS率分别为65%及95%[16]。因此，我们推荐更长时间的新辅助治疗疗程。

③ 术后伊马替尼疗程：在所有行伊马替尼新辅助治疗的患者，术后应继续使用，完成伊马替尼的全部治疗，至少3年。

④ 直肠GIST：直肠GIST的分子改变多为*KIT* Exon11突变，对伊马替尼敏感。因此，直肠GIST可首选新辅助治疗伊马替尼再行保留括约肌的手术。多项汇总分析及meta分析显示，直肠高危GIST初始新辅助治疗伊马替尼能够显著提高器官保留率及阴性切缘率，甚至延长生存[14,16,17]。

（2）辅助治疗

复发风险分层标准

2002年，弗莱彻及其团队合作创建了NIH分类系统，这是首个胃肠道间质瘤（GIST）分类系统。该系统通过评估肿瘤大小和有丝分裂程度，将患者进行风险分层。2008年，Joensuu等开发了改良NIH系统，进一步指出胃部GIST较同样大小和有丝分裂计数的非胃GIST复发率更低，而肿瘤破裂会导致显著的不良预后[18]。

改良的NIH复发风险分层标准

风险分级	肿瘤大小/cm	有丝分裂指数/50高倍视野	原发肿瘤部位
极低风险	<2.0	≤5	任何部位
低风险	2.1～5.0	≤5	任何部位
中风险	2.1～5.0	>5	胃
	<5.0	6～10	任何部位
	5.1～10.0	≤5	胃
高风险	任何大小	任何	肿瘤破裂
	>10	任何	任何部位
	任何大小	>10	任何部位
	>5.0	>5	任何部位
	2.1～5.0	>5	非胃部位
	5.1～10.0	≤5	非胃部位

2006年，Miettinen等提出了一种新的风险分层系统，即Armed Forces Institute of Pathology（AFIP）分层系统。研究发现，除了肿瘤大小和有丝分裂计数

外，解剖位置也是重要的预后因素[19]。

AFIP 复发风险分层标准

肿瘤参数	不同部位的复发风险			
大小/cm	胃	空/回肠	十二指肠	直肠
有丝分裂计数≤5/50HPF				
≤2	无	无	无	无
2～5	极低	低	低	低
5～10	低	中	数据有限	数据有限
>10	中	高	高	高
有丝分裂计数>5/50HPF				
≤2	无(数据少)	高(数据少)	数据有限	高
2～5	中	高	高	高
>5	高	高	高(数据少)	高(数据少)

• 伊马替尼 400mg，口服，每日 1 次（ACOSOGZ9001 研究[20]、EORTC62024 研究[21]、SSG ⅩⅧ研究[22]）。

适用人群

三项Ⅲ期临床研究均入组了 *KIT* 基因突变或 CD117 阳性的术后 GIST 患者，然而 ACOSOGZ9001、EORTC62024 及 SSG ⅩⅧ研究纳入条件各不相同，具体见疗效表格。

疗效

	ACOSOGZ9001 研究			EORTC62024 研究			SSG ⅩⅧ研究		
	伊马替尼 (n=359)	单纯手术 (n=354)	HR	伊马替尼 (n=454)	单纯手术 (n=454)	HR	伊马替尼 3 年 (n=200)	伊马替尼 1 年 (n=200)	HR
入组人群	肿瘤大小≥3cm 的术后 GIST 患者			2002 年 NIH 标准的中高危术后 GIST 患者(高危:肿瘤大小>10cm;有丝分裂计数>10/50HPF;肿瘤大小>5cm 且有丝分裂计数>5/50HPF。中危:肿瘤大小 5～10cm 且有丝分裂计数≤5/50HPF;肿瘤大小≤5cm 且有丝分裂计数 6～10/50HPF)			NIH 标准的高危术后 GIST 患者(肿瘤大小>10cm;有丝分裂计数>10/50HPF;肿瘤大小>5cm 且有丝分裂计数>5/50HPF;术前或术中肿瘤破裂)		
应用时长	1 年	1 年	—	2 年	2 年	—	3 年	1 年	—
1 年 RFS 率	98%	83%	0.35*	—	—	—	—	—	—

续表

	ACOSOGZ9001 研究			EORTC62024 研究			SSG XⅧ研究		
	伊马替尼（$n=359$）	单纯手术（$n=354$）	HR	伊马替尼（$n=454$）	单纯手术（$n=454$）	HR	伊马替尼 3 年（$n=200$）	伊马替尼 1 年（$n=200$）	HR
OS	—	—	0.66	—	—	—	—	—	—
3 年 RFS 率	—	—	—	84%	66%	—	—	—	—
3 年 OS 率	—	—	—	—	—	—	—	—	—
5 年 IFFS 率▼	—	—	—	87%	83%	0.87	—	—	—
5 年 RFS 率	—	—	—	70%	63%	0.71*	72%	53%	0.66*
5 年 OS 率	—	—	—	93%	92%	0.88	92%	85%	0.55*
10 年 IFFS 率	—	—	—	75%	74%	0.87	—	—	—
10 年 RFS 率	—	—	—	63%	61%	0.71*	53%	42%	0.66*
10 年 OS 率	—	—	—	80%	78%	0.88	79%	65%	0.55*

▼ IFFS：imatinib monotherapy failure-free survival（无伊马替尼治疗失败生存：终点为因伊马替尼耐药而停止并更换其他治疗的时间）；* 有临床意义。

毒性

单位：%

	伊马替尼			
	3 年		1 年	
不良反应	所有级别(100)	≥3 级(32.8)	所有级别(99)	≥3 级(20.1)
贫血	80.3	0.5	72.2	0.5
白细胞减少	47.0	3.0	34.5	2.1
眶周水肿	74.2	1.0	59.3	0.5
疲乏	48.5	0.5	48.5	1.0
恶心	51.0	0.5	44.8	1.5
腹泻	54.0	2.0	43.8	0.5
痉挛	49.0	1.0	30.9	0.5
下肢水肿	40.9	1.0	33.0	0.5
LDH 升高	60.1	0	43.3	0
血肌酐升高	44.4	0	30.4	0

注：数据取自 SSG XⅧ研究，列举主要不良反应。

备注

① 单臂Ⅱ期研究 PERSIST-5 显示对于中高危患者（任何部位的肿瘤直径≥

2cm GIST 且有丝分裂计数≥5/50HPF，或胃以外的肿瘤直径≥5cm GIST）进行持续 5 年的伊马替尼（400mg/d）辅助治疗，5 年的 RFS 率及 OS 率分别为 90%及 95%[23]；而一项纳入不同伊马替尼应用时长的回顾性研究亦显示，应用 5 年伊马替尼的 5 年 RFS 率及 OS 率分别为 93%及 97%[24]，显著优于应用伊马替尼 1 年、1～3 年、3～5 年的患者。且无论伊马替尼使用年限，复发多出现在伊马替尼停药后 6～12 个月，因此有人推测其复发可能仅被伊马替尼推迟。因此，建议在中高危患者中延长伊马替尼的使用。但对于使用伊马替尼的时长尚有争议。

根据复发风险的治疗推荐

分型	具体治疗推荐
高危 GIST	对于携带 *KIT* 或 *PDGFRA* 突变(D842V 除外)的原发性高危 GIST 患者完全切除后建议进行至少 3 年的伊马替尼辅助治疗，推荐 5 年
中危 GIST	对于携带 *KIT* 或 *PDGFRA* 突变(D842V 除外)的原发性中危 GIST 患者，完全切除肿瘤后，给予至少 3 年的伊马替尼辅助治疗
无、极低或低复发风险 GIST	对于完全切除且无、极低或低复发风险的原发性 GIST 患者，选择观察监测

② 对于大多数患者，伊马替尼辅助治疗的标准剂量为 400mg/d。存在 *KIT* 外显子 9 突变的肿瘤患者如能耐受，建议应用大剂量伊马替尼治疗（800mg/d，而非 400mg/d）。

③ 对于 GIST 切除后患者，如肿瘤存在 *PDGFRA* D842V 突变或为 *KIT* 和 *PDGFRA* 野生型（例如，SDH 缺失型或 NF 相关 GIST），不建议进行辅助治疗，因为可能会产生伊马替尼原发性耐药。

10.1.2.2 转移性肿瘤治疗方案

针对转移性或无法手术切除的 GIST，甲磺酸伊马替尼 400mg qd 为一线标准治疗。对于伊马替尼 400mg 耐药或难治性肿瘤，治疗选择包括提高伊马替尼剂量或改为舒尼替尼治疗。三线及四线的选择有瑞戈非尼及瑞派替尼。

（1）一线治疗

• 伊马替尼 400mg，口服，每日 1 次（S0033 研究、B2222 研究、EORTC62005 研究）[25-27]。

自从伊马替尼问世以来，多项随机对照研究对于伊马替尼剂量进行了探索，长期随访数据显示高剂量伊马替尼治疗在一线使用中并未显著延长患者总生存时间，因此，目前初始伊马替尼治疗以 400mg、每日 1 次为主。

适用人群

不可切除或转移性 GIST 患者（CD117 阳性）。

疗效

	B2222 研究(Ⅱ期)		S0033 研究(Ⅲ期)	
剂量	400mg	600mg	400mg	800mg
CR/%	0	0△	5	3
PR/%	49.3▽	58.1▽	40▲	42▲
SD/%	31.5	24.3	25	22
PD/%	16.4	10.8	12	10
肿瘤反应无法评估/%	2.7	6.8	10	15
中位 PFS/月	20	26	18	20
2 年 PFS 率/%	—	—	41	46
中位 OS/月	57 个月		55	51
2 年 OS 率/%	—	—	76	72
9 年 OS 率/%	CR/PR 患者:35/38;SD 患者 49		26	
10 年 OS 率/%	—	—	21	

△长期随访后（5 年）：600mg 组 CR 率增至 3%；▽长期随访后（5 年）：400mg 组 PR（所有径线缩小 50%及以上）率增至 69%；600mg 组 PR 增至 65%。▲长期随访后（4.5 年）：两组的 ORR 率均为 45%。

毒性

单位：%

	伊马替尼(400mg/d)	伊马替尼(800mg/d)
主要不良反应	≥3 级	≥3 级
骨髓抑制	19	27
心血管毒性	6	13
皮肤病变	4	7
胃肠道毒性	9	14
出血	6	11
肝脏毒性	4	3
感染/粒细胞减少伴发热	5	7
神经系统毒性	4	3
眼毒性/视力模糊	0	1
疼痛	11	12
肺毒性	1	4

备注

a. 目前，伊马替尼适用于大多数 *KIT* 突变和 *PDGFRA* 突变的患者（不包括

PDGFRA D842V 突变）。初次接受伊马替尼治疗后 3～6 个月内肿瘤进展称为原发性耐药，多发生于野生型 *GIST*、KIT 外显子 9 突变、*PDGFRA* D842V 突变等；初次使用伊马替尼后肿瘤获得缓解或稳定，但经过长期治疗后肿瘤出现进展，称为继发性耐药，原因有：*KIT* 或 *PDGFRA* 基因的继发突变（70%～80%）；*KIT* 的过表达和/或突变 *KIT* 拷贝数增加（10%）；获得新的但未知的增殖机制，伴随 *KIT* 失控（10%）。

b. 在 *KIT* 外显子 9 突变患者中，不可切除性或转移性 GIST 的初始治疗采用大剂量伊马替尼（800mg/d）。

- 阿伐替尼 300mg 每日 1 次（适用于 *PDGFRA* D842V 突变患者）（NAVIGATOR 研究）[28]。

PDGFRA D842V 突变的存在显著增强了患者对伊马替尼的耐药性。根据 NAVIGATOR 研究，对于有症状或病情快速进展且携带 *PDGFRA* D842V 突变的患者，推荐使用阿伐替尼。然而，如果发现了这种突变，但患者没有症状或患有惰性疾病，建议在开始阿伐替尼治疗前进行观察，因为存在治疗毒性和潜在的认知障碍。NAVIGATOR 研究显示，阿伐替尼在携带 *PDGFRA* D842V 突变的 GIST 患者中客观缓解率为 88%，临床获益率为 98%。

（2）二线治疗

- 伊马替尼 800mg，口服，每日 1 次。

适用人群

伊马替尼 400mg qd 治疗中出现病情进展的 GIST 患者；值得注意的是，早期耐药的（2 个月内出现疾病进展）患者不太可能从增加伊马替尼剂量的治疗中获益。

疗效

	S0033 研究（n=117）	EORTC62005 研究（n-133）
ORR/%	2.6	2.2
DCR/%	30.7	29.3
1 年 PFS 率/%	—	18
中位 PFS/月	5	2.7
中位 OS/月	19	—

毒性

在 S0033 研究中，增加伊马替尼剂量引起 7% 左右的 4 级不良反应；在 EORTC62005 研究中，贫血和乏力在跨线至伊马替尼加量组后更加明显，51% 患者经历剂量不变的药物暂停。

• 舒尼替尼 50mg，每日 1 次，口服 4 周，停药 2 周；或 37.5mg，每日 1 次持续口服[29]。

适用人群

伊马替尼治疗中出现病情进展的 GIST 患者。

疗效

	舒尼替尼 (n=207)	安慰剂 (n=105)	HR
ORR/%	7	0	
中位 PFS/月	6.3	1.5	0.33*
中位 OS/月	—	—	0.49*

* 有统计学意义。

毒性

单位：%

	舒尼替尼(n=202)		
不良反应	1/2 级	3 级	4 级
疲劳	29	5	0
腹泻	26	3	0
皮肤变色	25	0	0
恶心	23	1	0
厌食	19	0	0
味觉障碍	18	0	0
口腔炎症	15	1	0
呕吐	15	1	0
手足综合征	9	4	0
皮疹	12	1	0
虚弱乏力	9	3	0
黏膜炎症	12	0	0
消化不良	11	1	0
高血压	8	3	0
鼻出血	7	0	0

续表

	舒尼替尼(n=202)		
不良反应	1/2 级	3 级	4 级
头发颜色改变	7	0	0
口干燥症	6	0	0
舌痛	6	0	0
贫血	58	4	0
白细胞减少	52	4	0
中性粒细胞减少	43	8	2
淋巴细胞减少	40	9	1
血小板减少	36	4	1

备注

瑞派替尼：INTRIGUE研究评估了瑞派替尼对比舒尼替尼二线治疗伊马替尼治疗后进展的GIST患者的疗效及安全性，但结果是失败的。两种药物在*KIT* Exon11突变者中及整个研究人群中所达到的中位PFS无差别（8.3个月 vs. 7个月，HR=0.88，95%CI 0.66～1.16；8个月 vs. 8.3个月，HR=1.05，95%CI 0.82～1.33)。与舒尼替尼相比，瑞派替尼组ORR更高（24% vs. 15%)，3级及以上治疗相关不良反应发生率更低（27% vs. 55%)。瑞派替尼对*KIT* Exon17或Exon18获得性耐药突变的GIST更有效；而舒尼替尼对*KIT* Exon13或Exon14获得性耐药突变的GIST更有效[30]。

(3) 三线治疗

- 瑞戈非尼160mg，每日1次，口服3周，每4周（GRID研究)[31]。

适用人群

伊马替尼及舒尼替尼治疗后进展的GIST患者。

疗效

	瑞戈非尼(n=133)	安慰剂(n=66)	HR
ORR/%	7	0	—
DCR/%	75.9	34.8	—
中位 PFS/月	4.8	0.9	0.27*
6个月 PFS率/%	11	0	—
中位 OS/月	未达到	未达到	0.77

* 存在统计学差异。

毒性

单位：%

主要不良反应	瑞戈非尼	
	总(98.5)	≥3 级(58.3)
手足综合征	56.1	19.7
高血压	48.5	22.7
腹泻	40.2	5.3
疲乏	38.6	2.3
口腔黏膜炎	37.9	1.5
脱发	23.5	1.5
声嘶	22.0	0
厌食	20.5	0
皮疹	18.2	2.3
恶心	15.9	0.8
便秘	15.2	0.8
肌肉痛	13.6	0.8
嗓音改变	10.6	0

（4）四线治疗

• 瑞派替尼（Ripretinib）150mg，口服，每日 1 次（INVICTUS 研究）[32]。

瑞派替尼是一种针对 KIT 和 PDGFRA 激酶的强效开关口袋控制抑制剂，特异性地并持久地连接开关口袋和激活环将激酶锁定在非激活状态。对于获得性耐药机制如开关口袋区域 *KIT* Exon13/14 或 *PDGFRA* Exon14/15 或激活环区域 *KIT* Exon17/18 或 *PDGFRA* Exon18 的突变，瑞派替尼均有活性。

适用人群

从伊马替尼、舒尼替尼、瑞戈非尼治疗中进展或不耐受上述药物的晚期胃肠道间质瘤患者。该研究包括 129 名晚期胃肠道间质瘤患者，其中 8%的患者携带野生型 *KIT* 和 *PDGFRA* 突变。

疗效

	瑞派替尼 (n=85)	安慰剂组 (n=44)	HR
CR/%	0	0	—

续表

	瑞派替尼 ($n=85$)	安慰剂组 ($n=44$)	HR
PR/%	9	0	—
SD(6周时)/%	66	20	—
中位 PFS/月	6.3	1.0	0.15*
6个月 PFS率/%	51	3.2	—
中位 OS/月	15.1	6.6	0.36*
6个月 OS率/%	84.3	55.9	—
12个月 OS率/%	65.4	25.9	—

* 存在统计学差异。

毒性

单位：%

	瑞派替尼	
主要不良反应	1～2级	3～4级
脱发	49	0
肌肉痛	27	1
恶心	25	1
疲乏	24	2
手足综合征	21	0
腹泻	20	1
便秘	15	0
食欲减低	14	1
体重减轻	15	0
胆红素升高	14	0
关节疼痛	12	0
肌肉痉挛	12	0
高血压	5	4
脂肪酶升高	5	5
低磷血症	4	2

- 阿伐替尼（Avapritinib）300mg，口服，qd（VOYAGER研究）[33]。

适用人群

伊马替尼或其他1～2种TKI药物治疗后进展的局部不可切除或转移性GIST患者。

疗效

	阿伐替尼（n=240）	瑞戈非尼（n=236）	HR
(ORR/CR)/%	17.7*/0	7.2*/0	—
ORR(*PDGFRA* D842V)/%	16.3*	7.4*	—
SD/%	47.1	67.4	—
中位PFS/月	4.2#	5.6#	1.25
中位PFS(*PDGFRA* D842V)/月	未达到*	4.5*	—
中位PFS(非*PDGFRA* D842V)/月	3.9*	5.6*	1.34
12个月OS率/%	68.2#	67.4#	—

三线或四线两组PFS、OS均无显著差别；* 有统计学意义。

毒性

单位：%

	阿伐替尼（n=239）	
任何不良反应	总(92.5)	≥3级(55.2)
贫血	40.2	20.9
恶心	39.3	<1
疲乏	35.1	3.8
胆红素升高	27.6	5.0
眶周水肿	27.6	1.3
面部水肿	27.2	2.5
腹泻	20.9	1.7
外周水肿	18.8	<1
呕吐	18.4	0
食欲减低	17.6	<1
流泪	17.6	0
血白细胞计数减少	15.9	4.2
体重下降	5.4	0
高血压	5.0	1.7
发声困难	2.9	0

续表

	阿伐替尼(n=239)	
任何不良反应	总(92.5)	≥3级(55.2)
口腔炎	2.5	0
手足综合征	<1	0
认知影响	25.9	1.3
认知障碍	11.7	1.3
记忆障碍	11.7	0
精神混乱	4.2	0
脑病	<1	0
颅内出血	1.3	<1
蛛网膜下腔出血	<1	<1
大脑出血	0	0

备注

携带 *PDGFRA* D842V 突变的患者优选阿伐替尼；但对于非 D842V 突变的患者，三线阿伐替尼在 PFS 及 OS 方面均不优于瑞戈非尼，且有认知障碍的不良反应。因此，仅将阿伐替尼用于经伊马替尼、舒尼替尼和瑞戈非尼治疗后均进展的 GIST 患者。

• 匹米替比（Pimitespib）160mg，口服，每日 1 次（CHAPTER-GIST-301）[34]。

匹米替比是一种新型的热休克蛋白 90（heat shock protein，HSP90）的抑制剂，而 HSP90 是 KIT 和 PDGFRA 蛋白折叠和稳定的必要分子伴侣。

适用人群

经伊马替尼、舒尼替尼及瑞戈非尼治疗后均进展的局部不可切除或转移性 GIST 患者。

疗效

	匹米替比(n=58)	安慰剂(n=28)	HR
(ORR/CR)/%	0	0	—
SD/%	67.4	35.7	—
3个月 DCR 率/%	27.6	21.4	—
中位 PFS/月	2.8	1.4	0.51*
中位 OS/月	13.8	9.6	0.63

* 有统计学差别。

毒性

单位：%

	匹米替比	
主要不良反应	总不良反应(96.6)	≥3 级不良反应(43.1)
腹泻	74.1	13.8
食欲下降	36.2	6.9
不适	31.0	3.4
恶心	27.6	0
肌酐升高	25.9	0
肾脏损伤	17.2	3.4
夜盲	13.8	0
疼痛	13.8	1.7
贫血	10.3	6.9

(5) 其他选择

- 尼洛替尼（Nilotinib）400mg，口服，每日 2 次。

尼洛替尼是第二代 KIT，在治疗费城染色阳性的急性淋巴细胞白血病时疗效优于伊马替尼。但是两项关于局限不可切除或转移性 GIST 一线和三线治疗应用尼洛替尼的Ⅲ期随机对照研究[35,36]均显示，对比对照组，尼洛替尼治疗组未显示出显著的生存延长。尼洛替尼具有较好的耐受性。鉴于此，尼洛替尼主要用于不能耐受伊马替尼的 GIST 患者。

	一线治疗			三线治疗		
药物	尼洛替尼（n=324）	伊马替尼（n=320）	HR	尼洛替尼（n=165）	BSC;BSC+伊马替尼或舒尼替尼（n=83）	HR
2 年 PFS 率/%	51.6	59.2	1.47*	—	—	—
中位 PFS/月	25.9	29.7		3.58	3.65	0.90
2 年 OS 率/%	81.8	90.0	1.85*	—	—	—

* 存在统计学差异。

注：BSC—最佳支持治疗。

备注

尼洛替尼对于 *KIT* Exon9 突变患者无效。

- 达沙替尼（Dasatinib）70mg，口服，每日 2 次（第 1 周可 50mg，每日 2 次）。

达沙替尼是一种 *KIT*、*PDGFR* 和原癌基因酪氨酸蛋白激酶 Src（SRC）的抑制剂。Src 在胃肠道间质瘤中表达，但其致病作用尚未完全阐明。体外和体内试验

显示达沙替尼对 *PDGFRA* D842V 敏感，此外对抑制 *KIT* Exon13/14/17/18 等获得性耐药位点较伊马替尼或舒尼替尼更有效[37]，因此，达沙替尼可用于部分对伊马替尼耐药的 GIST 患者。达沙替尼在一线[38]、二线[39]及三线治疗[40]中均有Ⅱ期临床研究。

疗效

	一线达沙替尼 (*n*=47)	二线达沙替尼 (*n*=48)	三线达沙替尼 (*n*=58)
作者及年份	Swiss 56/07，2018	Schuetze，2018	Zhou，2020
中位 PFS/月	13.6	2.9	3.1#
3 个月 PFS 率/%	—	—	53.4
6 个月 PFS 率/%	—	29($ pSRC 中 50%)	13.8
中位 OS/月	未达到	19	14.0
2 年 OS 率/%	—	43	—
ORR/%	77(PET/CT 标准*)	25&	3.4
3 个月 DCR/%	—	—	36.2

* PET/CT 标准—CR：SUV 活性完全消失；PR：SUV 活性下降≥25%；SD：SUV 活性变化在－25%和＋25%之间；PD：SUV 活性上升≥25%。

\# *KIT* Exon11/9 及 *PDGFRA* D842V 突变和野生型的中位 PFS 分别为 2.8 个月、4.2 个月、3.0 个月、5.0 个月。

$ 活化的 SRC（磷酸化的酪氨酸残基 529，pSRC）对比非 pSRC 的 GIST 患者，中位 PFS 延长（4.9 个月 vs. 2.1 个月，6 个月 PFS 率 50%vs. 9%），中位 OS 延长（19 个月 vs. 12.6 个月）；在 *KIT* Exon9 突变的 GIST 患者中，中位 PFS 和 OS 分别为 2.1 个月和 7.8 个月；在 *PDGFRA* Exon18 突变的 GIST 患者中，中位 PFS 达 22 个月。

& Choi 标准。

毒性

严重不良反应发生率 24%，最常见的有胸腔积液、恶心/呕吐、肌无力。

- 马赛替尼（Masitinib）7.5mg/(kg·d)，口服。

一项单臂Ⅱ期研究显示一线马赛替尼在用药 2 个月时的客观缓解率为 20%（RECIST 标准），其中 CR 为 3.3%、PR 为 50%、SD 为 43.3%，至缓解时间 5.6 个月，中位 PFS 41.3 个月，2 年和 3 年的 PFS 率分别为 59.7%和 55.4%，2～3 年 OS 率均为 89.9%[41]。

附加说明

一项法国回顾性研究显示，不可切除或转移性 GIST 患者一线治疗使用其他 TKI 药物（包括马赛替尼、达沙替尼及尼洛替尼），二线治疗使用伊马替尼，患者一线治疗的中位 PFS 为 18 个月；疾病二次复发的中位时间是 48.7 个月，中位 OS

为 5.7 年。提示一线治疗使用其他 TKI 药物并不影响后续治疗效果[42]。

• 索拉非尼（Sorafenib）400mg bid。

一项来自韩国的Ⅱ期单臂研究探索了伊马替尼和舒尼替尼耐药后三线治疗应用索拉非尼的疗效和安全性，13%患者获得部分缓解，52%患者获得疾病稳定，6 个月 DCR 在 36%，中位 PFS 和 OS 时间为 4.9 个月和 9.7 个月[43]。两项回顾性研究也显示 5%～10%的患者在三线或四线治疗使用索拉非尼获得部分缓解，52%～57%患者获得病情稳定，中位 PFS 在 6.4～7.7 个月之间，中位 OS 为 13.5 个月[44,45]。最常见 3 级及以上不良反应为手足综合征和高血压。

• 帕唑帕尼（Pazopanib）800mg qd。

两项Ⅱ期研究（PAZOGIST[46]及 PAGIST[47]研究）探讨了伊马替尼和舒尼替尼耐药或不耐受后三线治疗应用帕唑帕尼的疗效和安全性。在 PAZOGIST 研究中，48%的患者达到 SD，6 个月的疾病控制率为 17%，中位 PFS 为 1.9 个月。在 PAGIST 研究中，3 个月的疾病控制率为 44%，中位 PFS 为 4.6 个月。但帕唑帕尼的不良反应发生频率较高，3 级以上的高血压约为 28%，腹泻为 8%。另外，帕唑帕尼可能对野生型 GIST 患者（1 例 SDH 缺陷 GIST 患者获得长久病情稳定）有效。

附加说明

综上，转移性或复发 GIST 的治疗疗程图如下。

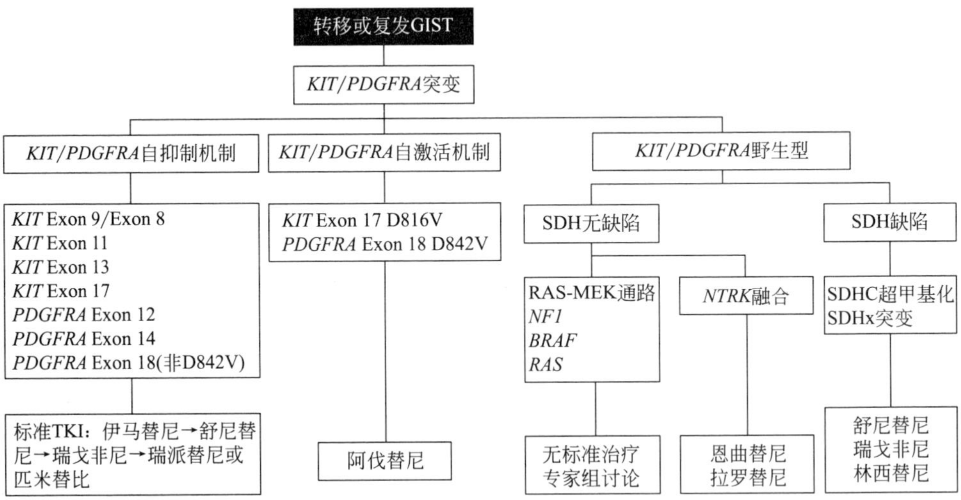

10.1.2.3 GIST 治疗展望

（1）联合治疗 HSP90 抑制剂仅有微弱效果，但其与舒尼替尼的联合在体外和体内研究中显示出对伊马替尼耐药 GIST 的效果[48]。

（2）新药 AZD3229（NB003）对所有已知的继发性 *KIT* 突变均表现出强烈

的体外活性，该药的Ⅰ期临床研究显示其在 *KIT* 突变多线治疗失败后的 GIST 患者中具有较好疗效，三线、四线、五线治疗及以上的 ORR 分别为 40%、42.9%、12.5%；中位 PFS 分别为 9.2 个月、13.8 个月和 4.5 个月[49]。

（3）野生型 GIST 尤其是 SDH 缺陷型 GIST 是目前 GIST 治疗难点，近期治疗进展有以下几个方面。

① TKI 靶向药物。奥雷巴替尼（Overembatinib）：三代靶向 BCR-AML、KIT、PDGFRA 和 FGFR1 的多靶点 TKI 在 SDH 野生型 GIST 患者中进行的Ⅰ期临床研究得到 23%的 PR、92%的临床获益率（PR 或 SD 至少 4 周期），中位 PFS 26 个月。该药减少 HIF-2α 和 VEGFRA 蛋白水平被认为是对 SDH 缺乏型 GIST 有效的主要机制[50]。罗加替尼（Rogaratinib）：可逆性阻断 FGFR1-4 激活区域的 ATP 结合口袋，能够抑制血管生成，初步结果显示其在 SDH 缺陷型 GIST 中获得 30%的 PR 和 60%的 SD，且持久缓解[51]。

② 化疗：烷化剂替莫唑胺治疗 SDH 缺陷型 GIST 的分子基础是 24%该类 GIST 存在 MGMT 甲基化，初期研究显示，30%左右 GIST 患者获得了 20%及以上的肿瘤缩小，78.3%患者获得疾病稳定[52]；此外，SDH 缺陷型 GIST 中升高的富马酸和琥珀酸水平抑制 DNA 双链修复机制——同源重组修复，可利用协同致死机制，应用 PARP 抑制剂对其进行治疗。

③ 免疫治疗（SDH 缺乏型 GSIT 患者及 *PDGFRA* 842V、高 PD-L 表达、三级淋巴结构阳性的 GIST 患者）[53]。

④ 死亡受体 5（death receptor 5，DR5）激动型抗体 INBRX-109：DR5 是肿瘤坏死因子受体（TNFR）超家族成员，作为肿瘤坏死因子相关的凋亡诱导配体（TNF-realated apoptosis-including ligand，TRAIL）的受体，诱导肿瘤细胞凋亡。INBRX-109 单药或与替莫唑胺的联合正在进行Ⅰ期临床研究[54]。

（4）放射性配体治疗 胃泌素释放受体（gastrin-releasing peptide receptor，GRPR）在 80%的 GIST 中有中、高强度表达，可能成为未来的治疗靶点[55]。

参考文献

[1] Miettinen M，Lasota J. Gastrointestinal stromal tumors--definition，clinical，histological，immunohistochemical，and molecular genetic features and differential diagnosis [J]. Virchows Arch，2001，438（1）：1-12.

[2] Soreide K，Sandvik O，Soreide JA，et al. Global epidemiology of gastrointestinal stromal tumours（GIST）：A systematic review of population-based cohort studies [J]. Cancer Epidemiol，2016，40：39-46.

[3] Espinosa I，Lee CH，Kim MK，et al. A novel monoclonal antibody against DOG1 is a sensi-

tive and specific marker for gastrointestinal stromal tumors [J]. Am J Surg Pathol, 2008, 32 (2): 210-218.

[4] Mussi C, Schildhaus HU, Gronchi A, et al. Therapeutic consequences from molecular biology for gastrointestinal stromal tumor patients affected by neurofibromatosis type 1 [J]. Clin Cancer Res, 2008, 14 (14): 4550-4555.

[5] Maeyama H, Hidaka E, Ota H, et al. Familial gastrointestinal stromal tumor with hyperpigmentation: association with a germline mutation of the c-kit gene [J]. Gastroenterology, 2001, 120 (1): 210-215.

[6] Corless CL, Barnett CM, Heinrich MC, et al. Gastrointestinal stromal tumours: origin and molecular oncology [J]. Nat Rev Cancer, 2011, 11 (12): 865-878.

[7] Blay JY, Kang YK, Nishida T, et al. Gastrointestinal stromal tumours [J]. Nat Rev Dis Primers, 2021, 7 (1): 22.

[8] Nannini M, Urbini M, Astolfi A, et al. The progressive fragmentation of the *KIT/PDGFRA* wild-type (WT) gastrointestinal stromal tumors (GIST) [J]. J Transl Med, 2017, 15 (1): 133.

[9] Ghanem N, Altehoefer C, Furtwangler A, et al. Computed tomography in gastrointestinal stromal tumors [J]. Eur Radiol, 2003, 13 (7): 1669-1678.

[10] Park CH, Ki EH, Jung DH, et al. Impact of periodic endoscopy on incidentally diagnosed gastric gastrointestinal stromal tumors: findings in surgically resected and confirmed lesions [J]. Ann Surg Oncol, 2015, 22 (9): 2933-2939.

[11] Chen YH, Liu KH, Yeh CN, et al. Laparoscopic resection of gastrointestinal stromal tumors: safe, efficient, and comparable oncologic outcomes [J]. J Laparoendosc Adv Surg Tech A, 2012, 22 (8): 758-763.

[12] Eisenberg BL, Harris J, Blanke CD, et al. Phase Ⅱ trial of neoadjuvant/adjuvant imatinib mesylate (IM) for advanced primary and metastatic/recurrent operable gastrointestinal stromal tumor (GIST): early results of RTOG 0132/ACRIN 6665 [J]. J Surg Oncol, 2009, 99 (1): 42-47.

[13] Kurokawa Y, Yand HK, Cho H, et al. Phase Ⅱ study of neoadjuvant imatinib in large gastrointestinal stromal tumours of the stomach [J]. Br J Cancer, 2017, 117 (1): 25-32.

[14] Liu Z, Zhang Z, Sun J, et al. Comparison of prognosis between neoadjuvant imatinib andupfront surgery for GIST: A systematic review and meta-analysis [J]. Front Pharmacol, 2022, 13: 966486.

[15] Casali PG, Blay JY, Abecassis N, et al. Gastrointestinal stromal tumours: ESMO- EURACAN-GENTURIS Clinical Practice Guidelines for diagnosis, treatment and follow-up [J]. Ann Oncol, 2022, 33 (1): 20-33.

[16] Rutkowski P, Gronchi A, Hohenberger P, et al. Neoadjuvant imatinib in locally advanced gastrointestinal stromal tumors (GIST): the EORTC STBSG experience [J]. Ann Surg Oncol, 2013, 20 (9): 2937-2943.

[17] Ling JY, Ding MM, Yang ZF, et al. Comparison of outcomes between neoadjuvant imatinib and upfront surgery in patients with localized rectal GIST: An inverse probability of treatment weighting analysis [J]. J Surg Oncol, 2021, 124 (8): 1442-1450.

[18] Joensuu H. Risk stratification of patients diagnosed with gastrointestinal stromal tumor [J]. Hum Pathol, 2008, 39 (10): 1411-1419.

[19] Miettinen M, Lasota J. Gastrointestinal stromal tumors: review on morphology, molecular pathology, prognosis, and differential diagnosis [J]. Arch Pathol Lab Med, 2006, 130 (10): 1466-78.

[20] Dematteo RP, Ballman KV, Antonescu CR, et al. Adjuvant imatinib mesylate after resection of localised, primary gastrointestinal stromal tumour: a randomised, double-blind, placebo-controlled trial [J]. Lancet, 2009, 373 (9669): 1097-1104.

[21] Casali PG, Cesne AL, Velasco AP, et al. Time to Definitive Failure to the First Tyrosine Kinase Inhibitor in Localized GI Stromal Tumors Treated With Imatinib As an Adjuvant: A European Organisation for Research and Treatment of Cancer Soft Tissue and Bone Sarcoma Group Intergroup Randomized Trial in Collaboration With the Australasian Gastro-Intestinal Trials Group, UNICANCER, French Sarcoma Group, Italian Sarcoma Group, and Spanish Group for Research on Sarcomas [J]. J Clin Oncol, 2015, 33 (36): 4276-4283.

[22] Joensuu H, Eriksson M, Hall KS, et al. One vs three years of adjuvant imatinib for operable gastrointestinal stromal tumor: a randomized trial [J]. JAMA, 2012, 307 (12): 1265-1272.

[23] Raut CP, Espat NJ, Maki RG, et al. Efficacy and Tolerability of 5-Year Adjuvant Imatinib Treatment for Patients With Resected Intermediate- or High-Risk Primary Gastrointestinal Stromal Tumor: The PERSIST-5 Clinical Trial [J]. JAMA Oncol, 2018, 4 (12): e184060.

[24] Lin JX, Chen QF, Zheng CH, et al. Is 3-years duration of adjuvant imatinib mesylate treatment sufficient for patients with high-risk gastrointestinal stromal tumor? A study based on long-term follow-up [J]. J Cancer Res Clin Oncol, 2017, 143 (4): 727-734.

[25] Demetri GD, Von Mehren M, Blanke CD, et al. Efficacy and safety of imatinib mesylate in advanced gastrointestinal stromal tumors [J]. N Engl J Med, 2002, 347 (7): 472-480.

[26] Blanke CD, Rankin C, Demetri GD, et al. Phase Ⅲ randomized, intergroup trial assessing imatinib mesylate at two dose levels in patients with unresectable or metastatic gastrointestinal stromal tumors expressing the kit receptor tyrosine kinase: S0033 [J]. J Clin Oncol, 2008, 26 (4): 626-632.

[27] Verweij J, Casali PG, Zalcberg J, et al. Progression-free survival in gastrointestinal stromal tumours with high-dose imatinib: randomised trial [J]. Lancet, 2004, 364 (9440): 1127-1134.

[28] Heinrich MC, Jones RL, Von Mehren M, et al. Avapritinib in advanced *PDGFRA* D842V-mutant gastrointestinal stromal tumour (NAVIGATOR): a multicentre, open-label, phase 1 trial [J]. Lancet Oncol, 2020, 21 (7): 935-946.

[29] Demetri GD, Van Oosterom AT, Garrett CR, et al. Efficacy and safety of sunitinib in

patients with advanced gastrointestinal stromal tumour after failure of imatinib: a randomised controlled trial [J]. Lancet, 2006, 368 (9544): 1329-1338.

[30] Bauer S, Jones RL, Blay JY, et al. Ripretinib Versus Sunitinib in Patients With Advanced Gastrointestinal Stromal Tumor After Treatment With Imatinib (INTRIGUE): A Randomized, Open-Label, Phase Ⅲ Trial [J]. J Clin Oncol, 2022, 40 (34): 3918-3928.

[31] Demetri GD, Reichardt P, Kang YK, et al. Efficacy and safety of regorafenib for advanced gastrointestinal stromal tumours after failure of imatinib and sunitinib (GRID): an international, multicentre, randomised, placebo-controlled, phase 3 trial [J]. Lancet, 2013, 381 (9863): 295-302.

[32] Blay JY, Serrano C, Heinrich MC, et al. Ripretinib in patients with advanced gastrointestinal stromal tumours (INVICTUS): a double-blind, randomised, placebo-controlled, phase 3 trial [J]. Lancet Oncol, 2020, 21 (7): 923-934.

[33] Kang YK, George S, Jones RL, et al. Avapritinib Versus Regorafenib in Locally Advanced Unresectable or Metastatic GI Stromal Tumor: A Randomized, Open-Label Phase Ⅲ Study [J]. J Clin Oncol, 2021, 39 (28): 3128-3139.

[34] Kurokawa Y, Honma Y, Sawaki A, et al. Pimitespib in patients with advanced gastrointestinal stromal tumor (CHAPTER-GIST-301): a randomized, double-blind, placebo-controlled phase Ⅲ trial [J]. Ann Oncol, 2022, 33 (9): 959-967.

[35] Blay JY, Shen L, Kang YK, et al. Nilotinib versus imatinib as first-line therapy for patients with unresectable or metastatic gastrointestinal stromal tumours (ENESTg1): a randomised phase 3 trial [J]. Lancet Oncol, 2015, 16 (5): 550-560.

[36] Reichardt P, Blay JY, Gelderblom H, et al. Phase Ⅲ study of nilotinib versus best supportive care with or without a TKI in patients with gastrointestinal stromal tumors resistant to or intolerant of imatinib and sunitinib [J]. Ann Oncol, 2012, 23 (7): 1680-1687.

[37] Zeng C, Zhu L, Jia X, et al. Spectrum of activity of dasatinib against mutant KIT kinases associated with drug-sensitive and drug-resistant gastrointestinal stromal tumors [J]. Gastric Cancer, 2020, 23 (5): 837-847.

[38] Montemurro M, Cioffi A, Domon J, et al. Long-term outcome of dasatinib first-line treatment in gastrointestinal stromal tumor: A multicenter, 2-stage phase 2 trial (Swiss Group for Clinical Cancer Research 56/07) [J]. Cancer, 2018, 124 (7): 1449-1454.

[39] Schuetze SM, Bolejack V, Thomas DG, et al. Association of Dasatinib With Progression-Free Survival Among Patients With Advanced Gastrointestinal Stromal Tumors Resistant to Imatinib [J]. JAMA Oncol, 2018, 4 (6): 814-820.

[40] Zhou Y, Zhang X, Wu X, et al. A prospective multicenter phase Ⅱ study on the efficacy and safety of dasatinib in the treatment of metastatic gastrointestinal stromal tumors failed by imatinib and sunitinib and analysis of NGS in peripheral blood [J]. Cancer Med, 2020, 9 (17): 6225-6233.

[41] Le Cesne A, Blay JY, Bui BN, et al. Phase Ⅱ study of oral masitinib mesilate in imatinib-

naïve patients with locally advancedor metastatic gastro-intestinal stromal tumour (GIST) [J]. Eur J Cancer, 2010, 46 (8): 1344-1351.

[42] Boileve A, Dufresne A, Chamseddine A, et al. Outcomes of patients with metastatic gastro-intestinal stromal tumors (GIST) treated with multi-kinase inhibitors other than imatinib as first-line treatment [J]. ESMO Open, 2020, 5 (6): e001082.

[43] Park SH, Ryu MH, Ryoo BY, et al. Sorafenib in patients with metastatic gastrointestinal stromal tumors who failed two or more prior tyrosine kinase inhibitors: a phase Ⅱ study of Korean gastrointestinal stromal tumors study group [J]. Invest New Drugs, 2012, 30 (6): 2377-2383.

[44] Montemurro M, Gelderblom H, Bitz U, et al. Sorafenib as third- or fourth-line treatment of advanced gastrointestinal stromal tumour and pretreatment including both imatinib and sunitinib, and nilotinib: A retrospective analysis [J]. Eur J Cancer, 2013, 49 (5): 1027-1031.

[45] Rutkowsi P, Jageilska B, Andrzejuk J, et al. The analysis of the long-term outcomes of sorafenib therapy in routine practice in imatinib and sunitinib resistant gastrointestinal stromal tumors (GIST) [J]. Contemp Oncol (Pozn), 2017, 21 (4): 285-289.

[46] Ganjoo KN, Villalobos VM, Kamaya A, et al. A multicenter phase Ⅱ study of pazopanib in patients with advanced gastrointestinal stromal tumors (GIST) following failure of at least imatinib and sunitinib [J]. Ann Oncol, 2014, 25 (1): 236-240.

[47] Eriksson M, Reichardt P, Joensuu H, et al. Benefit of pazopanib in advanced gastrointestinal stromal tumours: results from a phase Ⅱ trial (SSG ⅩⅪ, PAGIST)[J]. ESMO Open, 2021, 6 (4): 100217.

[48] Teranishi R, Takahashi T, Obata Y, et al. Combination of pimitespib (TAS-116) with sunitinib is an effective therapy for imatinib-resistant gastrointestinal stromal tumors [J]. Int J Cancer, 2023, 152 (12): 2580-2593.

[49] Chi P, Li J, George S, et al. The broad-spectrum KIT inhibitor NB003 and activity in advanced gastrointestinal stromal tumors (GIST): Updated results from a phase 1 study (NCT04936178) [C]. Chicago: ASCO, 2025.

[50] Qiu H, Zhou Z, Zhou Y, et al. Updated efficacy results of olverembatinib (HQP1351) in patients with tyrosine kinase inhibitor (TKI) -resistant succinate dehydrogenase (SDH) -deficient gastrointestinal stromal tumors (GIST) and paraganglioma [C]. Chicago: ASCO, 2024.

[51] Merriam P. A phase 2 study of rogaratinib (BAY 1163877) in soft tissue sarcomas: initial results in cohort of patients with Succinate Dehydrogenase (SDH) -Ddeficient Gastrointestinal Stromal Tumor (GIST) [C]. Dublin: CTOS, 2023.

[52] Burgoyne A. An open-label, phase Ⅱ efficacy study of temozolomide in advanced succinate dehydrogenase-mutant/deficient gastrointestinal stromal tumor [C]. Dublin: CTOS, 2023.

[53] Li B, Chen H, Yang S, et al. Advances in immunology and immunotherapy for mesenchymal gastrointestinal cancers [J]. Mol Cancer, 2023, 22 (1): 71.

［54］ Somaiah N. Phase I Study of TMZ＋INBRX-109 in SDH-Deficient Cancers ［C］. San Diego：CTOS，2024.

［55］ Gruber L，Jimenez-Franco LD，Decristoforo C，et al. MITIGATE-NeoBOMB1，a Phase Ⅰ/Ⅱ a Study to Evaluate Safety，Pharmacokinetics，and Preliminary Imaging of 68Ga-NeoBOMB1，a Gastrin-Releasing Peptide Receptor Antagonist，in GIST Patients ［J］. J Nucl Med，2020，61（12）：1749-1755.

10.2 炎性肌成纤维细胞瘤

炎性肌成纤维细胞瘤（inflammatory myofibroblastic tumors，IMT）是一种罕见肿瘤，以肌成纤维细胞和成纤维细胞性梭形细胞增生伴有大量浆细胞和淋巴细胞炎症浸润为特征。IMT 起源于黏膜表面或肠系膜，肺部 IMT 最为常见，但腹部也是 IMT 的主要发病部位。是否能够进行手术治疗取决于 IMT 发生部位及其侵袭范围。对于不可切除或转移性的 IMT，大多数含有 *ALK* 或 *ROS1* 融合突变，可考虑靶向治疗。但仍有超过 20%的 IMT 无法检测到可靶向的基因突变。此节将介绍腹部 IMT 的流行病学、分子特征、诊断及治疗方法。

10.2.1 炎性肌成纤维细胞瘤的诊断及总体治疗原则

10.2.1.1 流行病学

IMT 为极为罕见的肿瘤，占软组织肿瘤的比例还不足 1%，发病率低于 1 例/100 万人，在美国每年有 150～200 人罹患该病，但尚无中国人群罹患该疾病的确切流行病学数据。虽然 IMT 可以发生在任何年龄段，但 60%的患者为儿童和青少年人。几项有关腹部 IMT 的回顾性研究显示，胃、小肠、肝脏、肠系膜是 IMT 的好发部位，而结直肠、胰腺、脾脏、腹壁、胆囊及食管的 IMT 相对少见[1-3]。

10.2.1.2 病理及分子特征

50%～70%的 IMT 存在 *ALK* 融合基因，与 *ALK* 基因融合的伴侣基因有 *TPM3/4*、*CLTC*、*CARS*、*RANBP2*、*ATIC*、*NUMA1*、*SQSTM1*、*SEC31A*、*GCC2*、*EML4*、*LMNA*、*LRRFIP*、*PRKAR1A* *TRAF3*、*TNS1*、*THBS1*、*TFG*、*KIF5B*、*IGFBP5*、*NRP2*、*FN1* 及 *DCTN1* 等。其他 5%～15%的 IMT 可能携带 *ROS1*（伴侣基因 *TFG*、*YWHAE1*）、*NTRK3*（伴侣基因 *ETV6*）、*RET*（伴侣基因 *TIMP3*）、*PDGFRB*（伴侣基因 *NAB2*）以及 *FGFR1* 等的融合突变[4]。

上皮样炎性肌成纤维细胞肉瘤（epithelioid inflammatory myofibroblastic sarcoma，EIMS）是 IMT 的侵袭性亚型，腹部受累的患者更常见，多数为 *RANBP2*：*ALK* 融合，且多发生于非内脏部位[4]。

10.2.1.3 检查

（1）影像学

① 超声：病灶呈具有清晰或浸润性边界、异质性的低回声肿块，大部分为实性，但小部分为囊性或表现为囊实混合性结节。彩色多普勒血流成像（CDFI）显示病灶内稀疏的血流信号。

② CT：病灶呈边界不清的低密度肿物，密度不均，内部常有钙化或囊性化改变；增强后表现为异质性增强，有些可能有延迟性增强。

③ MRI：T1 相略低或等信号；T2 信号可以为略低、等、略高或高信号占位，增强后表现同 CT 表现。

（2）内镜检查 IMT 通常表现为隆起的、表面光滑的肿块，较大的肿块可破坏黏膜，造成糜烂和溃疡。

（3）病理

① 形态学：饱满的梭形细胞组合成松散的束状结构，伴有浆细胞和淋巴细胞炎症浸润。

② 免疫组化

a. 诊断相关：SMA（几乎所有）、Desmin（25%～50%）、Keratin（25%）；KIT、DOG-1、CD34、S-100、SOX-10、EMA 均阴性。

b. 治疗相关：*ALK*、*ROS1*（*NTRK3*、*ETV6*、*RET* 的免疫组化可选）。

③ FISH：*ALK* 分离探针。

④ 基因测序技术：RNA 联合或不联合 DNA 测序。

10.2.1.4 总体治疗原则

局部 IMT 如可切除，应首选完全手术切除治疗。如局部不可切除或转移性 IMT 应考虑药物治疗手段，如糖皮质激素、化疗以及根据肿瘤分子特征选择的靶向治疗手段。

10.2.2 炎性肌成纤维细胞瘤药物治疗方案

对于 IMT 病因以及分子特征的持续探索发现了大多数 IMT 患者存在包括 *ALK* 和 *ROS1* 在内的融合基因，鉴于小型Ⅱ期研究、回顾性研究以及个例报道，我们认为凡是具有 *ALK*、*ROS1*、*RET* 以及 *NTRK3* 融合突变的不可切除或转移性 IMT 患者应首选相应的靶向药物。

10.2.2.1 靶向治疗

- *ALK* 抑制剂：克唑替尼 250mg，口服，每日 2 次[5]。

适用人群

CREATE（EORTC 90101）研究招募了 20 例 IMT 不可切除或转移性患者，12 例 *ALK* 阳性，而 8 例 *ALK* 阴性。在 *ALK* 阳性患者中，41.7%为一线治疗。

疗效

	ALK 阳性	*ALK* 阴性
(ORR/CR)/%	66.7/16.7	14.3
DCR/%	100	85.7
中位 PFS/月	18.0	14.3
1 年 PFS 率/%	58.3	57.1
3 年 PFS 率/%	41.7	14.3
1 年 OS 率/%	83.3	85.7
3 年 OS 率/%	83.3	34.3

毒性

单位：%

	全部不良反应	≥3 级不良反应
眼部不良反应		
视物模糊	45	0
干眼	20	0
闪光	15	0
其他	25	0
胃肠道反应		
便秘	25	0
腹泻	35	0
消化不良	15	0
恶心	55	0
呕吐	35	0
四肢水肿	45	5
疲乏	25	0
皮肤斑丘疹	15	0
皮肤瘙痒	15	0
味觉障碍	25	0
外周神经毒性	15	0

注：此表仅列举主要不良反应。

备注

① 其他 *ALK* 抑制剂包括色瑞替尼（750mg，每日 1 次）、阿莱替尼（Alectinib）（600mg，每日 2 次）、洛拉替尼（Lorlatinib）（100mg，每日 1 次）、布加替尼（Brigatinib）[180mg，每日 1 次（起始剂量 90mg，每日 1 次，前 7 天）]、恩曲替尼（Entrectinib）（550～600mg，每日 1 次）均有成功治疗携带 *ALK* 融合基因的 IMT 的病例报道[6-10]。

② 19 染色体缺失和 *PIK3CA* 突变可能是 *ALK* 抑制剂耐药的机制[11]。

- ***ROS1*** **抑制剂**

—克唑替尼 250mg，口服，每日 2 次。

—洛拉替尼 100mg，口服，每日 1 次。

—恩曲替尼 600mg，口服，每日 1 次。

已有病例报道提示克唑替尼、洛拉替尼、恩曲替尼对于携带 *ROS1* 的不可切除或转移性 IMT 患者有效[10,12,13]。

- **NTRK 抑制剂**

—恩曲替尼 600mg，口服，每日 1 次。

—拉罗替尼 100mg，口服，每日 2 次（成人）。

—瑞普替尼（Repotrectinib）160mg，每日 2 次（起始剂量 160mg，每日 1 次，前 14 天）。

目前尚无 *NTRK* 抑制剂成功治疗携带 *ETV6-NTRK3* 融合基因的 IMT 的病例报道，但是已有病例报道显示了恩曲替尼、拉罗替尼及瑞普替尼对于携带 *ETV6-NTRK3* 融合基因的其他实体恶性肿瘤的疗效[14-16]。

- **RET 抑制剂**

—塞普替尼 120mg，口服，每日 2 次（体重<50kg）；160mg，口服，每日 2 次（体重≥50kg）。

—普拉替尼 400mg，口服，每日 1 次。

目前尚无 RET 抑制剂成功治疗携带 *RET* 融合基因 IMT 的病理报道。但塞普替尼在携带 *RET* 融合基因的晚期非小细胞肺癌一线治疗中对比化疗联合或不联合免疫治疗显著提高了中位 PFS[17]，而普拉替尼在携带 *RET* 融合基因的晚期非小细胞肺癌的后线治疗中也表现出了较好的疗效[18]。

附加说明

靶向药物靶点说明

药物	靶点
克唑替尼	*ALK*；对于 *ROS1*、*cMet* 也有活性

续表

药物	靶点
色瑞替尼	*ALK*；对于 *ROS1*、*IGF-1R*、*InsR* 也有活性
阿来替尼	*ALK* 和 *RET*
洛拉替尼	*ALK* 和 *ROS1*；对于 *TRKA/B/C** 也有活性
布加替尼	*ALK*、*EGFR*、*ROS1*、*IGF-1R*、*FLT-3*
恩曲替尼	*TRKA/B/C**、*ROS1* 和 *ALK*
拉罗替尼	*TRKA/B/C**
瑞普替尼	*TRKA/B/C** 和 *ROS1*
赛普替尼	*CCDC6-RET*、*KIF5B-RET*、*RET V804M* 和 *RET M918T*；对于 *VEGFR1/3* 和 *FGFR1/2/3* 也有活性
普拉替尼	*CCDC6-RET*、*RET V804L*、*RET V804M* 和 *RET M918T*；对 *TRKA/C*、*FLT3*、*JAK1/2*、*TRKA*、*VEGFR2*、*PDGFRb* 和 *FGFR1* 也有活性

* 由 *NTRK1/2/3* 基因编码。

10.2.2.2 化疗

- **蒽环类药物**

—多柔比星 75mg/m^2，静脉推注，d1；或持续静脉滴注 72h，每 3 周，共 6 周期。

—多柔比星 75mg/m^2（或 25mg/m^2，d1～d3）iv＋异环磷酰胺 10mg/m^2（总量或 2.5mg/m^2 d1～d4）iv，每 3 周，共 6 周期。

- **MTX-V**

—MTX-VNB：甲氨蝶呤（MTX）30mg/m^2、静脉注射或口服、d1，长春瑞滨（VNB）20mg/m^2、静脉注射、d1，每周（前 6 个月）；改为每 2 周（后 6 个月）[19]。

一项欧洲多中心回顾性研究显示，以蒽环类为基础的化疗客观缓解率为 47.6%，转移性 IMT 中位 PFS 和 OS 为 6.3 个月和 21.2 个月。而 MTX-VNB 方案客观缓解率为 53.8%，转移性 IMT 中位 PFS 未达到，中位 OS 83.4 个月[20]。

10.2.2.3 NSAID 类药物、糖皮质激素

由于 IMT 的炎性背景，IMT 可以引起发热等类似炎症的临床症状，因此抗炎类药物被用来治疗该疾病，并有多则病例报道显示糖皮质激素或以 COX-2 抑制剂为代表的 NSAID 类药物对于 IMT 有效[21,22]。

10.2.2.4 免疫治疗

ALK 阴性的 IMT 中有接近 80%存在 PD-L1 表达[23]，已有多篇病例报道了抗 PD-1 单抗单药或联合抗血管生成药物成功治疗晚期 IMT 患者[24,25]，尚需大样本研究进行证实。

参考文献

[1] Zhang Q, Zhang ZW, Fan J, et al. Clinical diagnosis and treatment of abdominal inflammatory myofibroblastic tumors [J]. Discov Oncol, 2025, 16 (1): 554.

[2] Makhlouf RH, Sobin LH. Inflammatory myofibroblastic tumors (inflammatory pseudotumors) of the gastrointestinal tract: how closely are they related to inflammatory fibroid polyps? [J] Hum Pathol, 2002, 33 (3): 307-315.

[3] Vernemmen AIP, Samarska Ⅳ, Speel EJM, et al. Abdominal inflammatory myofibroblastic tumour: Clinicopathological and molecular analysis of 20 cases, highlighting potential therapeutic targets [J]. Histopathology, 2024, 84 (5): 794-809.

[4] Chang JC, Zhang L, Drilon AE, et al. Expanding the Molecular Characterization of Thoracic Inflammatory Myofibroblastic Tumors beyond ALK Gene Rearrangements [J]. J Thorac Oncol, 2019, 14 (5): 825-834.

[5] Shoffski P, Kubichova M, Wozniak A, et al. Long-term efficacy update of crizotinib in patients with advanced, inoperable inflammatory myofibroblastic tumour from EORTC trial 90101 CREATE [J]. Eur J Cancer, 2021, 156: 12-23.

[6] Kenji Nakano. Inflammatory myofibroblastic tumors: recent progress and future of targeted therapy [J]. Jpn J Clin Oncol, 2023, 53 (10): 885-892.

[7] NIshio M, Murakami H, Horiike A, et al. Phase I Study of Ceritinib (LDK378) in Japanese Patients with Advanced, Anaplastic Lymphoma Kinase-Rearranged Non-Small-Cell Lung Cancer or Other Tumors [J]. J Thorac Oncol, 2015, 10 (7): 1058-1066.

[8] Wong HH, Bentley H, Bulusu VR, et al. Lorlatinib for the treatment of inflammatory myofibroblastic tumour with TPM4-ALK fusion following failure of entrectinib [J]. Anticancer Drugs, 2020, 31 (10): 1106-1110.

[9] Saiki M, Ohyanagi F, Ariyasu R, et al. Dramatic response to alectinib in inflammatory myofibroblastic tumor with anaplastic lymphoma kinase fusion gene [J]. Jpn J Clin Oncol, 2017, 47 (12): 1189-1192.

[10] Ambati SR, Slotkin EK, Maneval EC, et al. Entrectinib in Two Pediatric Patients With Inflammatory Myofibroblastic Tumors Harboring ROS1 or ALK Gene Fusions [J]. JCO Precis Oncol, 2018, 2: PO. 18. 00095.

[11] Lee CJ, Schoffski P, Modave E, et al. Comprehensive Molecular Analysis of Inflammatory Myofibroblastic Tumors Reveals Diverse Genomic Landscape and Potential Predictive Markers for Response to Crizotinib [J]. Clin Cancer Res, 2021, 27 (24): 6737-6748.

[12] Mai S, Xiong G, Diao D, et al. Case report: Crizotinib is effective in a patient with ROS1-rearranged pulmonary inflammatory myofibroblastic tumor [J]. Lung Cancer, 2019, 128: 101-104.

[13] Carcamo B, Bista R, Wilson H, et al. Rapid Response to Lorlatinib in a Patient With TFG-

ROS1 Fusion Positive Inflammatory Myofibroblastic Tumor of the Chest Wall Metastatic to the Brain and Refractory to First and Second Generation ROS1 Inhibitors [J]. J Pediatr Hematol Oncol, 2021, 43 (5): e718-e722.

[14] Gao L, Ai X, Lu S. ETV6: NTRK3 gene fusion in a patient with metastatic lung atypical carcinoid successfully treated with repotrectinib: A case report [J]. Lung Cancer, 2024, 187: 107443.

[15] Moriyama E, Nagasu S, Tanaka, T, et al. Case Report: A case of complete response to entrectinib in NTRK fusion gene-positive parotid gland cancer [J]. Front Oncol, 2023, 13: 1247435.

[16] Laetsch TW, DuBois SG, Mascarenhas L, et al. Larotrectinib for paediatric solid tumours harbouring NTRK gene fusions: phase 1 results from a multicentre, open-label, phase 1/2 study [J]. Lancet Oncol, 2018, 19 (5): 705-714.

[17] Zhou C, Solomon B, Loong HH, et al. First-Line Selpercatinib or Chemotherapy and Pembrolizumab in RET Fusion-Positive NSCLC [J]. N Engl J Med, 2023, 389 (20): 1839-1850.

[18] Gainor JF, Curgliano G, Kim DW, et al. Pralsetinib for RET fusion-positive non-small-cell lung cancer (ARROW): a multi-cohort, open-label, phase 1/2 study [J]. Lancet Oncol, 2021, 22 (7): 959-969.

[19] Dong Y, Zahid KR, Han Y, et al. Treatment of Pediatric Inflammatory Myofibroblastic Tumor: The Experience from China Children's Medical Center [J]. Children (Basel), 2022, 9 (3): 307.

[20] Baldi GG, Brahmi M, Lo Vullo S, et al. The Activity of Chemotherapy in Inflammatory Myofibroblastic Tumors: A Multicenter, European Retrospective Case Series Analysis [J]. Oncologist, 2020, 25 (11): e1777-e1784.

[21] Chan PWK, Omar KZ, Ramanujam TM. Successful treatment of unresectable inflammatory pseudotumor of the lung with COX-2 inhibitor [J]. Pediatr Pulmonol, 2003, 36 (2): 167-169.

[22] Tsuma Y, Miyachi M, Ouchi, et al. Neoadjuvant Treatment With Cyclooxygenase-2 Inhibitor and Prednisolone Allows Conservative Surgery for Inflammatory Myofibroblastic Tumor of the Bladder [J]. J Pediatr Hematol Oncol, 2016, 38 (8): e283-e285.

[23] Cottrell TR, Duong AT, Gocke CD, et al. PD-L1 expression in inflammatory myofibroblastic tumors [J]. Mod Pathol, 2018, 31 (7): 1155-1163.

[24] Quiroga D, Liebner DA, Philippon JS, et al. Activity of PD1 inhibitor therapy in advanced sarcoma: a single-center retrospective analysis [J]. BMC Cancer, 2020, 20 (1): 527.

[25] Meng X, Zhang L, Wang Q, et al. Genetic Testing and Immunotherapy for Intracranial Inflammatory Myofibroblastic Tumor: A Case Report [J]. Onco Targets Ther, 2022, 15: 313-321.

10.3 硬纤维瘤病

硬纤维瘤病（desmoid fibromatosis）是一种罕见肿瘤。此节将介绍硬纤维瘤病的流行病学、分子特征、诊断及治疗方法。

10.3.1 硬纤维瘤病的诊断及总体治疗原则

10.3.1.1 流行病学

硬纤维瘤病发病率低，为5～6例/100万人，发病高峰年龄为30～40岁，5%～15%的病例发生于家族性腺瘤性息肉病（FAP）患者，非FAP相关的硬纤维瘤病患者男女病例的比例为2∶1，疾病临床过程及预后多样，与发病部位可能相关，腹壁硬纤维瘤病患者预后最佳，其次为腹腔内硬纤维瘤病，躯干或四肢硬纤维瘤病患者的预后不佳。腹腔内硬纤维瘤病常见于小肠系膜，其次为回盲肠系膜及结肠系膜，盆腔、大网膜及腹膜后较少见。

10.3.1.2 病理及分子特征

硬纤维瘤病首要的发病机制是Wnt/β-catenin信号通路改变导致细胞核内β-catenin蓄积导致下游基因激活，从而致细胞增殖。在散发硬纤维瘤病中主要的突变基因为体系*CTNNB1*（编码β-catenin，主要是3号外显子突变），极少数病例存在*APC*或其他Wnt/β-catenin信号通路成员基因的体系突变。而FAP硬纤维瘤病中的分子改变则为胚系*APC*基因突变，导致截短的APC蛋白无法与β-catenin结合并将其降解，从而导致细胞核内β-catenin蓄积。在硬纤维瘤病中，*CTNNB1*和*APC*的突变互斥，因此，*CTNNB1*野生型的腹部硬纤维瘤病患者应高度警惕FAP可能；此外，*APC*相关的硬纤维瘤病与腹部创伤明确相关，72%的此种病例出现在预防性全结肠术后不久，以腹壁或腹腔内病变为主。

10.3.1.3 检查

腹部硬纤维瘤病缺乏特异性的临床表现，多为腹壁或腹腔内无痛性逐渐增大的肿块，肿瘤增大后出现局部压迫性症状，如疼痛、活动受限、肠梗阻、肠瘘、出血等。同时缺乏特异的肿瘤标志物检查。因此，诊断可依赖肿瘤家族史、创伤史、影像学、穿刺或切除活检及基因检测逐渐建立。

（1）影像学

① 超声：病灶为边界清晰或有侵袭性、边界不清的异质性肿物，内部回声因肿瘤胶原、纤维和细胞成分的不同而不同。超声对于腹壁硬纤维瘤病的诊断有优势。

② CT：对于腹腔内硬纤维瘤病的诊断更具优势。病灶为边界清晰或有侵袭性、边界不清的密度不均匀肿物。内部密度与肿瘤内成分相关，如黏液性成分更多，则为低密度（对比骨骼肌）；如胶原和纤维成分多，则为等密度或高密度。肿瘤内部基本无坏死，增强后通常存在轻微或中度增强。同时可观察到肠梗阻、肠缺血和肾盂、输尿管积水等压迫症状。

③ MRI：对于诊断硬纤维瘤病非常有用，尤其对于腹壁内或躯干、四肢的硬纤维瘤病。胶原和纤维成分表现为T2W序列低信号以及轻微或中度增强；而黏液和细胞成分表现为异质的T2高信号以及中高度增强；此外，在60%～90%的硬纤维瘤病中，肿瘤内出现线性、非增强、T1和T2高密度带（带征）是MRI的特征性表现。筋膜尾征是指肿瘤沿筋膜面延伸出一条线状浸润边界，在多达83%的硬纤维瘤病中可能会出现这种征象[1]。

（2）穿刺或切除活检。

（3）分子检测 除病理形态学外，可通过包括*CTNNB1*及*APC*基因在内的检测协助诊断。*CTNNB1* N末端3号外显子32～45密码子突变：*T41A*（50%）、*S45F*（25%）、*S45P*（9%）。

10.3.1.4 总体治疗原则

由于腹部硬纤维瘤病的临床过程和预后各异，长期稳定、快速进展、自发缓解均有可能。因此其治疗策略需要根据疾病特征及患者自身情况权衡，包括等待观察、手术切除、（包含放疗在内的）局部治疗手段以及系统药物治疗。

（1）局部治疗 一项法国的队列研究显示，局灶性硬纤维瘤病患者接受手术和观察等待取得了相似的EFS率（2年EFS率53% vs. 58%）和长期疾病控制率[2]。30.1%等待观察患者出现病情进展，其中18.2%需要改变治疗手段。而首先接受手术的患者中31.7%局部复发，而其中绝大多数选择了等待观察。因此，此前传统的手术治疗在硬纤维瘤病中的治疗价值被质疑，但仍然适用于有症状、进展迅速的以及影响脏器功能的硬纤维瘤病。此外，肿瘤发生部位也应纳入是否接受手术治疗的考量，如肠系膜等重要部位的硬纤维瘤病。而观察等待则需要对疾病进行连续的临床随访和影像学复查。

（2）根治性放疗（56～60Gy） 其长期疾病控制率在65%～80%，与手术数据相似。一项欧洲Ⅱ期临床研究显示，中等剂量放疗（56Gy）治疗不可切除硬纤维瘤病的客观缓解率为 50.0%（其中 CR 13.6%），疾病控制率为 90.9%，3 年的局部控制率为 81.5%[3]。最后，新兴的治疗手段如冷冻消融或射频消融也被报道能够减小硬纤维瘤病肿瘤大小或减轻症状，但缺乏长期生存数据。

（3）药物治疗 对于局部治疗失败的硬纤维瘤病，传统药物 NSAID 类药物和/或抗雌激素制剂有一定疗效，能够减少肿瘤引起的疼痛和肿胀，也是硬纤维瘤病，尤其是腹部硬纤维瘤病的首选治疗方案。化疗（低剂量 MTX-V、蒽环类药物）可能用于快速进展或其他药物治疗无效的病例中，但需要主要药物的不良反应。近期以抗血管生成 TKI 和 γ-分泌酶抑制剂为代表的靶向治疗可能带来生存获益，越来越受到临床医生的关注。

10.3.2 硬纤维瘤病药物治疗方案

10.3.2.1 抗雌激素制剂和 NSAID 类药物

- 托瑞米芬 180mg，口服，每日 1 次[4]。
- 舒林酸 300mg 口服 每日 1 次[5,6]联合托瑞米芬 180mg 口服 每日 1 次；他莫昔芬 120mg，口服，每日 1 次；雷洛昔芬 120mg，口服，每日 1 次。

适用人群

FAP 或非 FAP 相关的硬纤维瘤病患者的初始治疗或局部治疗失败后的治疗。

疗效

	托瑞米芬（n=44）（非 FAP）	舒林酸联合抗雌激素制剂		他莫昔芬+舒林酸	
		（n=64）（FAP）	（n=69）（非 FAP）	（n=17）（FAP）	（n=8）（非 FAP）
ORR/%	25	32.8	33.3	31	25
DCR/%	90	85.9	84.3	77	50
2 年 PFS 率/%	75	—	—	—	—

注：FAP 与非 FAP 相关的 DF 疗效无显著统计学差异。

10.3.2.2 化疗

- 甲氨蝶呤（MTX）30mg/m^2 iv+长春碱（VBL）6mg/m^2 iv，每 2 周。

一项Ⅱ期临床研究显示该方案的 PR 率为 41.7%，DCR 为 94.4%，*CTNNB1* 的突变情况和肿瘤大小、部位不影响疗效，仅 1 例患者出现 3 级及以上不良反应[7]。

- 以蒽环类为基础的化疗

—多柔比星 75mg/m^2、静脉推注、d1，或持续静脉输注 72h，每 3 周。

—脂质体多柔比星 40～50mg/m^2，静脉推注，d1，每 4 周。

回顾性研究显示以蒽环类为基础的化疗客观缓解率为 54%，中位 PFS 为 40.8 个月。而脂质体多柔比星的客观缓解率为 33%～36%，主要不良反应为手足综合征和口腔黏膜炎[8,9]。

10.3.2.3 靶向治疗

• 抗血管生成 TKI

—索拉非尼 400mg，口服，每日 1 次[10]。

—帕唑帕尼 800mg，口服，每日 1 次[11]。

适用人群

进展的硬纤维瘤病患者。

疗效

	索拉非尼 (n=49)	安慰剂 (n=36)	HR	帕唑帕尼# (n=46)	MTX-V (n=20)
ORR/%	33	20	—	37	25
至客观缓解时间/月	9.6	13.3	—	—	—
DCR/%	88	37	—	95.6	80
6 个月 PFS 率/%	—	—	—	83.7	45
1 年 PFS 率/%	89	46	—	85.6	67.2
2 年 PFS 率/%	81	36	0.13*	—	—

* 有统计学意义；# 非对比研究。

毒性

单位：%

	索拉非尼		帕唑帕尼	
任何不良反应	总不良反应(100)	≥3 级不良反应(47)	总不良反应(94)	≥3 级不良反应(25)
手足综合征	71	2	35	2
皮疹	87	14	—	—
瘙痒	14	0	—	—
疲劳	73	6	81	6
高血压	63	8	46	21
腹泻	51	0	80	15
恶心	49	0	54	0

续表

	索拉非尼		帕唑帕尼	
任何不良反应	总不良反应(100)	≥3 级不良反应(47)	总不良反应(94)	≥3 级不良反应(25)
肌痛	39	2	17	0
脱发	37	0	13	0
关节痛	37	2	19	0
便秘	22	0	4	0
口腔黏膜炎	22	0	27	0
呕吐	22	2	54	0
贫血	18	2	2	2
ALT 升高	14	0	25	4
血小板减少	16	4	—	—
高血糖	14	2	—	—
外周神经病变	12	0	—	—
AST 升高	12	2	25	4
胆红素升高	10	0	6	0
甲减	—	—	21	0
皮肤色素脱失	—	—	17	0

- 尼洛加司他（Nirogacestat）150mg，每日 2 次[12]。

适用人群

进展的硬纤维瘤病患者。

疗效

	尼洛加司他 ($n=70$)	安慰剂 ($n=72$)	HR
(ORR/CR)/%	41*/7	8*/0	—
至客观缓解时间/月	5.6	11.0	—
1 年 PFS 率/%	85	53	0.29*
2 年 PFS 率/%	76	44	

* 有统计学意义。

毒性

单位：%

	尼洛加司他
任何不良反应	总不良反应(100)
腹泻	84

续表

	尼洛加司他
任何不良反应	总不良反应(100)
恶心	54
疲乏	51
低磷血症	42
斑丘疹	32
口腔黏膜炎	29
头痛	29
痤疮	22
呕吐	20
皮疹	19
潮热	19
脱发	19
ALT 升高	17
体重增加	17
咳嗽	16
腹痛	16
AST 升高	16
呼吸困难	16
食欲下降	16
卵巢功能不全	75

附加说明

① Notch 通路与 Wnt/β-catenin 信号通路存在交叉，动物研究提示 APC 蛋白丢失或 β-catenin 可引起 Notch 通路 HES 转录激活。因此，γ 分泌酶抑制剂（γ-secretase inhibitor，GSI）通过抑制 γ 分泌酶对 Notch 蛋白的水解作用，阻断 Notch 信号传导。

② AL102（Varegacestat）也是一种全新的 γ 分泌酶抑制剂，一项Ⅱ期研究中以该药 1.2mg 每日 1 次、2mg 每周 2 次、4mg 每周 2 次治疗进展硬纤维瘤病患者，客观缓解率分别达到 50%、45.5%、23.1%，疾病控制率为 100%、97%、91%。

③ 伊马替尼（Imatinib）也曾被用于治疗硬纤维瘤病，但多为单臂研究，且疗效有限。

参考文献

[1] Ganeshan D, Amini B, Nikolaidis P, et al. Current update on desmoid fibromatosis [J]. J

Comput Assist Tomogr, 2019, 43 (1): 29-38.

[2] Penel N, Cesne AL, Bonvalot S, et al. Surgical versus non-surgical approach in primary desmoid-type fibromatosis patients: A nationwide prospective cohort from the French Sarcoma Group [J]. Eur J Cancer, 2017, 83: 125-131.

[3] Keus RB, Nout RA, Blay JY, et al. Results of a phase Ⅱ pilot study of moderate dose radiotherapy for inoperable desmoid-type fibromatosis-an EORTC STBSG and ROG study (EORTC 62991-22998) [J]. Ann Oncol, 2013, 24 (10): 2672-2676.

[4] Fiore M, Colombo C, Radaelli S, et al. Hormonal manipulation with toremifene in sporadic desmoid-type fibromatosis [J]. Eur J Cancer, 2015, 51 (18): 2800-2807.

[5] Quast DR, Schneider R, Burdzik E, et al. Long-term outcome of sporadic and FAP-associated desmoid tumors treated with high-dose selective estrogen receptor modulators and sulindac: a single-center long-term observational study in 134 patients [J]. Fam Cancer, 2016, 15 (1): 31-40.

[6] Hansmann A, Adolph C, Vogel T, et al. High-dose tamoxifen and sulindac as first-line treatment for desmoid tumors [J]. Cancer, 2004, 100 (3): 612-620.

[7] Nishida Y, Sakai T, Shimizu K, et al. Low-dose chemotherapy with methotrexate and vinblastine for patients with refractory desmoid tumors: A second report of relationship between efficacy and various factors [C]. Chicago: American society of clinical oncology (ASCO), 2019.

[8] Constantinidou A, Jones RL, Scurr M, et al. Advanced aggressive fibromatosis: Effective palliation with chemotherapy [J]. Acta Oncol, 2011, 50 (3): 455-461.

[9] Constantinidou A, Jones RL, Scurr M, et al. Pegylated liposomal doxorubicin, an effective, well-tolerated treatment for refractory aggressive fibromatosis [J]. Eur J Cancer, 2009, 45 (17): 2930-2934.

[10] Gounder MM, Mahoney MR, Tine BAV, et al. Sorafenib for advanced and refractory desmoid tumors [J]. N Engl J Med, 2018, 379 (25): 2417-2428.

[11] Toulmonde M, Pulido M, Ray-Coquard I, et al. Pazopanib or methotrexate-vinblastine combination chemotherapy in adult patients with progressive desmoid tumours (DESMOPAZ): a non-comparative, randomised, open-label, multicentre, phase 2 study [J]. Lancet Oncol, 2019, 20 (9): 1263-1272.

[12] Gounder M, Ratan R, Alcindor T, et al. Nirogacestat, a γ-secretase inhibitor for desmoid tumors [J]. N Engl J Med, 2023, 388 (10): 898-912.

10.4 孤立性纤维瘤

孤立性纤维瘤（solitary fibrous tumor，SFT）是一种少见的软组织肿瘤，可发生在身体的任何部位，腹部 SFT 更少见。此节简单介绍 SFT 的流行病学、分子特征、诊断及治疗方法。

10.4.1 孤立性纤维瘤的诊断及总体治疗原则

10.4.1.1 流行病学

孤立性纤维瘤占所有软组织肿瘤的比例不足 2%，多发生于成人，儿童或青少年少见。男女发病率相似。一项基于 SEER 数据库超 1000 例患者的研究显示，腹部、盆腔及腹膜后 SFT 的占比约为 10%、11%及 6%，局部不可切除和转移性 SFT 患者占比为 35%和 13%[1]。

10.4.1.2 病理及分子特征

SFT 多具有 *NAB2-STAT6* 基因融合，导致 NAB2 阻遏子区域被 STAT6 激活区域取代，系统性激活 EGR 介导的转录。

大部分 SFT 为良性肿瘤，仅有 10%左右具有侵袭性，伴有局部复发或远处转移的临床行为。侵袭性高危因素有高龄、大肿瘤、高细胞密度、细胞不典型性、大于 4 分裂象/$2mm^2$、出血、坏死及肉瘤样转变。

10.4.1.3 检查

（1）影像学

① CT：表现为界限清楚且高度血管化的肿块，其内有不同程度的囊变和坏死；与周围肌肉呈等密度，增强后可有异质性增强。

② MRI：T1 加权像等信号而 T2 加权像为等信号或低信号（对比骨骼肌），肿瘤内囊性部分在 T2 加权像为高信号，增强后有明显增强。

（2）穿刺或切除活检。

（3）分子标志物

① 免疫组化：CD34（90%～95%）、STAT6（98%）。

② 基因测序：RNA 或 DNA 测序（*NAB2-STAT6* 基因融合）。

10.4.1.4 总体治疗原则

大部分 SFT 患者经手术切除后可根治，仅有少数患者出现术后复发或远处转移。对于这些患者，可考虑系统药物治疗。药物治疗包括化疗和抗血管生成药物。

10.4.2 孤立性纤维瘤药物治疗方案

10.4.2.1 化疗

- **以蒽环类为基础的化疗**

蒽环类药物治疗复发或不可切除 SFT 的客观缓解率为 10.5%～20%，中位 PFS 为 3～5 个月。

- **以 DTIC 或替莫唑胺为基础的化疗**

—替莫唑胺 150mg/m^2，每日 1 次，口服，d1～d7，d15～22；贝伐珠单抗 5mg/kg，静脉输液，d8、d22[2]。

—DTIC 1200mg/m^2（总量），d1～d2，静脉输液 1h，每 3 周[3]。

以 DTIC 或替莫唑胺为基础的化疗治疗复发或不可切除 SFT 的客观缓解率为 38%～50%，中位 PFS 超过 6 个月。

10.4.2.2 靶向治疗

由于 SFT 高度血管化的特性，近年来，人们尝试用抗血管生成的靶向药物治疗复发或不可切除的 SFT，目前有多种多靶点 TKI 进行了Ⅱ期临床研究。

—瑞戈非尼[4] 160mg，每日 1 次，口服。

—索拉非尼[5] 400mg，每日 1 次，口服。

—舒尼替尼[6] 37.5mg，每日 1 次，口服。

—帕唑帕尼[7] 800mg，每日 1 次，口服。

—阿昔替尼[8] 5mg，每日 2 次，口服。

疗效

	瑞戈非尼	索拉非尼	舒尼替尼	帕唑帕尼	阿昔替尼
ORR(Choi)/%	37.5	0	13.8	46～58	41.2
DCR/%	75.0	40	66	—	76.5
1 年 PFS 率/%	30	—	30	—	—
中位 PFS/月	—	5.9	6.0	4.7～9.8	5.1

10.4.2.3 免疫治疗

一项Ⅱ期临床研究显示帕博利珠单抗治疗复发或转移性脑膜瘤和 SFT，中位 PFS 为 2.6 个月，12 个月的 PFS 率为 61.1%[9]。

参考文献

[1] Piccinelli ML，Law K，Incesu RB，et al. Demographic and clinical characteristics of malignant solitary fibrous tumors：A SEER database analysis [J]. Cancers (Basel)，2024，16 (19)：3331.

[2] Park MS，Patel SR，Ludwig JA，et al. Activity of temozolomide and bevacizumab in the treatment of locally advanced，recurrent，and metastatic hemangiopericytoma and malignant solitary fibrous tumor [J]. Cancer，2011，117 (21)：4939-4947.

[3] Stacchiotti S，Tortoreto M，Bozzi F，et al. Dacarbazine in solitary fibrous tumor：a case series analysis and preclinical evidence vis-a-vis temozolomide and antiangiogenics [J]. Clin Cancer Res，2013，19 (18)：5192-5201.

[4] Stacchiotti S，Baldi GG，Frezza AM，et al. Regorafenib in advanced solitary fibrous tumour：Results from an exploratory phase Ⅱ clinical study [J]. Eur J Cancer，2023，195：113391.

[5] Valentin T，Fournier C，Penel N，et al. Sorafenib in patients with progressive malignant solitary fibrous tumors：a subgroup analysis from a phase Ⅱ study of the French Sarcoma Group (GSF/GETO) [J]. Invest New Drugs，2013，31 (6)：1626-1627.

[6] Stacchiotti S，Negri T，Libertini M，et al. Sunitinib malate in solitary fibrous tumor (SFT) [J]. Ann Oncol，2012，3171-3179.

[7] Martin-Broto J，Cruz J，Penel N，et al. Pazopanib for treatment of typical solitary fibrous tumours：a multicentre，single-arm，phase 2 trial [J]. Lancet Oncol，2020，21 (3)：456-466.

[8] Stacchiotti S，Simeone N，Vullo SL，et al. Activity of axitinib in progressive advanced solitary fibrous tumour：Results from an exploratory，investigator-driven phase 2 clinical study [J]. Eur J Cancer，2019，106：225-233.

[9] Limon D，Amiel A，Haim SE，et al. A phase Ⅱ，open-label，single-arm trial of pembrolizumab for recurrent meningioma and solitary fibrous tumor [J]. Neurooncol Adv，2024，6 (1)：vdae154.

10.5 横纹肌肉瘤

横纹肌肉瘤（rhabdomyosarcoma，RMS）为罕见的软组织肉瘤，多发生于儿童和青少年，成人相对少见。与儿童 RMS 患者相比，成人 RMS 患者的预后明显较差，5 年生存率仅有 20%。RMS 的常见发病部位为头颈部及生殖泌尿系统，消化道、腹部或盆腔 RMS 更少见。治疗方面，成人 RMS 的治疗方案主要参考儿童 RMS 治疗方案。此节将介绍消化道 RMS 的流行病学、临床病理特征以及诊断治疗方法。

10.5.1 横纹肌肉瘤的诊断及总体治疗原则

10.5.1.1 流行病学

成人横纹肌肉瘤仅占所有软组织肉瘤的 2%～5%，主要发病部位为头颈部（26%）、生殖泌尿系统（17%）及四肢（15%）；一项集合近 1000 例其他部位横纹肌肉瘤患者的研究中，腹部及腹膜后 RMS 占 28.9%，盆腔 RMS 占 41.5%；消化道中，直肠及肛门 RMS 占 1.2%，肝脏及胆管 RMS 占 2.2%，胰腺 RMS 占 0.4%，腹膜和腹膜后 RMS 占 8.3%，其他腹部器官（包括脐尿管）RMS 占 16.1%[1]。

10.5.1.2 病理分型

根据第 4 版 WHO 软组织及骨肿瘤的分类，成人横纹肌肉瘤分为 4 个亚型。

① 胚胎型 RMS（ERMS）：预后中等，多见于儿童，成人罕见，头颈部及生殖泌尿系多见。

② 腺泡型 RMS（ARMS）：预后差，多见于 10～25 岁年龄段人群，四肢深在软组织多见，80%存在 t（2；13）或 t（1；13）倒位，导致 *PAX3* 或 *PAX7* 的 N 末端与 *FOXO1* 转录活化的 C 末端融合。

③ 多形性 RMS（PRMS）：多见于＞45 岁的成人，好发于四肢、腹膜后、腹壁等，生物学行为恶劣，早期发生转移，生存期短。

④ 梭形细胞/坏死型 RMS（SCSRMS）：预后佳。可发生在任何年龄段。但其中 40%～50%的 SCSRMS 患者存在 *MyoD1* 突变，这种肿瘤具有侵袭性，临床预后较无 *MyoD1* 突变肿瘤更差。先天或婴儿型 SCSRMS 患者常有 *VGLL2* 和 *NCOA2* 或 *CITED2* 基因的融合。

10.5.1.3 检查

（1）物理检查 常使用 CT、MRI 或 PET/CT 等主要影像学检查手段；通常需切除或穿刺活检，根据细胞形态学和特有的免疫组化来明确诊断。

（2）免疫组化 *Desmin*、*myogenin*、*MyoD1*。

（3）基因检测 RT-PCR 或 RNA 或 DNA-NGS 检测融合基因；*FOXO1* 分离探针。

10.5.1.4 总体治疗原则

横纹肌肉瘤采取多学科治疗模式，包括手术、放疗及化疗的治疗组合。腹、盆腔的成人横纹肌肉瘤需根据肿瘤复杂的风险分层采取不同的治疗组合。

10.5.2 横纹肌肉瘤药物治疗方案

化疗

根据风险分层，新诊断的横纹肌肉瘤的首选化疗方案如下表[2-5]。

风险分层	临床病理特征	药物	剂量	周期
低危组 A（预后极好）	ERMS 或 ARMS（融合阴性） 1 期：临床分组Ⅰ/Ⅱ； 1 期：临床分组Ⅲ（眼眶）； 2 期：临床分组Ⅰ/Ⅱ	VA[D9602 方案共 15 周期（45 周）]		
		长春新碱	1.5mg/m^2（最大量 2mg），iv	周疗（第 0～8 周、第 12～20 周、第 24～32 周、第 37～44 周）
		放线菌素 D	0.045mg/kg（最大量 2.5mg），iv	每 3 周（第 0～45 周）*
		VAC/VA[ARST033 方案共 8 周期（24 周）]#		
		长春新碱	1.5mg/m^2（最大量 2mg），iv	周疗（第 1～9 周、第 13～21 周）
		放线菌素 D	0.045mg/kg（最大量 2.5mg），iv	每 3 周（第 1～22 周）*
		CTX	1200mg/m^2（美司钠和集落刺激因子），ivdrip	每 3 周（第 1～10 周，共 4 次）
低危组 B（预后非常好）	ERMS 或 ARMS（融合阴性） 1 期：临床分组Ⅲ（非眼眶）； 3 期：临床分组Ⅰ/Ⅱ	VAC 14 周期（40 周）		
		长春新碱	1.5mg/m^2（最大量 2mg），iv	周疗（第 1～13 周、第 16 周、第 19～25 周、第 28 周、第 31 周、第 34～37 周、第 40 周）
		放线菌素 D	0.045mg/kg（最大量 2.5mg），iv	每 3 周（第 1～40 周）*
		CTX	2200mg/m^2（美司钠和集落刺激因子），ivdrip	每 3 周（第 1～40 周）

续表

风险分层	临床病理特征	药物	剂量	周期
中危组（预后好）	ERMS或ARMS（融合阴性）：2或3期（临床分组Ⅲ）；转移性疾病、年龄＜10岁。 ARMS（融合阳性）：临床分组Ⅰ至Ⅲ	VAC 14周期（40周）		
		长春新碱	1.5mg/m^2（最大量2mg），iv	周疗（第1～13周、第16周、第19～25周、第28周、第31周、第34～37周、第40周）
		放线菌素D	0.045mg/kg（最大量2.5mg），iv	每3周（第1～40周）*
		CTX	2200mg/m^2（美司钠和集落刺激因子），ivdrip	每3周（第1～40周）
高危组（预后差）	ERMS或ARMS（融合阴性）：转移性疾病、年龄＞10岁。 ARMS（融合阳性）：转移性疾病、任何年龄	VAC14周期（40周）		
		长春新碱	1.5mg/m^2（最大量2mg），iv	周疗（第1～13周、第16周、第19～25周、第28周、第31～37周、第40周）
		放线菌素D	0.045mg/kg（最大量2.5mg），iv	每3周（第1～40周）*
		CTX	2200mg/m^2（美司钠和集落刺激因子），ivdrip	每3周（第1～40周）

* 对于第12周开始放疗的患者，第16和第19周不使用放线菌素D；对于第13周开始放疗的患者，第17和第21周不使用放线菌素D；对于第28周开始放疗的患者，第31和第34周不使用放线菌素D。

\# 该方案更适合1期临床分组Ⅱb/c和2期临床分组Ⅱ患者。

备注

风险分层

预后（5年EFS）	分期*	临床分组▲	部位▼	大小□	年龄	*FOXO1*融合	转移○	淋巴结●
极好（＞85%）（低危组A）	1	Ⅰ	好	a或b	＜21	阴性	M0	N0
	1	Ⅱ	好	a或b	＜21	阴性	M0	N0
	1	Ⅲ	眼眶	a或b	＜21	阴性	M0	N0
	2	Ⅰ	不好	a	＜21	阴性	M0	N0或Nx
非常好（70%～80%）（低危组B）	1	Ⅱ	好	a或b	＜21	阴性	M0	N1
	1	Ⅲ	眼眶	a或b	＜21	阴性	M0	N1
	1	Ⅲ	好（除眼眶）	c	＜21	阴性	M0	N0、N1或Nx
	2	Ⅱ	不好	a	＜21	阴性	M0	N0或Nx
	3	Ⅰ或Ⅱ	不好	a	＜21	阴性	M0	N1
	3	Ⅰ或Ⅱ	不好	b	＜21	阴性	M0	N0、N1或Nx

续表

预后 (5年EFS)	分期*	临床分组▲	部位▼	大小□	年龄	*FOXO1* 融合	转移○	淋巴结●
好 (50%～70%) (中危组)	2	Ⅲ	不好	a	<21	阴性	M0	N0 或 Nx
	3	Ⅲ	不好	a	<21	阴性	M0	N1
	3	Ⅲ	不好	b	<21	阴性	M0	N0、N1 或 Nx
	1,2,3	Ⅰ,Ⅱ或Ⅲ	好或不好	a 或 b	<21	阳性	M0	N0、N1 或 Nx
	4	Ⅳ	好或不好	a 或 b	<10	阴性	M1	N0、N1 或 Nx
差 (30%) (高危组)	4	Ⅳ	好或不好	a 或 b	≥10	阴性	M1	N0、N1 或 Nx
	4	Ⅳ	好或不好	a 或 b	<21	阳性	M1	N0、N1 或 Nx

▼部位：好—眼眶/眼睑、头颈部（除脑膜旁）、生殖泌尿系（除膀胱或前列腺）及胆道；不好—膀胱、前列腺、四肢、脑膜旁、躯干、后腹膜及盆腔。

□大小：a—肿瘤直径≤5cm；b—肿瘤直径>5cm。

○转移：M0—无远处转移；M1—存在远处转移。

●淋巴结：N0—无区域淋巴结受累；N1—区域淋巴结受累；Nx—区域淋巴结状态不明确。

*▲请见下表 TNM 分期及临床分组。

TNM 分期

分期	部位	T(侵袭)◇	T(大小)	N	M
1	眼眶、头颈、生殖泌尿系	T1 或 T2	a 或 b	任何 N	M0
2	膀胱/前列腺 四肢、脑膜旁、其他	T1 或 T2	a	N0 或 Nx	M0
3	膀胱/前列腺 四肢、脑膜旁、其他	T1 或 T2	a	N1	M0
			b	任何 N	
4	所有	T1 或 T2	a 或 b	N0 或 N1	M1

◇ T1：局限于原解剖结构；T2：超出原解剖结构。

临床分组

临床分组	疾病范围及手术结局
Ⅰ	A. 局部肿瘤，局限于原发部位，全部切除 B. 局部肿瘤，浸润超过原发部位，全部切除
Ⅱ	A. 局部肿瘤，大体肿瘤切除，显微镜下病灶残留 B. 局部肿瘤(累及区域淋巴结)，全部切除 C. 局部肿瘤(累计区域淋巴结)，大体肿瘤切除，显微镜下病灶残留
Ⅲ	A. 局部或局部进展肿瘤，仅活检，大体肿瘤残留 B. 局部或局部进展肿瘤，大部分切除(≥50%减瘤)，大体肿瘤残留
Ⅳ	远处转移，任何原发肿瘤，任何淋巴结转移，任何手术结局

参考文献

[1] L Kern, A Henssen, A Eggert, et al. The other site of rhabdomyosarcoma [J]. Cancer Med, 2024, 13 (20): e70348.

[2] Raney RB, Walterhouse DO, Meza JL, et al. Results of the Intergroup Rhabdomyosarcoma Study Group D9602 protocol, using vincristine and dactinomycin with or without cyclophosphamide and radiation therapy, for newly diagnosed patients with low-risk embryonal rhabdomyosarcoma: a report from the Soft Tissue Sarcoma Committee of the Children's Oncology Group [J]. J Clin Oncol, 2011, 29: 1312.

[3] Walterhouse DO, Pappo AS, Meza JL, et al. Reduction of cyclophosphamide dose for patients with subset 2 low-risk rhabdomyosarcoma is associated with an increased risk of recurrence: A report from the Soft Tissue Sarcoma Committee of the Children's Oncology Group [J]. Cancer, 2017, 123: 2368.

[4] Arndt CA, Stoner JA, Hawkins DS, et al. Vincristine, actinomycin, and cyclophosphamide compared with vincristine, actinomycin, and cyclophosphamide alternating with vincristine, topotecan, and cyclophosphamide for intermediate-risk rhabdomyosarcoma: children's oncology group study D9803 [J]. J Clin Oncol, 2009, 27: 5182.

[5] Hawkins DS, Chi YY, Anderson JR, et al. Addition of Vincristine and Irinotecan to Vincristine, Dactinomycin, and Cyclophosphamide Does Not Improve Outcome for Intermediate-Risk Rhabdomyosarcoma: A Report From the Children's Oncology Group [J]. J Clin Oncol, 2018, 36: 2770.

10.6 平滑肌肉瘤

平滑肌肉瘤（leiomyosarcoma，LMS）是一种起源于平滑肌细胞的恶性间叶组织肿瘤，可发生于全身含平滑肌的部位，常见于子宫（约占女性 LMS 的 50%）、腹膜后/腹腔等部位。本节对 LMS 的流行病学、临床病理特征、诊断和治疗策略进行系统阐述。

10.6.1 平滑肌肉瘤的诊断及总体治疗原则

10.6.1.1 流行病学

LMS 占所有成人软组织肉瘤的 10%～15%，是常见的肉瘤亚型之一。LMS 好发于中老年人（50～70 岁为发病高峰）。腹膜后/腹腔 LMS 女性略多于男性；血管来源 LMS 无显著性别差异。LMS 常见发病部位依次为子宫、腹膜后/腹腔、四肢深部软组织、大血管等。

10.6.1.2 病理

大体形态上，多为单发、边界相对清楚的实性肿块，切面灰白或灰红色，呈编织状或旋涡状。病变常见出血、坏死、囊性变，体积通常较大（尤其腹膜后）。显微镜下，常见的外观是梭形细胞的交叉束，肿瘤通常呈致密细胞状，也可出现纤维化或黏液样改变，以及细胞减少区和凝固性坏死。细胞核呈雪茄形或杆状，两端钝圆。核分裂象易见（常>10/10 HPF），可见病理性核分裂象。免疫组化方面，通常 SMA、Desmin 和 h-Caldesmon 染色阳性。

① 分级：大多数 LMS 为高级别（G2 或 G3），低级别（G1）少见。

② WHO 分型

a. 上皮样平滑肌肉瘤。

b. 黏液样平滑肌肉瘤。

10.6.1.3 分子特征

LMS 具有高度复杂核型，缺乏特异性融合基因，但存在反复出现的染色体异常和基因改变，常见 *TP53*、*RB1* 和 *PTEN* 的缺失和突变。

10.6.1.4 检查

（1）实验室检查 血常规、肝肾功能、血清电解质、凝血功能、特异性肿瘤标志物。

（2）物理检查

① 胸腹盆 CT：评估原发病灶范围、与邻近血管/脏器的关系、有无坏死/出血等，也用于排查有无肺、肝等远处转移。

② MRI：评估头颈、四肢、脊柱及骨盆部位的病灶。

③ PET-CT：对高级别 LMS 敏感度高，用于初诊分期、疗效评估、复发监测。

（3）分子检测 推荐组织标本进行二代基因测序（NGS），检测 *TP53*、*RB1*、*PTEN*、*ATRX*、*BRCA1/2* 等关键基因突变、拷贝数变异（CNV）、微卫星不稳定性（MSI）、肿瘤突变负荷（TMB），指导靶向治疗和免疫治疗的选择。

10.6.1.5 治疗总体原则

多学科综合治疗。手术是局部（可切除）LMS 的主要治疗方法。手术达到广泛阴性切缘（R0 切除），是治愈的基石。原则上，要求整块切除肿瘤及假包膜外至少 1～2cm 正常组织（或解剖屏障），术中避免肿瘤破裂。LMS 淋巴结转移率低，不常规推荐淋巴结清扫。对于特殊部位如腹膜后或四肢的 LMS，需要考虑联合脏器切除或保肢的问题。术前或术后放疗可在一定程度上提高四肢和躯干的局控率，降低局部复发风险（尤其 R1 或 R2、高分级、深部、大肿瘤）。但腹膜后 LMS 术前放疗对于局控率的提高仍不肯定。是否对手术后的 LMS 患者进行术后辅助化疗仍有争议，化疗要用作局部不可切除或转移性 LMS 的姑息性治疗。

10.6.2 平滑肌肉瘤药物治疗方案

10.6.2.1 围术期治疗方案

目前不推荐新辅助化疗作为常规治疗，除非为临界可切除患者争取手术机会。子宫 LMS 对化疗高度敏感，其他 LMS 对化疗中度敏感。由于临床试验结果不一，辅助化疗争议较大。当前国际指南仅推荐对四肢和躯干的高危患者［包括高级别（G2～3）、大肿瘤（直径＞5cm）、深部、切缘阳性/接近、腹膜后/血管来源等］行术后辅助化疗。辅助化疗方案无明确标准，可选择多柔比星联合异环磷酰胺、吉西他滨联合多西他赛等方案。

10.6.2.2 不可切除或转移性平滑肌肉瘤的姑息性治疗

对于局部晚期或转移性 LMS，首选蒽环类药物或吉西他滨为主的化疗方案，两种化疗方案互为一、二线。姑息治疗的目标是控制疾病、延长生存时间、缓解症状以及维持生活质量。

（1）一、二线治疗

① 含蒽环类药物的方案

• 多柔比星＋曲贝替定：多柔比星 60mg/m^2，d1，静脉输液，每 3 周；曲贝替定 1.1mg/m^2，d1，静脉输液，每 3 周，共 6 周期（聚乙二醇非格司亭 6mg d2，可用于预防性升白治疗）；6 周期后曲贝替定 1.1mg/m^2，d1，静脉输液，每 3 周维持治疗（曲贝替定不超过 17 周期）[1]。

适用人群

转移性的或不可切除的平滑肌肉瘤（其中子宫 LMS 占 44.7%，软组织 LMS 55.3%）。

疗效

	多柔比星＋曲贝替定 (n＝74)	多柔比星 (n＝76)	HR
6 周期后手术切除率/%	20	8	—
中位 PFS/月	12	6	0.37*
2 年 PFS 率/%	30	3	—
中位 OS/月	33	24	0.65*
2 年 OS 率/%	68	49	—

* 有统计学意义。

毒性

多柔比星及曲贝替定联合治疗组的 3 级及以上毒性远高于多柔比星单药组（97% vs. 56%），主要为中性粒细胞减少、粒细胞缺乏伴发热、贫血和血小板减少等血液学毒性。此外，3 级及以上细胞溶解的发生率，两组分别为 46%及 3%。

• **其他**

➢ 多柔比星＋异环磷酰胺＋美司钠（AIM）。

➢ 多柔比星单药（A）。

剂量

AD：多柔比星 60mg/m^2，静脉输液，d1。

达卡巴嗪 1000mg/m^2，d1，静脉输液，每 3 周。

AIM：多柔比星 25mg/m^2，d1～d3，静脉输液。

异环磷酰胺 2.5g/m^2，d1～d4，静脉输液。

美司钠 $0.5g/m^2$，tid，d1～d4；静脉输液，异环磷酰胺后 0、4h、8h，每 3 周。

A：多柔比星 $75mg/m^2$，d1，静脉输液，每 3 周。

疗效

在一项回顾性研究[2]中，303 例晚期 LMS 患者接受了 AD（39%）、AIM（23%）或 A（38%）治疗，中位 PFS 分别为 9.2 个月、8.2 个月、4.8 个月，中位 OS 分别为 36.8 个月、21.9 个月、30.3 个月，三组的 ORR 分别为 31%、20%、26%，这些数据显示，多柔比星＋达卡巴嗪方案（AD）在 LMS 中的有利活性，值得在前瞻性临床试验中进一步研究。

适用人群

有症状或快速进展 LMS 患者，优选 AD 或 AIM 方案，多柔比星单药适用于无症状、疾病发展缓慢或无法耐受联合化疗的患者。

剂量调整

出现≥3 级中性粒细胞减少或≥2 级血小板减少时，化疗延迟 1 周，血常规恢复后多柔比星和达卡巴嗪减量 15%～20%。出现粒细胞减少性发热，多柔比星和达卡巴嗪永久减量 20%。

毒性

中性粒细胞减少、血小板减少、呕吐、心脏毒性、肝毒性等。

② 吉西他滨+ 多西他赛（GD）方案[3]

• 吉西他滨 $1000mg/m^2$，d1、d8，静脉输液；多西他赛 $75mg/m^2$，d1，静脉输液，每 3 周。

适用人群

Ⅱ期研究中纳入 34 例转移性或不可切除 LMS 患者（包括子宫 LMS），既往化疗一线及以下，给予吉西他滨联合多西他赛方案治疗，客观缓解率 53%（18/34），中位 TTP 为 5.6 个月。

剂量调整

出现粒细胞缺乏时，吉西他滨剂量减少 20%，多西他赛减少 25%；出现 4 级血小板减少时，吉西他滨 d8 跳过→下一周期吉西他滨减至 $800mg/m^2$；黏膜炎≥3 级时，多西他赛减量 25%。

毒性

中性粒细胞减少、血小板减少、过敏、周围神经毒性等。

（2）后线治疗 其他选择还有曲贝替定、艾立布林、抗血管生成靶向药物

（如培唑帕尼、安罗替尼）等。免疫治疗方面，单免方案有效率低，双免（如纳武利尤单抗联合伊匹木单抗）方案有效率约为 20%。

10.6.3 预后

LMS 侵袭性强，复发转移风险高。5 年总生存率为 35%～65%，晚期患者中位生存期为 12～24 个月。最重要的预后因素是肿瘤位置（浅表与深部）和大小。

参考文献

[1] Pautier P, Italiano A, Piperno-Neumann S, et al. Doxorubicin-Trabectedin with Trabectedin Maintenance in Leiomyosarcoma [J]. N Engl J Med, 2024, 391 (9): 789-799.

[2] DAmbrosio L, Touati N, Blay JY, et al. Doxorubicin plus dacarbazine, doxorubicin plus ifosfamide, or doxorubicin alone as a first-line treatment for advanced leiomyosarcoma: A propensity score matching analysis from the European Organization for Research and Treatment of Cancer Soft Tissue and Bone Sarcoma Group [J]. Cancer, 2020, 126 (11): 2637-2647.

[3] Hensley ML, Maki R, Venkatraman E, et al. Gemcitabine and docetaxel in patients with unresectable leiomyosarcoma: results of a phase Ⅱ trial [J]. J Clin Oncol, 2002, 20 (12): 2824-2831.

10.7 血管肉瘤

血管肉瘤（angiosarcoma，AS）是起源于血管或淋巴管内皮细胞的恶性软组织肉瘤，好发于头颈部、乳房、内脏。其发生与接触毒素、放射治疗、慢性淋巴水肿以及一些遗传综合征等相关。治疗上，采取以手术为主的综合治疗模式。本节对血管肉瘤的临床分型、诊断和治疗进行简要介绍。

10.7.1 血管肉瘤的诊断及总体治疗原则

10.7.1.1 流行病学

血管肉瘤罕见，占所有软组织肉瘤的比例不到1%。好发年龄>50岁。男女发病率相似。其中，内脏血管肉瘤占15%～47%，主要集中于心脏、肺、肝、脾、肾上腺及卵巢，胃肠道的血管肉瘤极为少见。肝脏血管肉瘤占所有肝肿瘤的比例不足2%。

10.7.1.2 病理

肉眼观察通常表现为多结节的出血和坏死结节。镜下血管肉瘤细胞显示多种形态，包括圆形、多角形或梭形，以上皮样细胞为主的血管肉瘤称为上皮样血管肉瘤。大多数血管肉瘤是高级别肿瘤，常表现有丝分裂活性、凝固性坏死和明显的核异型性。免疫组化常表现为特征性的血管标志物如CD34、CD31、ERG阳性。目前尚未发现特定的染色体异常，但发现了某些体细胞基因突变。

10.7.1.3 检查

（1）实验室检查 血常规、肝肾功能+电解质、凝血功能等。缺乏特异性肿瘤标志物。

（2）物理检查 因肿瘤病灶位置不同而有区别。内脏部位来源者选择CT、MRI，也可选择PET-CT。

① 肝脏血管肉瘤CT：71.4%为多发肝肿物，19%为单一肝肿物，5%表现为无明确肿块但伴有弥漫性异质性增强。血管肉瘤可被错认为转移癌、血管瘤或原发性肝细胞肝癌[1]。

② 脾脏血管肉瘤 CT：多表现为异质性、边界不清的脾脏肿物，其内可见出血。如肿瘤破裂，可出现非增强 CT 衰减[2]。

（3）分子检测 非常规检查，但考虑到本病罕见，鼓励有条件者进行组织二代基因测序。

10.7.1.4 治疗总体原则

作为罕见肿瘤，消化道或腹盆血管肉瘤应进行多学科综合治疗。根据不同分期的基本治疗原则如下。

临床分期	方法
局限期	手术＋辅助化疗±放疗
不可切除或转移性	化疗;靶向或免疫治疗

手术是治疗局限期血管肉瘤的主要方法，建议广泛切除。为了改善局部疾病的控制效果，经常给予辅助放疗。对于不适合手术的患者，根治性放疗也是一种治疗选择。

10.7.2 血管肉瘤药物治疗方案

软组织肉瘤辅助化疗的获益不明确，各项临床试验数据不一致。但鉴于血管肉瘤的高侵袭性，局限期血管肉瘤术后辅助化疗是一种理性选择，辅助化疗方案参考晚期患者。诊断时可行根治术者不推荐新辅助化疗。局部晚期不可手术或转移性血管肉瘤患者建议接受全身化疗。

10.7.2.1 晚期血管肉瘤一线治疗方案

- **紫杉醇方案（ANGIOTAX 研究）**

每 4 周为 1 周期，共 6 周期（共 6 个月）。

紫杉醇：80mg/m^2，静脉输液，d1、d8、d15，每 4 周。

适用人群

1 个法国中心不可切除性血管肉瘤患者 30 例。

疗效

2 个月和 4 个月后的无进展生存率分别为 74%和 45%。中位随访时间 8 个月，中位疾病进展时间为 4 个月，中位生存期为 8 个月。紫杉醇单药方案在血管肉瘤中显示出临床获益。

剂量调整

治疗期间出现粒细胞缺乏持续≥1 周或严重（≥3 级）周围神经病变的患者，

在随后的紫杉醇疗程中，应减少20%的剂量。

毒性

贫血和乏力是最常见的不良反应，6例患者出现3级毒性，1例患者出现4级毒性，1例患者死于血小板减少症。

- **AI方案**

每3周为1周期，最多6周期（共4个月）。

—多柔比星：60mg/m^2，iv，d1，每3周。

—异环磷酰胺：2.5g/m^2，ivdrip，d1～d3，每3周。

—美司钠：0.5g/m^2 tid，ivdrip，d1～d3，异环磷酰胺后0、4h、8h，每3周。

适用人群

一项汇总分析纳入了11项前瞻性随机和非随机临床试验的2665例不同组织学类型的晚期软组织肉瘤患者，其中包括108例晚期或转移性血管肉瘤患者。

疗效

中位随访时间4.2年，血管肉瘤患者对初始含蒽环类方案的客观缓解率（ORR）为25%，中位PFS和OS分别为5个月和10个月。

剂量调整

出现中性粒细胞减少性发热的患者，将多柔比星和异环磷酰胺的剂量减少10%。血肌酐升高到1.5倍ULN时，建议减少50%的异环磷酰胺剂量。出现3级及以上出血性膀胱炎时，建议减少异环磷酰胺剂量。

毒性

主要不良反应包括恶心、呕吐、骨髓抑制、肾毒性、出血性膀胱炎等。

10.7.2.2 晚期血管肉瘤二线治疗方案

类别	临床试验类型	治疗方案	疗效	常见不良反应
化疗	见一线治疗方案	一线未用方案	见一线治疗方案	见一线治疗方案
	随机、多中心、Ⅱ期	吉西他滨＋达卡巴嗪	3个月PFS率56% 中位PFS 4个月，中位OS 16.8个月	粒细胞减少、乏力、呕吐、口腔炎
	回顾性、单中心	长春瑞滨d1、d8 q3w	ORR 5.2%	中性粒细胞减少

续表

类别	临床试验类型	治疗方案	疗效	常见不良反应
靶向治疗	开放性、多中心、Ⅱ期	贝伐单抗	ORR 9%,中位 OS 13.2 个月	乏力、血压升高
	法国单中心	索拉非尼 400mg bid	9 个月 PFS 率:皮肤血管肉瘤为 3.8%,内脏血管肉瘤为 0	高血压、蛋白尿、手足综合征
	小样本研究	培唑帕尼 800mg qd	有一定疗效	腹泻、乏力、高血压
	多中心、Ⅱ期	舒尼替尼 37.5mg qd	—	—
免疫治疗	Ⅱ期	纳武利尤单抗+伊匹木单抗	ORR 25%	免疫相关不良反应

10.7.3 预后

血管肉瘤患者 5 年生存率为 30%～56%，转移性患者中位生存期为 4～12 个月。不良预后因素有高龄、腹膜后原发、有丝分裂率高、坏死、上皮样亚型。

一项基于 23 例肝脏血管肉瘤的回顾性研究显示，71%患者接受化疗，29%患者接受免疫治疗，中位 OS 为 6 个月，2 年和 5 年的 OS 率均为 38.6%[3]。

32%脾脏血管肉瘤患者可能出现脾破裂，可能导致腹腔内转移；69%～100%的患者出现远处转移，最常见的转移部位有肝脏、肺、淋巴结及骨骼[4]。对 200 余例病例总结提示，90%脾脏血管肉瘤患者接受了手术治疗，40%患者出现转移并接受了化疗，中位 OS 为 19.6 个月[5]。

参考文献

[1] Yasir S, Torbenson MS, et al. Angiosarcoma of the Liver: Clinicopathologic Features and Morphologic Patterns [J]. Am J Surg Pathol, 2019, 43 (5): 581-590.

[2] Thompson WM, Levy AD, Aguilera NS, et al. Angiosarcoma of the spleen: imaging characteristics in 12 patients [J]. Radiology, 2005, 235 (1): 106-115.

[3] Ramakrishnan N, Mokhtari R, Charville GW, et al. Management Strategies and Outcomes in Primary Liver Angiosarcoma [J]. Am J Clin Oncol, 2023, 46 (10): 439-444.

[4] Damouny M, Mansour S, Khuri S. Primary Angiosarcoma of the Spleen: An Aggressive Neoplasm [J]. World J Oncol, 2022, 13 (6): 337-342.

[5] Hsien BLJ, Shelat VG. Spleen Angiosarcoma: a world review [J]. Expert Rev Gastroenterol Hepatol, 2021, 15 (10): 1115-1141.

10.8 卡波西肉瘤

卡波西肉瘤（Kaposi sarcoma，KS）是一种血管增生性疾病，好发于皮肤，可累及黏膜、淋巴结和内脏器官。1872 年由匈牙利皮肤病专家 Moritz Kaposi 最先报道，后以其名字命名。卡波西肉瘤发病与人类疱疹病毒 8 型（HHV-8）感染、免疫、环境及遗传等因素相关，且近年来发病呈现增长趋势。本节对卡波西肉瘤的临床分型、诊断和治疗进行简要介绍。

10.8.1 卡波西肉瘤的诊断及总体治疗原则

10.8.1.1 流行病学

分型	高危群体	皮肤表现	内脏受累	临床特点
经典型（散发）	男女比 3∶1； 年龄＞60 岁； 地中海或中/东欧；中东	下肢远端	不常见	通常发展缓慢，侵袭性和播散性发生很少
地方型（非洲）	成年男性； 儿童（男或女）； 非洲赤道地区	各种（可能类似于经典型或更局部侵袭性）；成人下肢淋巴水肿；儿童常无皮肤病	部分成年患者有内脏受累；儿童淋巴结和内脏受累常见	成人无痛肿块到局部侵袭肿块，偶尔快速进展伴内脏侵犯；儿童侵袭性强
医源性（免疫抑制相关）	外源性免疫抑制剂特别是实体器官移植；年龄＞50 岁；使用环孢素 A	下肢远端； 可能播散	相对常见	随着免疫抑制剂的调整可能消退，也可能具侵袭性
AIDS 相关型	男同性恋（资源丰富国家）； 异性恋男女（非洲）	局限或播散	HIV 控制不好时常见	具侵袭性或发展缓慢；随着 HIV 治疗可能消退

注：KS 有 4 个流行病学分型。

10.8.1.2 病理

4 种不同类型 KS 的显微镜下特点没有区别，均表现为血管生成、炎症及梭形细胞增生。KS 病变进展的 3 个主要病理学分期为斑片期、斑块期和结节期。免疫组化通常 CD34、CD31 和凝血因子Ⅷ染色阳性。皮损组织行 PCR，可用于检测 HHV-8 DNA 序列，还可对活检标本行免疫组化染色，以检测 HHV-8 潜伏期抗原以便确诊。

10.8.1.3 分子特征

HHV-8 的几种病毒基因产物可影响细胞周期调控及细胞凋亡的控制，HHV-8 的基因组片段含病毒癌基因，后者是肿瘤形成的关键发病机制。

10.8.1.4 检查

组织病理学检查是 KS 诊断的金标准，各临床类型之间无明显差异，但在皮损的不同阶段差异较大。部分 KS 患者早期仅表现为轻微血管增生。随疾病进展，可分为斑片期、斑块期和结节期。对临床怀疑 KS 的患者，可借助皮肤镜、皮肤超声等进行初筛，同时可行 HHV-8 血清抗体检测或病毒载量测定。合并淋巴结肿大者，可行淋巴结超声或胸腹 CT 检查。常规筛查大便常规和潜血，如潜血阳性则建议行胃肠镜检查，了解有无消化道受累。

10.8.1.5 分期

TIS 分期用于 AIDS 相关型卡波西肉瘤，包括评估原发肿瘤侵犯（T）、免疫系统（I）和系统性病变（S）3 项，0 代表低危，1 代表高危。注意：经典型和医源性卡波西肉瘤目前尚无公认的分期方法。

	低风险	高风险
原发肿瘤侵犯(T)	T0:局限于皮肤和/或淋巴结和/或轻微口腔病变(局限于上腭的非结节性卡波西肉瘤)	T1:肿瘤相关的水肿或溃疡;广泛口腔受累;胃肠道卡波西肉瘤;淋巴结以外器官卡波西肉瘤
免疫系统(I)①	I0:$CD4^+$ T 细胞数≥150/μL	I1: $CD4^+$ T 细胞数<150/μL
系统性病变(S)	S0:无机会性感染或鹅口疮病史;无 B 症状②;KPS 评分≥70	S1:有机会性感染或鹅口疮病史;KPS 评分<70;其他艾滋病相关疾病(如神经系统疾病、淋巴瘤)

① 在接受 ART 治疗的患者中，I 分期的预后价值低于 T 和 S 分期。

② B 症状为不明原因发热、盗汗、体重减轻 10%或腹泻持续 2 周。

10.8.1.6 总体治疗原则

对于病变数量有限且无功能损害的卡波西肉瘤患者，可选择观察。当需要治疗时，KS 的治疗方案取决于疾病分型、严重程度和临床症状。医源性卡波西肉瘤随着免疫抑制剂的减量和终止，病情可自行缓解；因此，在病情允许的情况下，后续应尽量减少免疫抑制剂的剂量。AIDS 相关型卡波西肉瘤，推荐联合抗逆转录病毒治疗（ART），对于疾病进展迅速以及预防和治疗免疫重建炎症综合征时，建议联合全身化疗。

病情评估	治疗原则
累及皮肤的卡波西肉瘤	局部治疗
卡波西肉瘤皮损广泛，进行性增多，累及内脏、淋巴结等	AIDS 相关型卡波西肉瘤：联合 ART＋化疗（脂质体多柔比星、紫杉醇） 经典型卡波西肉瘤：多柔比星脂质体、紫杉醇、干扰素 α 医源性卡波西肉瘤：西罗莫司
复发、难治性卡波西肉瘤	系统治疗

10.8.2 卡波西肉瘤药物治疗方案

10.8.2.1 联合抗逆转录病毒治疗（ART）

对于 AIDS 相关型卡波西肉瘤，都建议加用。

10.8.2.2 局部药物治疗

对于局限而有症状的病变可考虑局部治疗，有助于外观美化或治疗有症状的局限性大块卡波西肉瘤病变。

① 局部外用药物：咪喹莫特乳膏、0.1%顺式维甲酸凝胶、噻莫洛尔、硝酸银、雷帕霉素等。

② 局部皮损内注射：如长春新碱、博来霉素等，注意可能引起疼痛并留下瘢痕。

③ 放疗：卡波西肉瘤对放疗敏感，但由于疾病的多灶性，临床应用场景较少，仅用于一个局限的解剖区域有多个病变时，是以减轻疼痛、缓解症状为目的的备选方案。

④ 手术：某些情况下，有单一的症状性病变时。

⑤ 其他疗法：冷冻疗法和激光疗法，用于控制小的经典型卡波西肉瘤病变。

10.8.2.3 化疗

证据多来自小规模回顾性研究，有必要进行前瞻性研究，来选择最佳治疗。

（1）一线治疗

• 脂质体多柔比星 $20mg/m^2$，d1，静脉输液，每 3 周。

在 55 例经典型卡波西肉瘤患者的回顾性多中心研究中[1]，接受脂质体多柔比星治疗的患者中 71%达到完全缓解（至少 8 周没有可检测到的病变）或主要缓解(可测量的病变数量减少≥50%，至少 8 周没有新的皮肤病变)，中位反应时间为 4 个月，中位 DOR 25 个月。

• 紫杉醇 100mg/m^2，d1，静脉输液，每 2 周。

在一项前瞻性随机临床试验中[2]，纳入 73 例 AIDS 相关型卡波西肉瘤患者，随机分为紫杉醇组（100mg/m^2，d1，q2w）和脂质体多柔比星组（20mg/m^2，d1，q3w），结果显示：两组反应率类似（56% vs. 46%，P=0.49），中位 PFS 17.5 个月 vs. 12.2 个月（P=0.66），2 年生存率为 79% vs. 78%（P=0.75），但紫杉醇组 3～5 级不良反应略高（84% vs. 66%，P=0.077）。此外，其他研究提示紫杉醇 135mg/m^2 q3w 和 80～100mg qw 给药也能达到良好的反应率和可接受的毒性[3,4]。基于以上研究，临床上紫杉醇可用于有脂质体多柔比星应用禁忌证或经济条件欠佳的卡波西肉瘤患者，治疗前可予小剂量地塞米松预防过敏反应。

• 西罗莫司：是医源性 KS 的一线治疗药物，首次负荷剂量为 0.15mg/kg、口服，随后为每日 0.04～0.06mg/kg，血药浓度维持在 6～10ng/mL。

（2）二线治疗

• 泊马度胺 5mg，qd，d1～d21，口服，每 28 天为 1 周期。

在一项开放标签、单臂Ⅰ/Ⅱ期试验中[5]，纳入 28 例卡波西肉瘤患者，75%既往接受过化疗，在 10 例 HIV 阴性队列中，8 例（80%）患者出现了总体缓解，中位 DOR 10.5 个月。3 级及以上的不良反应包括中性粒细胞减少、磷酸盐降低和血糖升高。因此，对于呈惰性或症状轻微的疾病进展卡波西肉瘤患者，泊马度胺可作为一种替代化疗的方案，其缓解率高、毒性低。

• 其他药物：包括长春新碱或长春瑞滨（单独使用或与博来霉素联合），以及依托泊苷、吉西他滨、沙利度胺等。反应率在 60%～90%，中位 DOR 4 个月至 2 年不等。这些药物的选择必须个体化，根据患者年龄、合并症和个人喜好综合决定。

10.8.2.4 研究性疗法

• mTOR 抑制剂：如西罗莫司或替西罗莫司。

• 抗 VEGFR 靶向药：如培唑帕尼、伊马替尼、贝伐单抗。

• 免疫检查点抑制剂：如帕博利珠单抗、纳武利尤单抗联合伊匹木单抗。在一项接受帕博利珠单抗治疗 17 例卡波西肉瘤患者（8 例经典型、9 例地方型）的单臂Ⅱ期试验中[6]，ORR 为 71%，其中 2 例患者 CR。

如果有条件，鼓励卡波西肉瘤患者参加临床试验。

10.8.3 预后

经典型卡波西肉瘤多为病程发展缓慢的惰性肿瘤，对患者预期寿命影响较小。AIDS 相关型卡波西肉瘤，T0 期和 T1 期的 5 年生存率分别为 92%和 83%[7]。医源性卡波西肉瘤患者病程差异很大，去除免疫抑制治疗后部分卡波西肉瘤患者可自愈。

参考文献

[1] Lorenzo GD, Kreuter A, Trolio RD, et al. Activity and safety of pegylated liposomal doxorubicin as first-line therapy in the treatment of non-visceral classic Kaposi's sarcoma: a multicenter study [J]. J Invest Dermatol, 2008, 128 (6): 1578-1580.

[2] Cianfrocca M, Lee S, Roenn JV, et al. Randomized trial of paclitaxel versus pegylated liposomal doxorubicin for advanced human immunodeficiency virus-associated Kaposi sarcoma: evidence of symptom palliation from chemotherapy [J]. Cancer, 2010, 116 (16): 3969-3977.

[3] Krown SE, Moser CB, MacPhail P, et al. Treatment of advanced AIDS-associated Kaposi sarcoma in resource-limited settings: a three-arm, open-label, randomised, non-inferiority trial [J]. Lancet, 2020, 395 (10231): 1195-1207.

[4] Paksoy N, Khanmammadov N, Doğan I, et al. Weekly paclitaxel treatment in the first-line therapy of classic Kaposi sarcoma: A real-life study [J]. Medicine (Baltimore), 2023, 102 (5): e32866.

[5] Ramaswami R, Polizzotto MN, Lurain K, et al. Safety, Activity, and Long-term Outcomes of Pomalidomide in the Treatment of Kaposi Sarcoma among Individuals with or without HIV Infection [J]. Clin Cancer Res, 2022, 28 (5): 840-850.

[6] Delyon J, Biard L, Renaud M, et al. PD-1 blockade with pembrolizumab in classic or endemic Kaposi's sarcoma: a multicentre, single-arm, phase 2 study [J]. Lancet Oncol, 2022, 23 (4): 491-500.

[7] Bower M, Pria AD, Coyle C, et al. Prospective stage-stratified approach to AIDS-related Kaposi's sarcoma [J]. J Clin Oncol, 2014, 32 (5): 409-414.

10.9 血管周围上皮样细胞肿瘤

血管周围上皮样细胞肿瘤（perivascular epitheloid cell neoplasms，PEComa）是具有血管周上皮样细胞分化的罕见的软组织肿瘤，包括血管肌脂瘤或相似组织学形态和免疫表型的肿瘤。通常发生在肺、消化道、肾脏和子宫等器官的小血管周围区域。此节将着重介绍消化道 PEComa 的相关知识。

10.9.1 血管周围上皮样细胞肿瘤的诊断及总体治疗原则

10.9.1.1 流行病学

由于该病罕见，PEComa 的流行病学数据较少，发病率约为 0.3 例/100 万人。一则对 PubMed 已发表 PEComa 的病例（系列）报道的系统回顾显示，PEComa 常见的原发部位有肾脏（25.8%）、子宫（25.8%）、胃肠道（12.1%）、腹膜后（8.1%）、骨（4.8%）、膀胱（4.0%）、软组织（4.0%）及其他部位（12.1%）。中位发病年龄为 43.5 岁（范围 2～80 岁），女性更常见，男女比例为 1∶（4～6）[1]。消化道 PEComa 最常见的部位有结肠（26%）、肠系膜（20%）、直肠（14%）、胃（8%）、十二指肠（8%）[2]。此外，肝脏、胰腺也是较常见的发病部位。

10.9.1.2 病理

2020 版 WHO 软组织肿瘤分类中，PEComa 仅包括 PEComa-NOS、血管平滑肌肉瘤（AML）和淋巴血管平滑肌增生症（LAM）。形态学表现为血管周区域多数由上皮样细胞（及少数梭形细胞）组成的巢状、梁状或片状结构。免疫组化方面，PEComa 通常表达 2 种平滑肌标记蛋白（Desmin 和/或 SMA 60%～75%）和黑色素标记蛋白（HMB45、melan-A 等），TFE3 蛋白表达可能提示存在 TFE3 重排的肿瘤。

这一组肿瘤生物学行为迥异，可为良性肿瘤或高级别恶性肉瘤（极罕见的腹盆血管周围上皮样细胞肿瘤，伴有核多形性及凝固性坏死）。最常见的转移部位有肺（27.2%）、淋巴结（18.5%）、肝（17.9%）、腹膜（21%）、骨（11%）、其他（23%）。其中局部进展期病变占 8.1%；局地复发占 2.4%；同时性转移占 45.2%，异时性转移占 44.4%[1]。

以下临床病理特征为复发转移的高危因子：

① 肿瘤大小超过 5cm；

② 高级别组织学和高细胞密度；

③ 高分裂指数（>1/50HPF）；

④ 坏死；

⑤ 血管浸润。

恶性 PEComa 应具备两个或更多高危临床病理特征。

10.9.1.3 分子特征

PEComa 易合并 *TSC2*（少数 *TSC1*）双等位基因的突变（共 40%左右），导致这两种抑癌蛋白丢失，但是 mTOR 信号通路异常激活。此外，少数消化道的 PEComa 存在 *TFE3* 基因融合突变[2]。其他常见突变基因有 *TP53*、*ATRX* 和 *MSH3* 等。

10.9.1.4 检查

（1）临床症状 消化道 PEComa 的临床症状无特异性，可能存在腹痛、黑便、便血、肠梗阻、体重下降、贫血，或无症状。

（2）影像学检查 增强 CT、增强 MRI 或 US 能够帮助 PEComa 的诊断。PEComa 在增强 CT 中表现为边界清楚的肿块（多数为单发），增强后呈均匀或不均匀强化；PEComa 在 MRI 检查中表现为 T1 低或等信号、T2 高信号肿块；而在超声检查中表现为回声不均匀、高度血管化的肿物。然而，增强 CT、MRI 或超声无法明确诊断 PEComa。此外，内镜可能发现突入胃肠道的 PEComa 并用于活检。

（3）切除活检或穿刺活检 PEComa 的诊断仍然依赖于活检及病理诊断。

10.9.1.5 总体治疗原则

局限期 PEComa 的主要治疗方式为手术完整切除。对一些肿块巨大无法手术、肿瘤发生播散及多处转移的病例尚缺乏有效系统治疗手段，常规放、化疗无明显疗效。但由于 PEComa 独特的分子机制，针对 mTOR 通路的靶向治疗在肺肾 LAM 或 AML 中已有临床研究证实有效。

10.9.2 血管周围上皮样细胞肿瘤药物治疗方案

10.9.2.1 靶向治疗

- 依维莫司（Everolimus）10mg/d 或 4.5mg/(m^2·d)（目标血液浓度 5～

15ng/mL)，口服（EXIST-1）[3,4]。

使用人群（EXIST-1）

存在室管膜下巨细胞型星形细胞瘤的结节性硬化症（tuberous sclerosis complex，TSC）患者同时合并肾脏血管肌脂瘤，需要注意的是，结节性硬化症是常染色显性遗传，携带胚系的 *TSC2* 或 *TSC1* 基因变异，也有散发案例。

疗效（EXIST-1）

	依维莫司[4.5mg/（m^2·d）]（n=30）	安慰剂（n=14）
客观缓解率*/%	53.3	0
1 年靶器官体积缩小≥50%率/%	56.5	0
2 年靶器官体积缩小≥50%率/%	78.3	0
4 年靶器官体积缩小≥50%率/%	80.0	0

* 所有肿瘤靶病灶（长径≥1cm 的肾血管肌脂瘤可作为靶病灶，最多 5 个靶病灶）；客观缓解率定义为靶病灶体积之和缩小≥50%，无长径≥1cm 的新发病灶，单肾体积无≥20%的增加，无 2 级及以上（CTCAE）的血管肌脂瘤出血事件发生。

毒性（EXIST-1）

单位：%

主要不良反应	依维莫司[4.5mg/(m^2·d)]
口腔溃疡	43.3
抽搐	30.0
黏膜炎	26.7
疲乏	20.0
皮疹	20.0
鼻咽炎	16.7
痤疮	13.3
头晕	13.3
发热	13.3

适用人群（EXIST-2[5]）

明确诊断结节性硬化症或散发 LAM 同时合并血管肌脂瘤（直径≥3cm）的患者。

疗效（EXIST-2）

	依维莫司（10mg/d）（$n=79$）	安慰剂（$n=39$）	HR
客观缓解率*/%	42	0	—
至进展时间/月	未达到	11.4个月	0.08($P<0.0001$)

*靶器官体积缩小≥50%率。

毒性（EXIST-2）

单位：%

主要不良反应	依维莫司（10mg/d）
黏膜炎	48
鼻咽炎	24
痤疮	22
头痛	22
咳嗽	20
高胆固醇血症	20
阿弗他口炎	19
疲乏	18
尿路感染	15
贫血	13
腹泻	13
上呼吸道感染	10

备注

① 近期发表的一项多中心回顾性研究显示68例肾AML患者术前应用依维莫司新辅助治疗，其中41例TSC患者、27例非TSC患者。61%和44.4%的TSC和非TSC患者肿瘤缩小25%及以上；41.5%和18.5%的TSC和非TSC患者肿瘤缩小50%及以上；92.7%和85.2%的TSC和非TSC患者获得了部分肾脏切除术的机会[6]。这显示了非TSC的PEComa患者应用mTOR抑制剂同样有效。

② 有个例报道，对于不可切除的消化道PEComa患者，mTOR抑制剂有效。

- 西罗莫司（Sirolimus）2mg，口服，每天，逐渐增加剂量，至血液浓度5～15ng/mL。

在肺LAM患者中，西罗莫司与安慰剂相比，显著稳定了肺功能，改善了症状及生活质量，降低了血清VEGF-D水平（治疗有效的生物标志物）[7]。

• 白蛋白西罗莫司（Nab-Sirolimus）100mg/m^2，d1、d8，静脉输液，每3周。

适用人群（AMEPCT研究）[8]

局部不可切除或转移性的恶性PEComa，其中盆腔非子宫病变者占18%，后腹膜病变者占18%，小肠及肝病变者各占3%。

疗效

	白蛋白西罗莫司（n=31）
ORR/%	39
CR/%	3
PR/%	36
TSC2 突变 vs. 非 *TSC2* 突变 ORR/%	89 vs. 13
DCR/%	71
DOR/月	7.0
6个月DOR率/%	92
12个月DOR率/%	75
24个月DOR率/%	66
中位PFS/月	10.6
6个月PFS率/%	69
12个月PFS率/%	47
24个月PFS率/%	47
中位OS/月	40.8
12个月OS率/%	89
24个月OS率/%	70

毒性

单位：%

	主要不良反应	≥3级不良反应
血液学毒性		
贫血	47	12
血小板减少	32	3
非血液学毒性		
黏膜炎	79	18
皮疹	56	—

续表

	主要不良反应	≥3 级不良反应
疲乏	59	3
腹泻	38	—
高血糖	35	9
高胆固醇血症	32	3
头痛	29	—
外周水肿	26	—

- **抗血管生成靶向药**

—帕唑帕尼 800mg，每日 1 次，口服。

—索拉非尼 800mg，每日 1 次，口服。

—舒尼替尼 37.5mg，每日 1 次，口服。

一项来自欧洲 5 个肉瘤中心收录 53 例 PEComa 患者的回顾性观察研究显示，抗血管生成靶向药的短期疗效为 PR 8.3%、SD 75%，中位 PFS 5.4 个月[9]。

10.9.2.2 化疗

吉西他滨和蒽环类药物也有一定疗效，可能达到的客观缓解率分别为 20% 和 13.3%。

10.9.2.3 其他治疗

也有个例已将免疫检查点抑制剂应用于 TMB、MSI-H 或 PD-L1 高表达的 PEComa 肿瘤[10,11]。

参考文献

[1] Bourgmayer A, Nannini S, Bonjean P, et al. Natural History and Treatment Strategies of Advanced PEComas: A Systematic Review [J]. Cancers (Basel), 2021, 13 (20): 5227.

[2] Chen Z, Han S, Wu J, et al. A systematic review: perivascular epithelioid cell tumor of gastrointestinal tract [J]. Medicine (Baltimore), 2016, 95 (28): e3890.

[3] Franz DN, Belousova E, Sparagana S, et al. Efficacy and safety of everolimus for subependymal giant cell astrocytomas associated with tuberous sclerosis complex (EXIST-1): a multicentre, randomised, placebo-controlled phase 3 trial [J]. Lancet, 2013, 381 (9861): 125-132.

[4] Kingswood CK, Jozwiak S, Belousova ED, et al. The effect of everolimus on renal angiomyolipoma in patients with tuberous sclerosis complex being treated for subependymal giant cell astrocytoma: subgroup results from the randomized, placebo-controlled, Phase 3 trial EXIST-1

[J]. Nephrol Dial Transplant, 2014, 29 (6): 1203-1210.

[5] Bissler JJ, Kingswood JC, Radzikowska E, et al. Everolimus for angiomyolipoma associated with tuberous sclerosis complex or sporadic lymphagioleiomyomatosis (EXIST-2): a multicentre, randomised, double-blind, placebo-controlled trial [J]. Lancet, 2013, 381 (9869): 817-824.

[6] Su R, Huang T, Gu L, et al. Neoadjuvant everolimus in renal angiomyolipoma with or without tuberous sclerosis complex: Results from a multicenter, retrospective study [J]. Cancer Med, 2024, 13 (17): e70181.

[7] McCormack FX, Inoue Y, Moss J, et al. Efficacy and safety of sirolimus in lymphangioleiomyomatosis [J]. N Engl J Med, 2011, 364 (17): 1595-1606.

[8] Wagner AJ, Ravi V, Riedel RF, et al. nab-Sirolimus for patients with malignant perivascular epithelioid cell tumors [J]. J Clin Oncol, 2021, 39 (33): 3660-3670.

[9] Sanfilippo R, Jones RL, Blay JY, et al. Role of chemotherapy, VEGFR inhibitors, and mTOR inhibitors in advanced perivascular epithelioid cell tumors (PEComas) [J]. Clin Cancer Res, 2019, 25 (17): 5295-5300.

[10] Rémond M, Pachev A, attistella M, et al. Metastatic perirectal PEComa treated by checkpoint inhibitor immunotherapy and multimodal treatment: case report and review of the literature [J]. Ther Adv Med Oncol, 2024, 16: 17588359241280541.

[11] Djerroudi L, Masliah-Planchon J, Brisse HJ, et al. Metastatic malignant perivascular epithelioid cell tumors with microsatellite instability within Lynch Syndrome successfully treated with anti-PD1 pembrolizumab [J]. JCO Precis Oncol, 2023, 7: e2200627.

10.10 滑膜肉瘤

滑膜肉瘤（synovial sarcoma，SS）占软组织肉瘤的5%～10%，在青少年和年轻成人中较为常见，主要影响四肢关节、头颈部，但在消化器官、后腹膜或盆腔中也偶有发生。滑膜肉瘤具备标志性的SSX家族基因易位基因。滑膜肉瘤对于放化疗敏感。

10.10.1 滑膜肉瘤的诊断及总体治疗原则

10.10.1.1 流行病学

滑膜肉瘤为罕见肿瘤，发病率约为0.7例/100万。85%～95%的滑膜肉瘤发生于四肢的软组织，尤其是下肢关节。消化道滑膜肉瘤更为罕见，仅占滑膜肉瘤的<1%，主要发生于胃（44%）、结直肠（28%）及小肠（17%）[1]。

10.10.1.2 病理及分子特征

多为单发肿物，大部分位于消化道黏膜下层，向其他层浸润性生长。大多数存在*SS18-SSX2*或*SS18-SSX1*基因融合突变。可用*SS8-SSX*特异性抗体免疫组化、*SS18*荧光原位杂交（FISH）或测序Q-PCR等方法检测。

10.10.1.3 检查

胃肠道滑膜肉瘤通常症状不特异，需要与胃肠道其他软组织肉瘤相鉴别，如胃肠间质瘤、平滑肌肿瘤、孤立性纤维瘤、卡波西肉瘤、子宫内膜肉瘤、恶性周围神经鞘肿瘤等。局限性病灶可手术切除，但术后可能复发。不可切除的疾病可通过穿刺活检明确病理诊断。

10.10.2 滑膜肉瘤药物治疗方案

消化道或腹、盆腔滑膜肉瘤可能对蒽环类药物及异环磷酰胺初始治疗敏感，两者联合的客观缓解率为28%～40%，局部不可切除或转移性病变患者的中位PFS为6.3～8.3个月，中位OS约为15.3个月。方案如下。

• 多柔比星 75mg/m^2，静脉推注，d1 或持续静脉输注 72h，每 3 周，共 6 周期。

• 多柔比星 75mg/m^2（或 25mg/m^2，d1～d3）iv＋异环磷酰胺 10mg/m^2（总量）ivdrip d1～d4，每 3 周，共 6 周期。

近来，一种 T 细胞受体基因疗法 Afamitresgene Autoleucel（商品名 Tecelra）被批准用于滑膜肉瘤的后线治疗。Afamitresgene Autoleucel 是自体 T 细胞，用基因工程学技术使这些 T 细胞产生能够识别肿瘤细胞高表达的 MAGE-A4 蛋白（一种肿瘤睾丸抗原）的 T 细胞受体。SPEARHEAD-1 研究显示，Afamitresgene Autoleucel（1×10^9～10×10^9 T 细胞）用于 MAGE-A4 和 HLA-A＊02 亚型阳性的经治滑膜肉瘤后线治疗的客观缓解率为 43%，DOR 约为 6 个月。不良反应主要为细胞因子释放综合征（71%）以及白细胞减少（96%）[2]。

参考文献

[1] Requena DO, Longacre TA, Rosenberg AE, et al. Synovial Sarcoma of the Gastrointestinal Tract [J]. Mod Pathol, 2024, 37 (1): 100383.

[2] D'Angelo SP, Araujo DM, Razak ARA, et al. Afamitresgene autoleucel for advanced synovial sarcoma and myxoid round cell liposarcoma (SPEARHEAD-1): an international, open-label, phase 2 trial [J]. Lancet, 2024, 403 (10435): 1460-1471.

11

腹膜间皮瘤

腹膜间皮瘤是罕见的、原发于腹膜的恶性肿瘤，起源于腹膜间皮细胞，以沿腹膜表面弥漫、侵袭性生长为主要特征。腹膜间皮瘤的研究较胸膜间皮瘤少，虽然两者的主要危险因素都与石棉等工业污染物相关，但两者的基因表达特征不同，可能在分子学发病机制方面存在差异。本章将对腹膜间皮瘤的诊断、分型进行简要介绍，而后重点介绍系统性药物治疗。

11.1 腹膜间皮瘤的诊断及总体治疗原则

11.1.1 流行病学

腹膜间皮瘤占所有间皮瘤的 7%～30%[1]。男性更容易发生胸膜间皮瘤，女性更容易患腹膜间皮瘤。我国对腹膜间皮瘤的流行病学研究有限。2000 年至 2013 年，我国石棉暴露人群中腹膜间皮瘤的发病率从 2.14/10 万增加至 3.14/10 万，死亡率从 1.24/10 万升至 2.24/10 万；暴露人群诊断腹膜间皮瘤时的平均年龄为 55.2 岁[2]。

11.1.2 分期

由于肿瘤的侵袭和转移特征，腹膜间皮瘤不适合传统的 TNM 分期系统。目前可采用一种新的分期系统，基于肿瘤对腹膜的侵犯程度（T 分期）、腹腔内淋巴结转移情况（N 分期），以及有无腹腔外转移（M 分期），将肿瘤分为Ⅰ期、Ⅱ期、Ⅲ期[3]。T 分期是根据腹膜癌指数（PCI）的计算来确定的，PCI 能够衡量肿瘤种植的体积和范围。

恶性腹膜间皮瘤的 TNM 分期系统[3]

分期	PCI	T	N	M	5 年生存率
Ⅰ	1～10	T1	N0	M0	87%
Ⅱ	11～30	T2～3	N0	M0	53%
Ⅲ	≥30	T4	N0～1	M0～1	29%
		T1～4	N0	M0～1	
		T1～4	N0～1	M1	

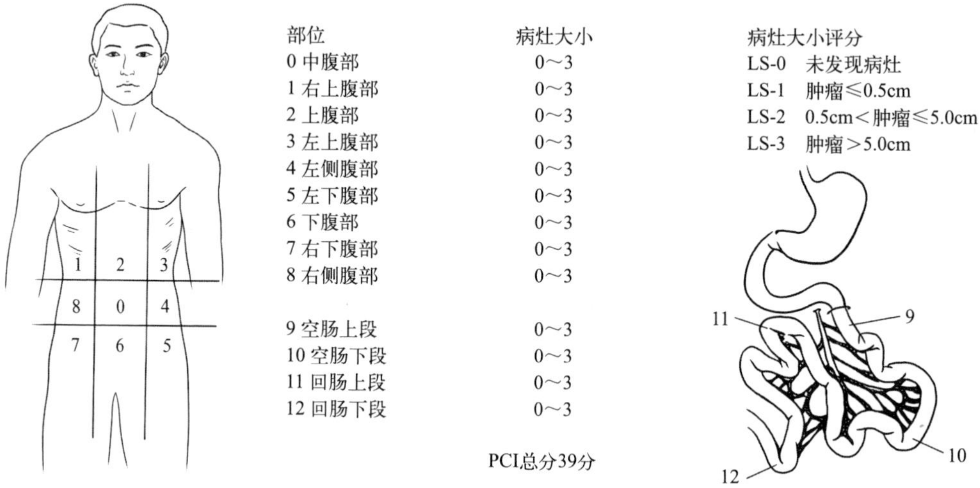

腹膜癌指数（PCI）评分[3]

应考虑病变大小（LS）。LS-0 表示无恶性结节；小于 0.5cm 的肿瘤结节用 LS-1 评分表示（肿瘤结节数未评分；仅计算最大结节的大小）；0.5～5.0cm 之间的肿瘤结节用 LS-2 评分表示；任意方向大于 5.0cm 的肿瘤结节用 LS-3 评分表示。肿瘤分层的程度也表明腹部或盆腔区域的 LS-3 评分。这 13 个区域中的每个区域都获得了 LS 分数。患者腹膜癌指数的计算为 13 个腹-骨盆区域的平均病变大小评分之和。最高分是 39（13×3）分

11.1.3 病理

腹膜间皮瘤可分为 3 种组织学亚型：上皮样型、肉瘤样型和双相型（混合型）；其特征性组织学表现与胸膜间皮瘤相似；管状乳头状（高分化）间皮瘤是罕见亚型。

在临床实践中，免疫组织化学染色对于腹膜间皮瘤的病理诊断是必不可少的。目前，没有单一的免疫组化标志物是兼顾较高敏感性和特异性的，因此推荐应用不同的标志物进行联合诊断，包括至少两种间皮细胞标志物（D2-40、钙视网膜蛋白、WT-1、CK5/6）阳性，且除外其他肿瘤的标志物，如 TTF-1、CEA、LeuM1、Ber-Ep4、B72.3、Bg8、PAX-8、MOC-31 及 Claudin-4 等[4]。对肉瘤性间皮瘤最敏感的标志物是 D2-40/ Podoplanin（跨膜黏膜蛋白）[5]。

腹膜间皮瘤有两种罕见亚型。

（1）高分化乳头状间皮瘤 常起源于育龄期女性盆腔腹膜[6]，病因不明。肿瘤的生物学行为多为惰性，肿瘤的体积较小（多数直径＜2cm），病灶无侵袭性，常因其他指征行手术时偶然发现[7]。组织学上，肿瘤多呈分化良好的乳头状结构。高分化乳头状间皮瘤因其乳头状结构、上皮细胞形态及免疫表型，属于上皮型间皮

瘤。通常认为高分化乳头状间皮瘤是低级别恶性肿瘤，手术完全切除后治愈率较高，但需长期随访，因其可能复发及进展。

（2）多囊性间皮瘤 常起源于女性的盆腔腹膜表面，男性患者少见。该病与既往腹部手术、子宫内膜异位症或盆腔炎性疾病病史有关。该病的起源不详。其组织学表现无明显异常且生物学行为呈惰性，属于上皮型分化。其手术治疗后复发风险较高（可达 50%）[8]。绝大多数患者的生存情况并不受其影响。但局部复发常见，并会导致并发症。这些肿瘤体积较大（诊断时平均为 13cm），包含很多葡萄串样内衬间皮的簇状囊肿，这些囊肿沿盆腔腹膜生长。虽然该病的组织学十分明确，但其发病机制、自然病程和临床治疗尚不明确。手术切除可治愈，但与高分化乳头状间皮瘤一样，需长期随访。

11.1.4 总体治疗原则

肿瘤细胞减灭术（CRS）联合腹腔热灌注化疗（HIPEC）是目前治疗腹膜间皮瘤的主要方案，尤其是对于早期诊断且肿瘤局限于腹膜的患者。

11.2 腹膜间皮瘤药物治疗方案

与腹膜间皮瘤最佳治疗方案相关的前瞻性临床研究较少、规模小，目前多参考胸膜间皮瘤的研究数据。下面就目前的几种治疗选择逐一说明。

11.2.1 肿瘤细胞减灭术和腹腔热灌注化疗

腹膜间皮瘤多播散于腹腔，肿瘤细胞减灭术（CRS）和腹腔热灌注化疗（HIPEC）作为控制肿瘤进展的核心治疗方法，被广泛采用。采用该疗法患者的中位 OS 为 38.4～63.2 个月，5 年生存率 39%～91.3%，围手术期死亡率 0～6%[9]。

适应证：无腹膜外转移证据、体能状态良好、疾病负担允许手术减瘤至微小残留病变（不超过 2～2.5mm）的患者。

可用于腹腔化疗的药物有以铂类为基础的化疗（顺铂、奥沙利铂、卡铂）、非铂类化疗（丝裂霉素、多柔比星、紫杉醇、氟尿嘧啶）。

CRS 和 HIPEC 合并发生的不良事件主要包括肺部感染、胆漏、腹腔脓肿、深静脉血栓形成、吻合口瘘、充血性心力衰竭、肠瘘、肠梗阻、切口裂开、血液学毒性、脑梗死、胸腔积液和中、重度低白蛋白血症。

11.2.2 姑息化疗治疗方案

对于不适合 CRS/HIPEC 的患者，我们建议进行全身系统性药物治疗。

- **培美曲塞+顺铂**

剂量

每 3 周为 1 周期。

—培美曲塞 500mg/m^2，ivdrip，d1，每 3 周。

—顺铂 75mg/m^2，ivdrip，d1，每 3 周。

疗效

单盲随机安慰剂对照Ⅲ期研究将 456 例胸膜间皮瘤患者随机分为两组：培美曲塞＋顺铂组、安慰剂＋顺铂组。培美曲塞＋顺铂组的总生存期显著延长（12.1 个月 vs. 9.3 个月；P＝0.020），客观缓解率更高（41% vs. 17%）[10]。

毒性

现有数据表明，培美曲塞+顺铂对腹膜间皮瘤的效果与胸膜间皮瘤相当，且耐受性良好。3～4 级不良事件发生率较低，其中血液毒性反应（2%）和非血液毒性反应，如脱水（7%）、恶心（5%）和呕吐（5%）最为常见。

• 培美曲塞+顺铂+贝伐单抗

适用人群

参考胸膜间皮瘤，目前也作为一线治疗首选方案，适用于无贝伐珠单抗使用禁忌证（控制不佳的高血压、深静脉血栓形成、手术前后或脏器穿孔等）的患者。

剂量

每 3 周为 1 周期，6 周期完成后，继续接受贝伐珠单抗维持治疗（每 3 周）。

—培美曲塞 500mg/m^2，ivdrip，d1，每 3 周。

—顺铂 75mg/m^2，ivdrip，d1，每 3 周。

—贝伐珠单抗 15mg/kg，ivdrip，d1，每 3 周。

疗效

MAPS[11] 试验将 448 例胸膜间皮瘤患者随机分配至培美曲塞+顺铂+贝伐珠单抗组或培美曲塞+顺铂组。加用贝伐珠单抗组的 PFS 更长（中位 PFS 为 9.2 个月 vs. 7.3 个月，HR=0.61，95%CI 0.50～0.75），OS 延长（中位 OS 为 18.8 个月 vs. 16.1 个月，HR=0.77，95%CI 0.62～0.95）。

• 伊匹木单抗+纳武利尤单抗

适用人群

基于胸膜间皮瘤的研究结果，目前检查点抑制剂联用（即伊匹木单抗+纳武利尤单抗）的双药免疫治疗被推荐作为一线治疗选择。

剂量

治疗 2 年。

—纳武利尤单抗 3mg/kg，ivdrip，d1，每 2 周。

—伊匹木单抗 1mg/kg，ivdrip，d1，每 6 周。

疗效

关于Ⅲ期胸膜间皮瘤的 CheckMate 743 研究结果显示，纳武利尤单抗/伊匹木单抗组的中位 OS 为 18 个月，铂类药物+培美曲塞组为 14 个月（HR=0.74，96.6% CI 0.60～0.91），两组的 3 年 OS 结果分别为 23%和 15%[12]。需注意，并非所有患者亚组都能从免疫治疗获得同等益处。在胸膜间皮瘤中，一线免疫治疗对非上皮样型肿瘤似乎最有效，而大多数腹膜间皮瘤为上皮样型。选择双药免疫治疗前需要综合考虑患者的病理分型、耐受性及患者意愿。

备注

① 一些小规模研究，在腹膜间皮瘤中探索了其他免疫检查点抑制剂的疗效，如Ⅰb 期 JAVELIN 试验（三线，阿维鲁单抗）、NIBIT-MESO-1 试验（一线/后线，替西木单抗＋度伐利尤单抗），样本量较小，较难全面评估有效性及安全性。

② 对于错配修复缺陷（dMMR）/微卫星高度不稳定（MSI-H）的患者，可考虑采用单药免疫治疗，如帕博利珠单抗。

• 阿替利珠单抗+ 贝伐珠单抗

剂量

—阿替利珠单抗 1200mg，ivdrip，d1，每 3 周。

—贝伐珠单抗 15mg/kg，ivdrip，d1，每 3 周。

疗效

一项Ⅱ期试验[13]纳入 20 例接受铂类药物＋培美曲塞化疗后疾病进展或对该方案不耐受的晚期腹膜间皮瘤患者，发现阿替利珠单抗＋贝伐珠单抗的客观缓解率为 40%，中位缓解持续时间为 12.8 个月，1 年无进展生存率为 61%。

毒性

3 级或更严重不良反应包括高血压（8 例）、贫血（2 例）、血小板减少（1 例）、胰腺炎（1 例）、肠梗阻（1 例）、腹痛（1 例）、血栓栓塞事件（1 例）和转氨酶升高（1 例）。

• 其他化疗方案

吉西他滨＋/－顺铂、长春瑞滨也是胸膜间皮瘤后线治疗可选择方案，但缺乏腹膜间皮瘤的研究数据，可在临床实践中综合患者情况进行选择。

附加说明

对于肿瘤的生物学行为呈惰性、分化良好的高分化乳头状腹膜间皮瘤和多囊性间皮瘤患者，我们建议初始治疗仅行手术切除，而不是 CRS、HIPEC，或全身药物治疗，但需要定期随访。

参考文献

[1] Moolgavkar SH, Meza R, Turim J. Pleural and peritoneal mesotheliomas in SEER: age effects and temporal trends, 1973-2005 [J]. Cancer Causes Control, 2009, 20: 935-944. doi:

10. 1007/s10552-009-9328-9.

[2] Carbone M, Guo Z, Mao W. Improving the accuracy of mesothelioma diagnosis in China [J]. J Thorac Oncol, 2017, 12: e132. doi: 10. 1016/j. jtho. 2017. 04. 020.

[3] Yan TD, Deraco M, Elias D, et al. A novel tumor-node-metastasis (TNM) staging system of diffuse malignant peritoneal mesothelioma using outcome analysis of a multi-institutional database [J]. Cancer, 2011, 117 (9): 1855-1863.

[4] Husain AN, Colby TV, Ordóñez NG, et al. Guidelines for pathologic diagnosis of malignant mesothelioma 2017 update of the consensus statement from the international mesothelioma interest group [J]. Arch Pathol Lab Med, 2018, 142: 89-108.

[5] Chirieac LR, Pinkus GS, Pinkus JL, et al. The immunohistochemical characterization of sarcomatoid malignant mesothelioma of the pleura [J]. Am J Cancer Res, 2011, 1: 14-24.

[6] Takeshima Y, Amatya VJ, Kushitani K, et al. A useful antibody panel for differential diagnosis between peritoneal mesothelioma and ovarian serous carcinoma in Japanese cases [J]. Am J Clin Pathol, 2008, 130 (5): 771.

[7] Hoekstra AV, Riben MW, Frumovitz M, et al. Well-differentiated papillary mesothelioma of the peritoneum: a pathological analysis and review of the literature [J]. Gynecol Oncol, 2005, 98 (1): 161.

[8] Katsube Y, Mukai K, Silverberg SG. Cystic mesothelioma of the peritoneum: a report of five cases and review of the literature [J]. Cancer, 1982, 50 (8): 1615.

[9] Solanki SL, Mukherjee S, Agarwal V, et al. Society of onco-anaesthesia and perioperative care consensus guidelines for perioperative management of patients for cytoreductive surgery and hyperthermic intraperitoneal chemotherapy (CRS-HIPEC) [J]. Indian J Anaesth, 2019, 63: 972-987.

[10] Vogelzang NJ, Rusthoven JJ, Symanowski J, et al. Phase Ⅲ study of pemetrexed in combination with cisplatin versus cisplatin alone in patients with malignant pleural mesothelioma [J]. J Clin Oncol, 2003, 21 (14): 2636.

[11] Zalcman G, Mazieres J, Margery J, et al. Bevacizumab for newly diagnosed pleural mesothelioma in the Mesothelioma Avastin Cisplatin Pemetrexed Study (MAPS): a randomised, controlled, open-label, phase 3 trial [J]. Lancet, 2016, 387 (10026): 1405.

[12] Baas P, Scherpereel A, Nowak AK, et al. First-line nivolumab plus ipilimumab in unresectable malignant pleural mesothelioma (CheckMate 743): a multicentre, randomised, open-label, phase 3 trial [J]. Lancet, 2021, 397 (10272): 375.

[13] Kanwal Raghav, Suyu Liu, et al. Efficacy, Safety and Biomarker Analysis of Combined PD-L1 (Atezolizumab) and VEGF (Bevacizumab) Blockade in Advanced Malignant Peritoneal Mesothelioma [J]. Cancer Discov, 2021, 11 (11): 2738-2747.

12

原发性腹膜癌

原发性腹膜癌（primary peritoneal carcinoma，PPC）是指原发于腹膜间皮的恶性肿瘤，呈多灶性生长，临床少见，发病率约为0.7/10万，占所有女性癌症的0.5%～1%，且多发生于女性，男女发病比例约为1∶4。其发病机制尚不完全明确，可能与遗传、基因突变、环境因素等有关。其生物学行为、病理特征及治疗策略与卵巢癌高度相似。

12.1 原发性腹膜癌的诊断与分型分期

12.1.1 流行病学

	数据
全球年发病率	0.7/10万
患者性别比例(女∶男)	4∶1
中位发病年龄	60～65岁
遗传关联	*BRCA1/2* 突变(15%～20%病例)

12.1.2 病理类型

① 高级别浆液性癌：70%～80%。

② 子宫内膜样癌：10%。

③ 透明细胞癌：10%。

④ 黏液性癌：3%。

⑤ 低级别浆液性癌：<5%。

12.1.3 诊断标准

① 首先排除卵巢原发癌、腹膜间皮瘤及其他部位原发肿瘤的腹膜转移。

② 双侧卵巢正常大小，或良性增大。

③ 如卵巢有肿瘤，肿瘤直径应小于5mm，且主要侵犯卵巢表面，卵巢实质内的肿瘤细胞较少。

④ 病理上组织形态与卵巢浆液性癌等上皮性肿瘤相似；免疫组化表达上皮性

标志物。

国内学者提出的诊断标准为：

① 腹膜有散在结节和/或腹腔特别是盆腔内有局限性肿瘤。

② 双侧卵巢（包括输卵管）正常，或仅在其表面有易于剥除的散在粟粒样结节。

③ 胃肠道、肝、胰等内脏器官无原发癌灶。

④ 无异位卵巢或中肾管残余肿瘤。

12.1.4 检查

（1）临床表现 起病隐匿，随着病情进展，可出现腹胀、腹痛、腹部肿块、腹水等。肿瘤压迫或侵犯胃肠道可引起食欲减退、恶心、呕吐、便秘或腹泻等症状，严重时可导致肠梗阻。晚期患者可出现消瘦、乏力、贫血、发热等全身症状。体征：大量腹水时，腹部明显膨隆，呈蛙状腹，移动性浊音阳性。部分女性患者妇科检查可触及直肠子宫陷凹或盆腔质硬结节，部分有阴道后穹隆结节。

（2）实验室检查 CEA、CA125。

（3）影像学检查 腹、盆腔增强CT/MRI评估肿瘤范围，PET-CT排除远处转移。

（4）病理 腹腔镜活检或腹水细胞学，需满足：

① 免疫组化：WT1＋/PAX8＋/CK7＋（浆液性表型）。

② 排除间皮瘤：calretinin－/D2-40－。

（5）分子检测 *BRCA1/2*、HRD状态、PD-L1 CPS评分（≥1%为阳性）。

12.1.5 FIGO分期

分期	定义
Ⅰ期	局限于腹膜单侧区域
Ⅱ期	盆腔内扩散（子宫、膀胱、直肠）
Ⅲ期	腹膜广泛转移或淋巴结阳性
Ⅳ期	远处转移（胸腔积液、肝实质转移等）

12.1.6 总体治疗原则

对于符合条件的患者，肿瘤细胞减灭术（CRS）和腹腔热灌注化疗（HIPEC）是目前原发性腹膜癌最主要的治疗方法之一，旨在尽可能清除腹膜上的癌细胞，并利用高温化疗药物杀死残留的微小癌细胞。对于不可立即手术的患者，术前新辅助化疗可以帮助缩小肿瘤，提高手术切除率，减少手术风险；而术后辅助化疗可在手术后进一步清除可能残留的癌细胞。此外，包括化疗、靶向治疗及免疫治疗在内的药物治疗，用于无法手术切除或转移性原发腹膜癌患者的姑息治疗。

12.2 原发性腹膜癌药物治疗方案

12.2.1 围术期治疗方案

（1）可手术患者（Ⅲ期以下）

• 目标：尽可能切除肉眼可见的肿瘤组织，最大程度减瘤（R0/R1）。

• 术式：全腹膜肿瘤细胞减灭术＋ 子宫双附件切除 ＋ 大网膜切除 ＋ 淋巴结清扫。

• 辅助治疗

—高级别浆液性癌

Ⅰ～Ⅱ期：含铂方案 6 周期。

Ⅲ～Ⅳ期：含铂方案 6～8 周期。

—子宫内膜样癌

ⅠA/ⅠB 期 G1/G2：观察。

ⅠA/ⅠB 期 G2/G3 及ⅠC 期：含铂方案 3～6 周期。

Ⅱ～Ⅳ期：含铂方案 6 周期。

• 方案：最常用 TC 方案（紫杉醇 175mg/m^2＋卡铂 AUC5～6mg·min/mL，q3w）。

（2）不可手术患者（Ⅲ/Ⅳ期）

• 新辅助化疗（NACT）：对于肿瘤体积较大、手术难以彻底切除的患者，可考虑先行新辅助化疗，使肿瘤缩小，提高手术切除率，减少手术并发症。

• 方案

—首选：紫杉醇＋卡铂±贝伐珠单抗。

—替代方案：多西他赛＋卡铂、紫杉醇＋卡铂剂量密集周疗；其间联合肿瘤细胞减灭术。

• ANTHALYA 试验

研究类型

法国单臂、多中心Ⅱ期临床试验[1]。

适用人群

经组织学证实为晚期上皮性卵巢癌、输卵管癌或原发性腹膜癌（FIGO ⅢC～Ⅳ期）

不适合直接进行初次肿瘤细胞减灭术的患者，无肠梗阻表现。

治疗方案

治疗阶段	治疗方案	治疗周期
新辅助治疗	贝伐珠单抗(15mg/kg,ivdrip,d1)＋卡铂(AUC5mg·min/mL,ivdrip,d1)＋紫杉醇(175mg/m^2,ivdrip,d1)	每3周1次,共4周期
手术治疗	间歇性肿瘤细胞减灭术	新辅助治疗后3～5周内进行
辅助治疗	贝伐珠单抗(15mg/kg,ivdrip,d1)＋卡铂(AUC5mg·min/mL,ivdrip,d1)＋紫杉醇(175mg/m^2,ivdrip,d1)	每3周1次,共4周期

疗效

终点指标	结果(n＝56)
完全切除率(R0)/%	75.0
部分切除率(R1)/%	16.0
客观缓解率(ORR)/%	82.1
中位无进展生存期(PFS)/月	18.4
中位总生存期(OS)/月	38.1

安全性数据

不良事件(≥3级)	发生率/%
中性粒细胞减少	39.3
高血压	16.1
蛋白尿	8.9
血栓栓塞事件	7.1
胃肠道穿孔	3.6
伤口愈合延迟	5.4

注：此表仅列举主要不良反应。

重要结论

贝伐珠单抗联合化疗用于新辅助治疗显示出较高的R0切除率（75%）；治疗方案耐受性良好，未出现意外的安全性问题；中位PFS（18.4个月）和中位OS（38.1个月）的结果令人鼓舞。

12.2.2 姑息一线治疗方案

以含铂联合化疗为主±贝伐珠单抗。

- **GOG-111 试验**

研究类型

随机对照Ⅲ期临床试验（1996 年）[2]。

适用人群

晚期卵巢癌患者（FIGO Ⅲ～Ⅳ期）伴初次肿瘤细胞减灭术后残留病灶>1cm，包括原发性腹膜癌。

治疗方案

组别	治疗方案	治疗周期
实验组（$n=184$）	紫杉醇（135mg/m^2，ivdrip，d1）＋顺铂（75mg/m^2，ivdrip，d1）	每 3 周 1 次，共 6 周期
对照组（$n=202$）	环磷酰胺（750mg/m^2，iv，d1）＋顺铂（75mg/m^2，ivdrip，d1）	每 3 周 1 次，共 6 周期

疗效

终点指标	实验组（$n=184$）	对照组（$n=202$）	统计学差异
客观缓解率（ORR）/%	73	60	$P=0.01$
临床完全缓解率（cCR）/%	51	31	$P<0.001$
中位 PFS/月	18	13	$P<0.001$
中位 OS/月	38	24	$P<0.001$

安全性数据

单位：%

主要不良事件（≥3 级）	实验组	对照组
中性粒细胞减少	81	58
中性粒细胞减少性发热	21	4
神经毒性	28	20
过敏反应	18	0
脱发	55	15

注：此表仅列举主要不良反应。

结论

该研究是卵巢癌治疗史上的里程碑式研究，直接改变了晚期卵巢癌的标准治疗方案，首次证实紫杉醇＋顺铂方案较传统环磷酰胺＋顺铂方案显著延长 PFS 和 OS，确立了紫杉醇在卵巢癌一线治疗中的地位，尽管血液学毒性增加，但总体安全性可接受，为后续卵巢癌治疗方案优化奠定了基础。

- **GOG-158 试验**

研究类型

随机对照Ⅲ期临床试验（2003）[3]。

适用人群

晚期卵巢癌患者（Ⅲ期或Ⅳ期）经手术减瘤后残留病灶≤1cm，包括原发性腹膜癌。

治疗方案

实验组：卡铂（AUC 7.5mg·min/mL）＋紫杉醇（175mg/m^2），静脉输液，每 3 周 1 次，共 6 周期。

对照组：顺铂（75 mg/m^2）＋紫杉醇（135mg/m^2），静脉输液，每 3 周 1 次，共 6 周期。

疗效

终点指标	卡铂＋紫杉醇 (n=420)	顺铂＋紫杉醇 (n=420)	HR(95% CI)
中位 PFS/月	22.0	21.7	0.92 (0.79～1.08)
中位 OS/月	57.4	48.7	0.84 (0.70～1.02)
5 年生存率/%	47	43	—
ORR/%	67	62	—

毒性

单位：%

主要不良反应	实验组	对照组
中性粒细胞减少	92	83
血小板减少	25	6
贫血	28	20
神经毒性	11	27
肾毒性	1	9
恶心/呕吐	7	18

注：此表仅列举主要不良反应。

结论

卡铂+紫杉醇方案在疗效上非劣效于顺铂+紫杉醇方案（PFS 和 OS 无统计学显著差异）；卡铂组神经毒性和肾毒性显著降低，但血液学毒性（尤其是血小板减少）更常见。该研究确立了卡铂+紫杉醇作为晚期卵巢癌术后标准治疗方案的地位。

- **ICON7 试验**

研究类型

随机对照Ⅲ期临床试验[4,5]。

适用人群

新诊断的高危早期（FIGO Ⅰ～Ⅱa 期）和晚期（FIGO Ⅱb～Ⅳ期）上皮性卵巢癌患者，包括原发性腹膜癌。

方案

组别	治疗方案	给药间隔	治疗周期
实验组	卡铂（AUC5mg·min/mL 或 6mg·min/mL，ivdrip，d1）+紫杉醇（175mg/m^2，ivdrip，d1）+贝伐珠单抗（7.5mg/kg，ivdrip，d1）	每 3 周 1 次	6 周期化疗+12 周期贝伐珠单抗维持
对照组	卡铂（AUC5mg·min/mL 或 6mg·min/mL，ivdrip，d1）+紫杉醇（175mg/m^2，ivdrip，d1）	每 3 周 1 次	6 周期化疗

疗效

终点指标	实验组（n=764）	对照组（n=764）	统计学差异
中位 PFS/月	19.0	17.3	HR=0.81(95%CI 0.70～0.94；P=0.004)
高危患者中位 PFS/月	15.9	10.5	HR=0.68(95%CI 0.55～0.83)
中位 OS/月	58.0	58.6	HR=0.99(95%CI 0.85～1.14；P=0.85)
高危患者中位 OS/月	39.3	30.2	HR=0.78(95%CI 0.63～0.97)

安全性

单位：%

主要不良事件(≥3 级)	实验组	对照组
高血压	9.6	0.9
蛋白尿	2.1	0.3
胃肠道穿孔	1.7	0.3

续表

主要不良事件(≥3级)	实验组	对照组
血栓栓塞事件	6.6	5.5
中性粒细胞减少	42.0	39.0

注：此表仅列举主要不良反应。

结论

贝伐珠单抗联合化疗显著改善了患者的PFS（HR=0.81），但未改善总体人群的OS，在高危患者（FIGO分级Ⅳ期或Ⅲ期但减瘤术后残余病灶>1cm）亚组中观察到PFS和OS方面的显著获益，安全性特征与贝伐珠单抗已知的安全性一致，为其在卵巢癌治疗中的应用提供了重要证据。

- **GOG-0218试验**

研究类型

随机对照Ⅲ期临床试验[6,7]。

适用人群

新诊断的晚期上皮性卵巢癌、输卵管癌或原发性腹膜癌（FIGO Ⅲ～Ⅳ期）FIGO Ⅲ期（术后残留病灶>1cm）或FIGO Ⅳ期；接受过初次肿瘤细胞减灭术（≤12周）。

方案

组别	治疗方案	治疗周期
对照组	卡铂(AUC6mg·min/mL)+紫杉醇(175mg/m^2)+安慰剂,ivdrip	6周期化疗+安慰剂维持(至16周期)
贝伐珠单抗初始组	卡铂(AUC6mg·min/mL)+紫杉醇(175mg/m^2)+贝伐珠单抗(15mg/kg),ivdrip	6周期化疗+安慰剂维持(至16周期)
贝伐珠单抗全程组	卡铂(AUC6mg·min/mL)+紫杉醇(175mg/m^2)+贝伐珠单抗(15mg/kg),ivdrip	6周期化疗+贝伐珠单抗维持(至16周期)

疗效

终点指标	对照组 (n=625)	贝伐珠单抗初始组 (n=625)	贝伐珠单抗全程组 (n=623)
中位PFS/月	10.3	11.2(HR=0.91,P=0.16)	14.1(HR=0.72,P<0.001)
中位OS/月	41.1	43.4(HR=0.92,P=0.20)	43.8(HR=0.89,P=0.11)
ORR/%	67.3	74.8	78.5

安全性数据

单位：%

主要不良事件(≥3 级)	对照组	贝伐珠单抗初始组	贝伐珠单抗全程组
高血压	7.2	16.5	22.9
蛋白尿	0.7	2.7	3.4
胃肠道穿孔	0.8	2.8	2.6
中性粒细胞减少	52.0	53.2	53.3
血栓栓塞事件	6.7	7.4	6.6

注：此表仅列举主要不良反应。

结论

与单纯化疗对比，贝伐珠单抗全程组（化疗＋贝伐珠单抗维持）显著延长晚期上皮性卵巢癌、输卵管癌及腹膜癌患者的中位 PFS（3.8 个月获益）；贝伐珠单抗初始组（仅化疗期间）未显示显著 PFS 获益；两组贝伐珠单抗治疗方案均未显著改善 OS；安全性特征与贝伐珠单抗已知安全性一致。

12.2.3 一线维持治疗方案

- **VELIA 试验**

研究类型

随机双盲安慰剂对照Ⅲ期临床试验[8]。

适用人群

新诊断的高级别浆液性卵巢癌（FIGO Ⅲ～Ⅳ期），包括原发性腹膜癌；接受过初次肿瘤细胞减灭术（残留病灶不限）。

方案

组别	治疗方案	治疗周期
对照组	卡铂(AUC6mg·min/mL)＋紫杉醇(175mg/m^2)＋安慰剂→安慰剂维持，ivdrip	6 周期化疗＋安慰剂维持(至 2 年)
维利帕利联合组	卡铂(AUC6mg·min/mL，ivdrip)＋紫杉醇(175mg/m^2，ivdrip)＋维利帕利(300mg po bid)→维利帕利维持(400mg po bid)	6 周期化疗＋维利帕利维持(至 2 年)

疗效

终点指标	对照组（n=375）	维利帕利联合组（n=382）	统计学差异
中位 PFS(ITT 人群)/月	17.3	23.5	HR=0.68(P<0.001)
中位 PFS(*BRCA* 突变)/月	15.2	34.7	HR=0.44(P<0.001)
中位 PFS(HRD 阳性)/月	16.6	31.9	HR=0.57(P<0.001)
3 年 OS 率(*BRCA* 突变)/%	64.5	84.1	HR=0.57(P=0.03)

毒性

单位：%

不良事件(≥3 级)	对照组	维利帕利联合组
贫血	31.6	59.6
血小板减少	5.9	32.9
中性粒细胞减少	42.7	60.0
恶心	1.6	5.0
疲乏	4.3	8.4

注：此表仅列举主要不良反应。

结论

维利帕利联合化疗及维持治疗显著延长全人群 PFS，*BRCA* 突变患者获益最显著（PFS 延长 19.5 个月），HRD 阳性患者同样获得显著 PFS 获益，安全性可控，血液学毒性为主要不良反应。这是首个证实 PARP 抑制剂一线维持治疗全人群获益的Ⅲ期研究，确立了维利帕利在卵巢癌一线治疗中的地位，同时推动 HRD 检测成为卵巢癌常规分子检测。

患者分层	推荐方案	关键试验
BRCA1/2 突变	奥拉帕利(300mg，po，bid)	SOLO-1(中位 PFS NR vs. 13.8 个月)[9]
HRD 阳性	奥拉帕利+贝伐珠单抗	PAOLA-1(中位 PFS 37.2 个月)[10,11]
HRD 阴性/未知	贝伐珠单抗单药(7.5mg/kg，ivdrip，q3w)	GOG-0218(PFS 14.1 个月)

- **SOLO-1 试验**

研究类型

随机双盲安慰剂对照Ⅲ期临床试验[9]。

适用人群

新诊断的 *BRCA* 突变高级别浆液性或子宫内膜样卵巢癌（FIGO Ⅲ～Ⅳ期），

包括原发性腹膜癌；完成含铂化疗后达到完全或部分缓解。

方案

组别	治疗方案	治疗周期
实验组	奥拉帕利(300mg,po,bid)	维持治疗至疾病进展或最长 2 年
对照组	安慰剂	维持治疗至疾病进展或最长 2 年

疗效

终点指标	实验组 (n=260)	对照组 (n=131)	统计学差异
中位 PFS(研究者评估)/月	56.0	13.8	HR=0.33(95%CI 0.25～0.43)
3 年 PFS 率/%	60.0	27.0	—
5 年 PFS 率/%	48.3	20.5	—
中位 PFS/月	未达到	41.9	HR=0.50(95%CI 0.35～0.72)
中位 OS(初步分析)/月	未达到	75.2	HR=0.55(95%CI 0.40～0.76)

毒性

单位：%

主要不良事件(≥3 级)	实验组	对照组
贫血	22	2
中性粒细胞减少	9	2
疲乏	5	1
恶心	3	0
呕吐	2	0

注：此表仅列举主要不良反应。

结论

奥拉帕利维持治疗使 *BRCA* 突变患者疾病进展或死亡风险降低 67%，近 50% 患者在 5 年时仍无疾病进展，首次证实 PARP 抑制剂一线维持治疗的长期总生存获益，这项研究改变了 *BRCA* 突变卵巢癌的一线治疗标准，同时推动 *BRCA* 检测成为新诊断卵巢癌的常规检查。

- **PAOLA-1 试验**

研究类型

随机双盲安慰剂对照Ⅲ期临床试验[10,11]。

适用人群

新诊断的晚期高级别浆液性或子宫内膜样卵巢癌、输卵管癌或原发性腹膜癌（FIGO Ⅲ～Ⅳ期）一线含铂＋贝伐珠单抗化疗后达到CR/PR，不限*BRCA*突变状态。

方案

组别	治疗方案	治疗周期
实验组	奥拉帕利（300mg，po，bid）＋贝伐珠单抗（15mg/kg，ivdrip，q3w）	奥拉帕利维持24个月＋贝伐珠单抗维持15个月
对照组	安慰剂＋贝伐珠单抗（15mg/kg，ivdrip，q3w）	贝伐珠单抗维持15个月

疗效

终点指标	实验组（n＝537）	对照组（n＝269）	统计学差异
中位PFS（BICR评估）/月	22.1	16.6	HR＝0.59（95%CI 0.49～0.72；P＜0.001）
HRD阳性亚组中位PFS/月	37.2	17.7	HR＝0.33（95%CI 0.25～0.45）
*BRCA*突变亚组中位PFS/月	46.8	17.6	HR＝0.31（95%CI 0.20～0.47）
3年PFS率（HRD阳性）/%	47.3	23.4	—

毒性

单位：%

不良事件（≥3级）	实验组	对照组
贫血	17	＜1
中性粒细胞减少	7	1
疲乏	5	1
高血压	19	30
蛋白尿	4	6

注：此表仅列举主要不良反应。

结论

奥拉帕利联合贝伐珠单抗显著延长全人群PFS（5.5个月获益），HRD阳性患者获益最显著（PFS延长19.5个月）；安全性可控，未出现新的安全信号；首个证实PARP抑制剂联合抗血管生成药物在非*BRCA*突变HRD阳性上皮性卵巢癌、输卵管癌及原发腹膜癌患者的疗效，提供了新的标准治疗方案，推动“化疗＋贝伐珠单抗＋PARP抑制剂”三联模式的发展，确立HRD检测在卵巢癌治疗决策中的关键地位。

12.2.4 复发治疗方案

（1）铂敏感复发（无铂间期≥6个月）

① 化疗方案：卡铂＋吉西他滨/脂质体多柔比星±贝伐珠单抗；卡铂＋紫杉醇＋贝伐珠单抗。

② PARP抑制剂维持治疗：尼拉帕利（200～300mg qd）（限于*gBRCA*突变）。

➤ 化疗方案

• OCEANS试验

研究类型

随机双盲安慰剂对照Ⅲ期临床试验[12]。

适用人群

铂敏感复发性上皮性卵巢癌、输卵管癌及原发性腹膜癌患者，既往接受过1次含铂化疗方案，复发间隔≥6个月。

方案

组别	治疗方案	给药方案	治疗周期
实验组	吉西他滨＋卡铂＋贝伐珠单抗→贝伐珠单抗维持	吉西他滨（1000mg/m^2，ivdrip，d1、d8）＋卡铂（AUC4mg·min/mL，ivdrip，d1）＋贝伐珠单抗（15mg/kg，ivdrip，d1）q3w→疾病进展后贝伐珠单抗单药维持	化疗6～10周期，贝伐珠单抗至病情进展或不可耐受毒性
对照组	吉西他滨＋卡铂＋安慰剂→安慰剂维持	吉西他滨（1000mg/m^2，ivdrip，d1、d8）＋卡铂（AUC4mg·min/mL，ivdrip，d1）＋安慰剂 q3w	化疗6～10周期

疗效

终点指标	实验组（n＝242）	对照组（n＝242）	统计学差异
中位PFS（研究者评估）/月	12.4	8.4	HR＝0.484（95%CI 0.39～0.61；P＜0.0001）
ORR/%	78.5	57.4	P＜0.0001
中位缓解持续时间（DOR）/月	10.4	7.4	—
中位OS（最终分析）/月	33.6	32.9	HR＝0.95（95%CI 0.77～1.18；P＝0.65）

毒性

单位：%

不良事件(≥3 级)	实验组	对照组
高血压	17.4	1.0
蛋白尿	8.5	1.0
血栓栓塞事件	6.7	3.3
中性粒细胞减少	34.7	26.9
血小板减少	29.3	18.2

注：此表仅列举主要不良反应。

结论

贝伐珠单抗联合化疗显著延长铂敏感复发患者 PFS（4 个月获益），显著提高客观缓解率和缓解持续时间，但未观察到总生存期的显著改善；该研究为首个证实抗血管生成治疗在铂敏感复发卵巢癌中的治疗价值。

• GOG-0213 试验

研究类型

随机对照Ⅲ期临床试验[13]。

适用人群

复发性铂敏感卵巢癌、输卵管癌及原发性腹膜癌患者，无铂间期≥6 个月。

方案

实验组：卡铂（AUC 5mg·min/mL，ivdrip）+紫杉醇（175mg/m^2，ivdrip）+贝伐珠单抗（15mg/kg，ivdrip），每 3 周 1 次，共 6～8 周期，随后贝伐珠单抗维持治疗至疾病进展。

对照组：卡铂（AUC 5mg·min/mL，ivdrip）+紫杉醇（175mg/m^2，ivdrip），每 3 周 1 次，共 6～8 周期。

疗效

终点指标	卡铂+紫杉醇+贝伐珠单抗	卡铂+紫杉醇	HR(95% CI)
中位 PFS/月	13.8	10.4	0.61(0.51～0.72)
中位 OS/月	42.2	37.3	0.83(0.68～1.00)
ORR/%	78	56	—
二次肿瘤细胞减灭术率/%	38	25	—

毒性

单位：%

不良反应	实验组	对照组
高血压	11	1
蛋白尿	8	0
中性粒细胞减少	53	50
血栓栓塞事件	5	3
胃肠道穿孔	2	0

注：此表仅列举主要不良反应。

结论

贝伐珠单抗联合化疗可显著延长 PFS，但 OS 仅显示趋势性改善（HR＝0.83，P＝0.056）；提高二次肿瘤细胞减灭术率（38% vs. 25%），可能部分解释 OS 获益。安全性方面，贝伐珠单抗增加了高血压、蛋白尿和胃肠道穿孔风险，但血液学毒性与对照组相似。该研究支持贝伐珠单抗在铂敏感复发卵巢癌患者中的使用，尤其是需要延长 PFS 或提高手术机会的患者。

附加说明

GOG-0213 是首个证明贝伐珠单抗在复发性卵巢癌中 PFS 获益的Ⅲ期研究，为后续 PARP 抑制剂等靶向药物的研究奠定了基础。OS 未达统计学显著性，可能与后续治疗（如 PARP 抑制剂）的影响有关。该方案（卡铂＋紫杉醇＋贝伐珠单抗）成为复发性铂敏感卵巢癌的标准治疗选择之一。

➢ PARP 抑制剂复发维持治疗

FDA 曾批准尼拉帕利、奥拉帕利和鲁卡帕尼（商品名：Rubraca）用于复发性铂敏感疾病的维持治疗，但后续回顾性分析未显示 OS 有显著改善，FDA 修改适应证，将上述 PARP 抑制剂仅用于具有 *BRCA* 突变的铂敏感复发卵巢癌患者。NCCN 指南更新为，PARP 抑制剂在复发铂敏感疾病维持治疗中的使用仅限于特定人群，且不推荐贝伐珠单抗联合 PARP 抑制剂。

- **ARIEL3 试验**

研究类型

随机双盲安慰剂对照Ⅲ期临床试验[14]。

适用人群

铂敏感复发性高级别上皮性卵巢癌患者（含输卵管癌和原发性腹膜癌），接受过≥二线含铂化疗，最近一次含铂化疗后达到 CR 或 PR，不限 *BRCA* 突变状态。

方案

组别	方案	治疗周期
实验组	鲁卡帕尼(600mg,po,bid)	持续治疗至疾病进展或不可耐受毒性
对照组	安慰剂	同"实验组"

疗效

终点指标	实验组 ($n=375$)	对照组 ($n=189$)	统计学差异
中位 PFS(ITT)/月	10.8	5.4	HR=0.36($P<0.0001$)
BRCA 突变亚组中位 PFS/月	16.6	5.4	HR=0.23($P<0.0001$)
HRD 阳性亚组中位 PFS/月	13.6	5.4	HR=0.32($P<0.0001$)
中位 PFS2(ITT)/月	21.0	16.1	HR=0.52($P<0.0001$)

注：PFS2 指从随机到二线治疗疾病进展的时间。

毒性

单位：%

不良事件(≥3 级)	实验组	对照组
贫血	25	1
血小板减少	14	1
中性粒细胞减少	11	1
疲乏	10	4
ALT/AST 升高	11	1

注：此表仅列举主要不良反应。

结论

鲁卡帕尼显著延长全人群 PFS（5.4 个月绝对获益），*BRCA* 突变患者获益最显著（PFS 延长 11.2 个月），HRD 阳性非 *BRCA* 突变患者同样获得显著 PFS 获益。

- **NORA 试验**

研究类型

随机双盲安慰剂对照Ⅲ期临床试验[15]。

适用人群

铂敏感复发性高级别浆液性卵巢癌患者（含输卵管癌和原发性腹膜癌），接受过≥二线含铂化疗，最近一次含铂化疗后达到 CR 或 PR，不限 *BRCA* 突变状态。

方案

组别	治疗方案	治疗周期
实验组	尼拉帕利(300mg,po,qd)	持续治疗至疾病进展或不可耐受毒性
对照组	安慰剂	同“实验组”

疗效

终点指标	实验组	对照组	统计学差异
中位 PFS(胚系 *BRCA* 突变队列)/月	21.0	5.5	HR=0.27(95%CI 0.17～0.41)
中位 PFS(非胚系 *BRCA* 突变 HRD 阳性队列)/月	12.9	3.8	HR=0.38(95%CI 0.24～0.59)
中位 PFS(全人群)/月	9.3	3.9	HR=0.32(95%CI 0.24～0.43)
中位 PFS2(全人群)/月	21.0	16.1	HR=0.52(P<0.0001)

毒性

单位:%

不良事件(≥3 级)	实验组	对照组
血小板减少	33.8	0.6
贫血	25.3	0.6
中性粒细胞减少	19.6	1.7
高血压	8.2	1.7
疲乏	8.1	0.6

注：此表仅列举主要不良反应。

结论

尼拉帕利显著延长全人群 PFS（5.4 个月绝对获益）；胚系 *BRCA* 突变患者获益最显著（PFS 延长 15.5 个月）；非胚系 *BRCA* 突变但 HRD 阳性患者同样获得显著 PFS 获益；基于基线体重和血小板计数的个体化给药策略可使安全性得到改善。

附加说明

PARP 抑制剂使用风险与总结：荟萃分析显示长期使用 PARP 抑制剂会增加血液系统恶性肿瘤风险，如骨髓增生异常综合征（MDS）和急性髓系白血病(AML)，尤其是 *BRCA* 突变且 PARP 暴露时间长（≥2 年）的患者。NCCN 专家组提醒使用 PARP 抑制剂维持治疗超 24 个月需谨慎，后续治疗中需权衡风险获益。

（2）铂耐药复发（无铂间期< 6 个月）

① 化疗：脂质体多柔比星（40mg/m^2，ivdrip，q4w）或拓扑替康（4mg/m^2，

ivdrip，d1、d8、d15，每 4 周；或 1.25mg/m^2，ivdrip，d1～d5，每 3 周）或紫杉醇（80mg/m^2，ivdrip，d1、d8、d15、d22，每 4 周）联合贝伐珠单抗。

② 抗 FRα 抗体偶联药物：索米妥昔单抗（Mirvetuximab）（ORR 32%）。

③ PD-1/PD-L1 抑制剂：帕博利珠单抗（PD-L1＋者 ORR 为 8%）。

- **AURELIA 研究**

研究类型

随机开放标签Ⅲ期临床试验（2014）[16]。

适用人群

铂耐药复发性上皮性卵巢癌患者（含输卵管癌和原发性腹膜癌），铂耐药复发（无铂间期＜6 个月），接受过二线及以内既往化疗。

方案

组别	治疗方案	治疗周期
实验组	化疗＋贝伐珠单抗（10mg/kg q2w 或 15mg/kg q3w）	持续治疗至疾病进展或不可耐受毒性
对照组	单药化疗（研究者选择）	同“实验组”

疗效

终点指标	实验组 (n＝179)	对照组 (n＝182)	统计学差异
中位 PFS（主要终点）/月	6.7	3.4	HR＝0.48（95%CI 0.38～0.60；P＜0.001）
ORR/%	30.9	12.6	P＜0.001
中位 OS/月	16.6	13.3	HR＝0.85（95%CI 0.66～1.08；P＝0.174）
症状改善率/%	35.5	19.0	P＝0.002

毒性

单位：%

不良事件（≥3 级）	实验组	对照组
高血压	11.3	0.5
蛋白尿	7.8	0
血栓栓塞事件	6.7	3.3
胃肠道穿孔	2.2	0
中性粒细胞减少	12.8	10.4

注：此表仅列举主要不良反应。

结论

贝伐珠单抗联合化疗显著延长铂耐药患者 PFS（3.3 个月绝对获益），显著提高客观缓解率和症状改善率，尽管 OS 未达统计学差异，但观察到 3.3 个月绝对获益；首个证实抗血管生成治疗在铂耐药卵巢癌中价值的Ⅲ期研究，确立了贝伐珠单抗在该人群中的治疗地位，为铂耐药患者提供新的治疗选择。但值得注意的是，该研究仅入组 7%～8%此前接受过抗血管生成的靶向药物治疗。

- **KEYNOTE-100 试验**

研究类型

非随机、开放标签、多队列Ⅱ期临床试验[17]。

适用人群

复发性上皮性卵巢癌患者（包括输卵管癌和原发性腹膜癌），接受过三至五线（队列 A）或一至三线（队列 B）既往治疗。

方案

队列	治疗方案	治疗周期
队列 A	帕博利珠单抗(200mg,ivdrip,q3w)	持续治疗至疾病进展或不可耐受毒性(最长 2 年)
队列 B	帕博利珠单抗(200mg,ivdrip,q3w)	同“队列 A”

疗效

终点指标	队列 A (n=285)	队列 B (n=91)
ORR/%	8.1	9.9
中位 DOR/月	8.3	未达到
疾病控制率(DCR)/%	37.2	41.8
中位 PFS/月	2.1	2.3
中位 OS/月	11.7	13.8

生物标志物分析与客观缓解率的关系

标志物	阳性患者 ORR/%	阴性患者 ORR/%
PD-L1 CPS≥10	17.1	7.1
MSI-H	50.0	8.3
TMB≥10mut/Mb	37.5	8.1

毒性

单位：%

不良事件(≥3级)	发生率
疲乏	3.5
贫血	3.0
腹泻	1.9
转氨酶升高	1.6
免疫相关不良事件	14.6

注：此表仅列举主要不良反应。

结论

帕博利珠单抗在晚期卵巢癌中显示出适度的抗肿瘤活性，PD-L1高表达（CPS≥10）患者缓解率更高，MSI-H和TMB-H患者获益显著；该研究为免疫检查点抑制剂在卵巢癌中的应用提供了初步证据，推动后续免疫联合治疗研究（如KEYNOTE-775），支持MSI-H/dMMR卵巢癌患者使用免疫治疗，为首个评估PD-1抑制剂在复发性卵巢癌中疗效的Ⅱ期研究。

- **JAVELIN Ovarian 200试验** [18]

研究类型

随机开放标签Ⅲ期临床试验。

适用人群

复发性上皮性卵巢癌、输卵管癌或原发性腹膜癌患者，铂耐药（无铂间期1～6个月）或铂难治性患者（治疗期间进展），既往接受过≤三线系统治疗者。

方案

组别	方案	治疗周期
A组	阿维鲁单抗(10mg/kg,ivdrip,q2w)	持续治疗至疾病进展或不可耐受毒性
B组	阿维鲁单抗(10mg/kg,ivdrip,q2w)+聚乙二醇化脂质体多柔比星(40mg/m^2,ivdrip,q4w)	同“A组”
C组	聚乙二醇化脂质体多柔比星(40mg/m^2,ivdrip,q4w)	同“A组”

疗效

终点指标	A组 (n=188)	B组 (n=195)	C组 (n=189)
中位 PFS(主要终点)/月	1.9	3.7	3.5
中位 OS(主要终点)/月	11.8	15.7	13.1
ORR/%	4.8	13.1	11.6
DCR/%	28.7	44.6	40.2

生物标志物分析

标志物	PD-L1 阳性患者 ORR(B组)/%	PD-L1 阴性患者 ORR(B组)/%
PD-L1+(≥1% TC 或 IC)	18.8	10.3

毒性

单位:%

不良事件(≥3级)	A组	B组	C组
贫血	4.3	12.8	8.5
中性粒细胞减少	0.5	10.3	5.3
疲乏	3.7	7.2	4.8
掌跖红肿疼痛	0	6.2	4.8
免疫相关不良事件	10.6	15.9	1.6

注：此表仅列举主要不良反应。

结论

阿维鲁单抗单药未达到主要研究终点，联合组较单药化疗未显示显著 PFS 或 OS 获益，PD-L1 阳性患者有更高缓解趋势。

12.3 支持治疗与随访

（1）腹水管理

一线：腹腔穿刺引流 + 贝伐珠单抗（5mg/kg q2w）。

二线：腹腔灌注顺铂（75mg/m^2）或抗 VEGF 靶向药。

（2）随访策略

时间	检查项目
每 3 个月	CA125/HE4、腹盆腔 CT
每 6 个月	*BRCA*/HRD 动态监测(ctDNA)
每年	乳腺 MRI(*BRCA* 突变者)

前沿进展

目前，原发性腹膜癌的个体化治疗方兴未艾，正在进行的个体化治疗方法有针对 dMMR 或 MSI-H 的双免治疗联合：CTLA-4（伊匹木单抗）+PD-1（纳武利尤单抗），其 ORR 达 58%（NCT02834013）。针对 HER-2 过表达肿瘤的 ADC 类药物德曲妥珠单抗（Trastuzumab Deruxtecan）（DESTINY-PanTumor02）正在开展Ⅱ期试验。表观遗传学药物 EZH2 抑制剂（Tazemetostat）联合 PARP 抑制剂的Ⅰ/Ⅱ期研究（NCT03525795）等。

参考文献

[1] Rouzier R，Gouy S，Selle F，et al. Efficacy and safety of bevacizumab-containing neoadjuvant therapy followed by interval debulking surgery in advanced ovarian cancer：Results from the ANTHALYA trial [J]. Eur J Cancer，2017，70：133-142.

[2] McGuire WP，Hoskins WJ，Brady MF，et al. Cyclophosphamide and cisplatin compared with paclitaxel and cisplatin in patients with stage Ⅲ and stage Ⅳ ovarian cancer [J]. N Engl J Med，1996，334（1）：1-6.

[3] Ozols RF，Bundy BN，Greer BE，et al. Phase Ⅲ trial of carboplatin and paclitaxel compared with cisplatin and paclitaxel in patients with optimally resected stage Ⅲ ovarian cancer：a Gynecologic Oncology Group study [J]. J Clin Oncol，2003，21（17）：3194-3200.

[4] Perren TJ, Swart AM, Pfisterer J, et al. A phase 3 trial of bevacizumab in ovarian cancer [J]. N Engl J Med, 2011, 365 (26): 2484-2496.

[5] Oza AM, Cook AD, Pfisterer J, et al. Standard chemotherapy with or without bevacizumab for women with newly diagnosed ovarian cancer (ICON7): overall survival results of a phase 3 randomised trial [J]. Lancet Oncol, 2015, 16 (8): 928-936.

[6] Burger RA, Brady MF, Bookman MA, et al. Incorporation of bevacizumab in the primary treatment of ovarian cancer [J]. N Engl J Med, 2011, 365 (26): 2473-2483.

[7] Chase DM, Huang H, Foss CD, et al. Neurotoxicity in ovarian cancer patients on Gynecologic Oncology Group (GOG) protocol 218: characteristics associated with toxicity and the effect of substitution with docetaxel: an NRG Oncology/Gynecologic Oncology Group study [J]. Gynecol Oncol, 2015, 136 (2): 323-327.

[8] Coleman RL, Fleming GF, Brady MF, et al. Veliparib with First-Line Chemotherapy and as Maintenance Therapy in Ovarian Cancer [J]. N Engl J Med, 2019, 381 (25): 2403-2415.

[9] Moore K, Colombo N, Scambia G, et al. Maintenance Olaparib in Patients with Newly Diagnosed Advanced Ovarian Cancer [J]. N Engl J Med, 2018, 379 (26): 2495-2505.

[10] Ray-Coquard I, Pautier P, Piagnata S, et al. Olaparib plus Bevacizumab as First-Line Maintenance in Ovarian Cancer [J]. N Engl J Med, 2019, 381 (25): 2416-2428.

[11] Ray-Coquard I, Leary A, Pignata S, et al. Olaparib plus bevacizumab first-line maintenance in ovarian cancer: final overall survival results from the PAOLA-1/ENGOT-ov25 trial [J]. Ann Oncol, 2023, 34 (8): 681-692.

[12] Aghajanian C, Black SV, Goff BA, et al. OCEANS: a randomized, double-blind, placebo-controlled phase Ⅲ trial of chemotherapy with or without bevacizumab in patients with platinum-sensitive recurrent epithelial ovarian, primary peritoneal, or fallopian tube cancer [J]. J Clin Oncol, 2012, 30 (17): 2039-2045.

[13] Coleman RL, Brady MF, Herzog TJ, et al. Bevacizumab and paclitaxel-carboplatin chemotherapy and secondary cytoreduction in recurrent, platinum-sensitive ovarian cancer (NRG Oncology/Gynecologic Oncology Group study GOG-0213): a multicentre, open-label, randomised, phase 3 trial [J]. Lancet Oncol, 2017, 18 (6): 779-791.

[14] Ledermann JA, Oza AM, Lorusso D, et al. Rucaparib for patients with platinum-sensitive, recurrent ovarian carcinoma (ARIEL3): post-progression outcomes and updated safety results from a randomised, placebo-controlled, phase 3 trial [J]. Lancet Oncol, 2020, 21 (5): 710-722.

[15] Wu XH, Zhu JQ, Yin RT, et al. Niraparib maintenance therapy in patients with platinum-sensitive recurrent ovarian cancer using an individualized starting dose (NORA): a randomized, double-blind, placebo-controlled phase Ⅲ trial [J]. Ann Oncol, 2021, 32 (4): 512-521.

[16] Pujade-Lauraine E, Hilpert F, Weber B, et al. Bevacizumab combined with chemotherapy for platinum-resistant recurrent ovarian cancer: The AURELIA open-label randomized phase

Ⅲ trial [J]. J Clin Oncol, 2014, 32 (13): 1302-1308.

[17] Matulonis UA, Shapira-Frommer R, Santin AD, et al. Antitumor activity and safety of pembrolizumab in patients with advanced recurrent ovarian cancer: results from the phase Ⅱ KEYNOTE-100 study [J]. Ann Oncol, 2019, 30 (7): 1080-1087.

[18] Pujade-Lauraine E, Fujiwara K, Ledermann J, et al. Avelumab alone or in combination with chemotherapy versus chemotherapy alone in platinum-resistant or platinum-refractory ovarian cancer (JAVELIN Ovarian 200): an open-label, three-arm, randomised, phase 3 study [J]. Lancet Oncol, 2021, 22 (7): 1034-1046.

13

黏膜型 恶性黑色素瘤

黑色素瘤是一类起源于黑色素细胞的高度恶性肿瘤，发生于皮肤、黏膜、眼葡萄膜、软脑膜等部位，还有原发灶不明黑色素瘤。黏膜型恶性黑色素瘤是一种罕见的黑色素瘤亚型，约占白人黑色素瘤的 1.3%，它是亚洲人群中常见的第二亚型，占所有亚洲黑色素瘤患者的 22%～25%。黏膜型恶性黑色素瘤可发生于消化道、呼吸道和泌尿生殖道等。本章就黏膜型恶性黑色素瘤的诊治，尤其是对发生于消化道的黏膜型恶性黑色素瘤进行介绍。

13.1 黏膜型恶性黑色素瘤的诊断与分期

13.1.1 流行病学

黏膜型恶性黑色素瘤是一种罕见的恶性肿瘤，在美国约占所有黑色素瘤亚型的 1%，在亚洲，超过 20%的黑色素瘤为黏膜型。大多数黏膜型恶性黑色素瘤诊断时已为晚期，即使有手术机会，复发及远处转移率也较高，因此系统性治疗是非常必要的。

黏膜型恶性黑色素瘤常发生在口腔和肛管中（分别为 33%和 31%），而其他部位如食管、胃、小肠或胆囊则很少发生。只有 14%的原发性胃肠道恶性黑色素瘤患者年龄在 50 岁以下，约 50%的患者年龄在 70 岁以上[1]。胃肠道恶性黑色素瘤最常见的类型是肛肠黏膜型恶性黑色素瘤[2]，发病率约为 0.4/100 万。由于肛门和直肠黑色素细胞的恶性转化，它是继皮肤和眼部黑色素瘤之后的第三大常见部位。肛门和直肠恶性黑色素瘤最常发生于 70 岁左右，女性发病率较高，白种人发病率较高[3]。

13.1.2 分期

一项黏膜型恶性黑色素瘤全球最大队列研究对比了不同原发部位的黏膜型恶性黑色素瘤的自然病程、转移模式，研究结果显示头颈部、消化道、泌尿生殖道等部位的肿瘤具有类似的生物学行为。另一项队列研究再次验证了不同原发部位的黏膜型恶性黑色素瘤具有类似的预后，适用于统一分期。基于此，提出了黏膜型恶性黑色素瘤分期国际新标准。

T 分期：T1，肿瘤侵犯黏膜或黏膜下层；T2，肿瘤侵犯肌层；T3，肿瘤侵犯外膜；T4，肿瘤侵犯邻近结构。

N分期：N1，1个淋巴结转移；N2，≥2个淋巴结转移。

M分期：M0，无远处转移；M1，有远处转移。

Ⅰ期：T1N0M0；Ⅱ期：T2～4N0M0；ⅢA期：T1～4N1M0；ⅢB期：T1～4N2M0；Ⅳ期：任何TNM1。

13.1.3 分子特征

与皮肤黑色素瘤相比，黏膜型恶性黑色素瘤有不同的基因改变，且肿瘤的体细胞突变负荷较低。从基因特征来看，可将其可分为*BRAF*突变型、*RAS*突变型、*NF1*缺失、*KIT*突变型。

黏膜型恶性黑色素瘤BRAF的突变率低于皮肤型[4]，仅为6%，且可能出现*BRAF*非V600突变。*NRAS*突变率约为8%，亦低于皮肤型，*NRAS*突变位点常位于密码子G12、G13或密码子Q61等，为非典型的*BRAF*和*NRAS*突变在更具侵袭性疾病的患者中发现，对传统的BRAF和MEK抑制剂疗效较差。*NF1*缺失的发生率约为16%[5]，且可能存在和*KIT*的共突变。

与皮肤型黑色素瘤相比，黏膜型恶性黑色素瘤的肿瘤突变负荷较低、PD-L1表达低，限制了T细胞的激活，导致免疫治疗耐药[6,7]。

13.1.4 总体治疗原则

根治性肿瘤切除是局部晚期黏膜型恶性黑色素瘤最常用的方法。然而，该区域的解剖复杂性以及靠近重要结构（特别是头颈部肿瘤）使其难以实现根治性手术，且术后易出现局部复发。手术可以与辅助放疗相结合，以改善局部控制。黏膜型恶性黑色素瘤的生物学行为有别于皮肤型黑色素瘤，其更易侵及血管、易复发转移，因此术后辅助药物治疗更为关键。此外，包括化疗、靶向治疗及免疫治疗在内的药物治疗用于不可切除或转移性黏膜型恶性黑色素瘤的姑息治疗。

13.2 黏膜型恶性黑色素瘤药物治疗方案

13.2.1 辅助治疗方案

- **化疗**

剂量

替莫唑胺＋顺铂：每 3 周为 1 周期，术后治疗 6 周期。

—替莫唑胺 200mg/(m^2 · d)，口服，d1～d5，每 3 周。

—顺铂 25mg/(m^2 · d)，ivdrip，d1～d5，每 3 周。

适用人群

Ⅲ期研究[8]纳入了 204 例手术切除的黏膜型恶性黑色素瘤患者，对比替莫唑胺联合顺铂 6 周期与干扰素-α-2b 用药 1 年的疗效。

疗效

在 24 个月的中位随访中，化疗改善了患者无复发生存期（中位数为 15.5 个月 vs. 9.5 个月）和无远处转移生存期（中位生存时间为 16.8 个月 vs. 9.6 个月），证实了辅助化疗优于辅助干扰素治疗。

- **大剂量干扰素**

剂量

干扰素-α-2b，静脉注射 15×10^6U/(m^2 · d)，d1～d5/周，持续 4 周，然后皮下注射 9×10^6U/d，每周 3 次，持续 48 周。

疗效

其 RFS 不如辅助化疗，部分患者仍可获益。

- **免疫治疗**

剂量

特瑞普利单抗 3mg/kg，每 2 周 1 次，辅助治疗 1 年。

适用人群

Ⅱ期研究[9]共入组 145 例黏膜型恶性黑色素瘤术后患者，随机入组特瑞普利单抗组和大剂量干扰素组。

疗效

特瑞普利单抗组患者无远处转移生存期（DMFS）为16.3个月，干扰素组为14.6个月。PD-L1表达阳性亚组，特瑞普利单抗组RFS 17.4个月，优于干扰素组（11.1个月）；特瑞普利单抗组DMFS为17.8个月，优于干扰素组（11.1个月）。

- **靶向治疗**

剂量

达拉非尼（D）＋曲美替尼（T），用于*BRAF* V600突变的患者，治疗1年。

达拉非尼：150mg，口服，每日2次。

曲美替尼：2mg，口服，每日1次。

适用人群

COMBI-AD研究[10]评估了*BRAF* V600突变的Ⅲ期黑色素瘤患者的术后辅助治疗，对比了达拉非尼＋曲美替尼和安慰剂的疗效。

疗效

靶向治疗组患者死亡风险显著降低53%，在所有亚组均表现出RFS治疗获益。

13.2.2 不可切除/转移性疾病的治疗方案

（1）*BRAF V600*突变型

- **维莫非尼960mg，每日2次，口服。**

（基于上市后回顾性研究数据，疗效与皮肤型黑色素瘤类似。）

- **达拉非尼（150mg，每日2次，口服）+曲美替尼（2mg，每日1次，口服）。**

（Ⅲ期研究：D＋T联合用药组PFS为11个月，OS为25.1个月。）

（2）BRAF V600野生型

➢ **化疗+抗血管生成药物**

- **达卡巴嗪+顺铂+恩度**

—DTIC 250mg/m^2，ivdrip，d1～d5，每4周1次。

—顺铂25mg/m^2，ivdrip，d1～d3，每4周1次。

—恩度7.5mg/m^2，ivdrip，d1～d14，每4周1次。

- **替莫唑胺+顺铂+恩度**

—TMZ 200mg/m^2，口服，d1～d5，每4周1次。

—顺铂 25mg/m^2，ivdrip，d1～d3，每 4 周 1 次。

—恩度 7.5mg/m^2，ivdrip，d1～d14，每 4 周 1 次。

- **紫杉醇/白蛋白紫杉醇 + 卡铂 ± 贝伐珠单抗**

—紫杉醇 175 mg/m^2、d1/白蛋白紫杉醇 260mg/m^2、d1，ivdrip，每 4 周 1 次。

—卡铂 AUC＝5mg · min/mL，ivdrip，每 4 周 1 次。

—贝伐珠单抗 5mg/kg，ivdrip，d1、d15，每 4 周 1 次。

➤ **免疫 + 靶向药物**

- **特瑞普利单抗 + 阿昔替尼**

—特瑞普利单抗 3mg/kg，ivdrip，每 2 周 1 次。

—阿昔替尼 5mg/次，每日 2 次，口服。

(一线Ⅰb 期研究：ORR 48.5%，PFS 7.5 个月，OS 20.7 个月。)

- **阿替利珠单抗 + 贝伐珠单抗**

—阿替利珠单抗 1200mg，ivdrip，每 3 周 1 次。

—贝伐珠单抗 7.5mg/kg，ivdrip，每 3 周 1 次。

(一线Ⅱ期研究：ORR 36.4%，PFS 5.2 个月，OS 未达。)

➤ **免疫**

- **帕博利珠单抗 200mg，ivdrip，每 3 周 1 次。**

[二线研究 KEYNOTE-151 研究（含黏膜型恶性黑色素瘤 14.6%)：黏膜型恶性黑色素瘤 ORR 13.3%。]

- **特瑞普利单抗 3mg/kg，ivdrip，每 2 周 1 次。**

[后线研究 POLARIS-01 研究（含黏膜型恶性黑色素瘤 10.3%)：黏膜型恶性黑色素瘤 ORR 0。]

- **普特利单抗 3mg/kg，ivdrip，每 3 周 1 次。**

(后线研究：黏膜型恶性黑色素瘤 ORR 8.7%。)

- **PD-1 单抗 + LAG3 单抗。**

[一线研究 RELATIVITY（含黏膜型恶性黑色素瘤 7%)：纳武利尤单抗(480mg，ivdrip)＋瑞拉利单抗(160mg，ivdrip)，ORR 43.7%，PFS 10.2 个月，OS NR。]

(3) NRAS 突变型

- **妥拉美替尼 12mg，每日 2 次，口服。**

(Ⅱ期研究数据-后线：ORR 为 35.8%，中位 DOR 为 6.1 个月，中位 PFS 为

4.2 个月，DCR 为 72.6%，中位 OS 为 13.7 个月，1 年 OS 率为 57.5%，既往接受过免疫治疗的患者 ORR 达到 40.6%。)

（4） *c-KIT* 扩增/突变型

- **伊马替尼 400mg，每日 1 次，口服。**

[多项Ⅱ期研究（黏膜型恶性黑色素瘤比例 46%～71%）后线治疗数据：ORR 为 10%～29%，PFS 为 2.5～4.2 个月，OS 为 7.7～18 个月。]

参考文献

[1] Liu G-H, Liu J, Dong H, et al. Primary malignant melanoma of the lung: a case report [J]. Int J Clin Exp Med, 2014, 7: 1757-1759.

[2] Ma Y, Xia R, Ma X, et al. Mucosal Melanoma: Pathological Evolution, Pathway Dependency and Targeted Therapy [J]. Front Oncol, 2021, 11: 702287.

[3] Yde SS, Sjoegren P, Heje M, Stolle LB. Mucosal Melanoma: a Literature Review [J]. Curr Oncol Rep, 2018, 20: 28

[4] Curtin JA, Fridlyand J, Kageshita T, et al. Distinct Sets of Genetic Alterations in Melanoma [J]. N Engl J Med, 2005, 353: 2135-2147.

[5] Beaudoux O, Oudart J-B, Riffaud L, et al. Mutational Characteristics of Primary Mucosal Melanoma: A Systematic Review [J]. Mol Diagn Ther, 2022, 26: 189-202.

[6] Bell RJA, Rube HT, Xavier-Magalhães A, et al. Understanding TERT Promoter Mutations: A Common Path to Immortality [J]. Mol Cancer Res, 2016, 14: 315-323.

[7] Studentova H, Kalabova H, Koranda P, et al. Immunotherapy in mucosal melanoma: a case report and review of the literature [J]. Oncotarget, 2018, 9: 17971-17977.

[8] Lian B, Cui CL, Song X, et al. Phase 3 randomized, multicenter trial comparing high-dose IFN-a2b with temozolomide plus cisplatin as adjuvant therapy for resected mucosal melanoma [C]. Chicago: ASCO Annual Meeting, 2018.

[9] B Lian, L Si, ZH Cui, et al. Toripalimab versus high-dose interferon-α2b as adjuvant therapy in resected mucosal melanoma: A phase Ⅱ randomized trial [J]. Ann Oncol, 2022, 33 (10): 1061-1070.

[10] Dummer R, Hauschild A, Santinami M, et al. Five-year analysis of adjuvant dabrafenib plus trametinib in stage Ⅲ melanoma [J]. N Engl J Med, 2020, 383 (12): 1139-1148.

本书缩略语词表

缩略词	英文全称	中文
ACTA2	actin alpha 2，smooth muscle	α-肌动蛋白 2
ACTH	adrenocorticotropic hormone	促肾上腺皮质激素
AE	adverse reaction	不良反应
AFP	α-fetoprotein	甲胎蛋白
AJCC	American Joint Committee on Cancer	美国癌症联合委员会
AKT1	AKT serine/threonine kinase 1	AKT 丝氨酸/苏氨酸激酶 1
ALT	alanine aminotransferase	谷丙转氨酶（丙氨酸氨基转移酶）
AML	angiomyolipoma	血管肌脂瘤
APC	adenomatous polyposis coli	腺瘤性结肠息肉病（基因或蛋白）
ARID1A/B	AT-rich interaction domain 1A/B	AT 丰富结合域 1A/B 基因
ART	antiretroviral therapy	抗逆转录病毒治疗
ASC-2	apoptosis-associated speck-like protein containing A CARD	凋亡样相关斑点样蛋白
ASCL1	achaete-scute family bHLH transcription factor 1	achaete-scute 家族 bHLH 转录因子 1
AST	aspartate aminotransferase	谷草转氨酶（天门冬氨酸氨基转移酶）
ATM	ATM serine/threonine kinase	ATM 丝氨酸/苏氨酸激酶
ATRX	ATRX chromatin remodeler	ATRX 染色体重塑因子
AUC	area under curve	曲线下面积
BARD1	BRCA1-associated RING domain protein（或 gene） 1	BRCA1 相关 RING 域蛋白 1
BCLC	Barcelona Clinic Liver Cancer	巴塞罗那临床肝癌分期
BCOR	BCL6 corepressor	BCL6 协同抑制蛋白
BLM	bloom syndrome recQ like helicase	Bloom 综合征 RecQ 样解螺旋酶
BRAF	B-Raf proto-oncogene，serine/threonine kinase	*B-Raf* 原癌基因，丝氨酸/苏氨酸激酶
BRCA1/2	BRCA1/2 DNA repair associated	*BRCA1/2* DNA 修复相关
BRIP1	BRCA1 interacting DNA helicase 1	*BRCA1* 相互作用 DNA 解螺旋酶 1
BSA	body surface area	体表面积
BUS	bultrasound	B 超
CA 125	carbohydrate antigen 125	糖类抗原 125
CA 19-9	carbohydrate antigen 19-9	糖类抗原 19-9
CA 242	carbohydrate antigen 242	糖类抗原 242
CA 724	carbohydrate antigen 724	糖类抗原 724
CAP	college of American Pathologist	美国病理学家学会
CCL13/18	C-C motif chemokine ligand 13/18	C-C 基序驱化因子配体 13/18
CCND1	cyclin D1	细胞周期蛋白 D1
CCNE1	cyclin E1	细胞周期蛋白 E1
cCR	clinical complete response	临床完全缓解
CCR	creatinine clearance rate	肌酐清除率
CD3/4/8/56	cluster of differentiation 3/4/8/56	分化簇 3/4/8/56

CDH1	cadherin 1	钙黏蛋白 1
CDK6	cyclin dependent kinase 6	细胞周期依赖性激酶 6
CDKN1B	cyclin dependent kinase inhibitor 1B	细胞周期依赖性激酶抑制物 1B
CDKN2A	cyclin dependent kinase inhibitor 2A	细胞周期依赖性激酶抑制物 2A
CEA	carcinoembryonic antigen	癌胚抗原
CEP	centromere	染色体着丝粒
CFS	colostomy-free survival	无造瘘生存
CgA	chromogranin A	嗜铬粒蛋白 A
CHEK2	checkpoint kinase 2	检查点激酶 2
CI	confidence interval	置信区间
CIMP	CpG island methylator phenotype	CpG 岛甲基化表型
CIN-H	chromosome instability high	高染色体不稳定
Civ	continuous intravenous	持续静脉输注
CLDN18-ARHGAP	claudin 18-Rho GTPase-activating protein	基因融合
CNS	central neural system	中枢神经系统
CPS	combined positive score	联合阳性分数
CREBBP	CREB binding protein	CREB 结合蛋白
CRS	cytoreductive surgery	细胞减灭术
CRT	chemoradiotherapy	同步放化疗
CT	computed tomography	计算机断层扫描
ctDNA	circulating tumor DNA	循环肿瘤 DNA
CTNNB1	catenin beta 1	连环蛋白 β-1
DAXX	death domain associated protein	死亡域相关蛋白
DCR	disease control rate	疾病控制率
DDP	Cisplatin	顺铂
DDR	DNA damage response	DNA 损伤应答
DEB-TACE	drug-eluting bead transarterial chemoembolization	载药微球栓塞治疗
DEPDC5	DEP domain containing 5, GATOR1 subcomplex subunit	含 DEP 域 5，GATOR1 亚复合体亚基
DES	desmin	肌间线蛋白
DFS	disease-free survival	无病生存期
DMFS	distant metastasis free survival	无远处转移生存期
dMMR	deficient mismatch repair	错配修复缺陷
DNA	deoxyribonucleic acid	脱氧核糖核酸
DOR	duration of response	缓解持续时间
DRE	digital rectal examination	直肠指检
DXd	Trastuzumab Deruxtecan	德曲妥珠单抗
EBER	EBV-encoded RNA	EBV 编码 RNA
EBV	Epstein-Barr virus	EB 病毒（即类疱疹病毒 4 型）
EFS	Event-free survival	无事件生存期
EGF	epidermal growth factor	表皮生长因子
EGFR	epidermal growth factor receptor	表皮生长因子受体
EGJ	esophagogastric junction	食管胃结合部

ELF3	E74 like ETS transcription factor 3	E74 样 ETS 转录因子 3
ELST	endolymphatic sac tumor	内耳内淋巴囊肿瘤
EMR	endoscopic mucosal resection	内镜下黏膜剥离切除术
EMVI	extramural vascular invasion	壁外血管侵犯
EORTC	European Organization for Research and Treatment of Cancer	欧洲癌症研究与治疗组织
ERCP	endoscopic retrograde cannulation of the pancreatic	逆行胰胆管造影
ESD	endoscopic submucosal dissection	内镜黏膜下剥离术
ESWR1	EWS RNA binding protein 1	EWS RNA 结合蛋白 1
EUS	endoscopic ultrasound	超声内镜
EZH2	enhancer of zeste 2 polycomb repressive complex 2	zeste 基因增强子同源物 2
FAM175A	Abraxas 1，BRCA1 A Complex Subunit	abraxas 1，*BRCA1* 一个复杂亚基
FANCA	FA Complementation Group A	范科尼贫血补充组 A
FANCC	FA Complementation Group C	范科尼贫血补充组 C
FAP	familial adenomatous polyposis	家族性腺瘤性息肉病
FBXW7	F-box and WD repeat domain containing 7	含 F-box 和 WD 重复结构域 7
FGF10	fibroblast growth factor 10	成纤维生长因子 10
FGFR	fibroblast growth factor receptor	成纤维生长因子受体
FIGO	International Federation of Gynecology and Obstetrics	国际妇产科联盟
FISH	fluorescence in situ hybridization	荧光原位杂交
FNA	fine needle aspiration	细针抽吸
FNB	fine needle biopsy	细针活检
FOXA2/A3	forkhead box A2/A3	叉头框蛋白 A2/A3
fr	fraction	分割
5-Fu	5-Fluorouracil	5-氟尿嘧啶
GATA4/6	GATA binding protein 4/6	GATA 结合蛋白 4/6
	glypican-3	磷脂酰肌醇蛋白聚糖 3
GS	genome stable	基因组稳定
GTP	guanosine triphosphate	三磷酸鸟苷
Gy	Gray	格雷
HAIC	hepatic artery infusion chemotherapy	肝动脉灌注化疗
HBV	hepatitis B virus	乙肝病毒
HCC	hepatocellular carcinoma	肝细胞肝癌
HepPar-1	hepatocyte paraffin antigen 1	肝细胞石蜡抗原
HER-2	human epidermal growth factor receptor 2	人表皮生长因子受体 2
HES1	Hes family bHLH transcription factor 1	Hes 家族 bHLH 转录因子 1
HHV	human herpes virus	人类疱疹病毒
HIPEC	hyperthermal intraperitoneal chemoperfusion	腹腔热灌注化疗
HIV	human immunodeficiency virus	人类免疫缺陷病毒
HLA-A* 02	human leukocyte antigen-A* 02	人类白细胞抗原
HMB45	melanoma marker antibody	黑色素瘤特征抗体
HNF1B	HNF1 homeobox B	HNF1 同源盒 B
HNF4A	HNF4 homeobox A	HNF4 同源盒 A

HPF	high power field	高倍镜视野
HPV	human papillomavirus	人乳头状瘤病毒
HR	hazard ratio	风险比
HRD	homologous recombination deficiency	同源重组障碍
HRR	homologous recombination repair	同源重组修复
HSP90	heat shock protein 90	热休克蛋白 90
I+O	Nivolumab+Ipilimumab	纳武利尤单抗联合伊匹木单抗
IDH1/2	isocitrate dehydrogenase [NADP (+)] 1	异柠檬酸脱氢酶 [NADP (+)] 1 基因
IGF1R	insulin like growth factor 1 receptor	胰岛素样生长因子 1 受体
IHC	immunohistochemistry	免疫组化
IMRT	intensity modulated radiotherapy	调强放射治疗
INS	insulin	胰岛素
INSM-1	INSM transcriptional repressor 1	INSM 转录抑制因子 1
irAE	immune-related adverse events	免疫相关不良反应
ITGAM	integrin subunit alpha M	整合素亚基 αM
JAK2	Janus kinase 2	Janus 激酶 2
JCOG	Japan Clinical Oncology Group	日本临床肿瘤研究组
KDM6A (UTX)	lysine demethylase 6A	赖氨酸特异性去甲基化酶 6A
Ki-67	Ki-67 proliferation index	Ki-67 增殖指数
KIT	*KIT* proto-oncogene, receptor tyrosine kinase	*KIT* 原癌基因受体酪氨酸激酶
KMT2C/2D (MLL2)	lysine methyltransferase 2C/2D	赖氨酸甲基转移酶 2C/2D
KRAS	*KRAS* proto-oncogene, GTPase	*KRAS* 原癌基因，GTP 酶
LAG3	lymphocyte activating 3	淋巴细胞激活 3
LAM	lymphangiomyomatosis	淋巴管肌瘤病
LDH	lactate dehydrogenase	乳酸脱氢酶
LRP1B	LDL receptor related protein 1B	低密度脂蛋白受体相关蛋白 1B
LV	Leucovorin	亚叶酸钙
LVEF	left ventricular ejection fractions	左心室射血分数
LVI	lymphovascular invasion	淋巴血管侵犯
LYNCH	syndrome	林奇综合征
MAGE-A4	melanoma antigen-A4	黑色素瘤相关抗原
MAPKBP1	mitogen-activated protein kinase binding protein 1	促生长因子激活的蛋白激酶结合蛋白 1
melan-A	melanoma antigen recogmized by T cell-1	细胞毒 T 淋巴细胞识别黑色素抗原
MEN1	multiple endocrine neoplasia type 1	多发性内分泌腺瘤病
MET	MET proto-oncogene, receptor tyrosine kinase	MET 原癌基因，受体酪氨酸激酶
MGMT	*O*-6-methylguanine-DNA methyltransferase	O^6-甲基鸟嘌呤-DNA 甲基转移酶
MIST1	basic helix-loop-helix family member A15	基本螺旋-环-螺旋家族成员 a15
MLH1	MutL homolog 1	MutL 同源蛋白 1
MMC	Mitomycin C	丝裂霉素 C
MMP	matrix metalloproteinases	基质金属蛋白酶
MNX1	motor neuron and pancreas homeobox 1	运动神经元和胰腺同源盒 1

MOC-31	EpCAM monoclonal antibody	EpCAM（上皮细胞黏附因子）单克隆抗体
mOS	median overall survival	中位生存期
MPR	major pathological response	主要病理学缓解
MRD	molecular residual disease	微小残留病灶
MRCP	magnetic resonance cholangiopancreatography	磁共振胰胆管成像
MRF	mesorectal fascia	直肠筋膜
MRI	magnetic resonance imaging	磁共振成像
MSH2/6	MutS homolog 2	MutS 同源蛋白 2
MSI-H	microsatellite instability-high	微卫星高度不稳定
MSS	microsatellite stability	微卫星稳定
mTOR	mammalian target of rapamycin	哺乳动物雷帕霉素靶蛋白
MUC1/2	mucin 1，cell surface associated	细胞表面相关黏蛋白 1/2
MUTYH	mutY DNA glycosylase	mutY DNA 糖基化酶
MYC	myelocytomatosis oncogene	骨髓细胞瘤癌基因
NBN	Nibrin	尼布林
NCCN	National Comprehensive Cancer Network	美国国立综合癌症网络
NCOA6	nuclear receptor coactivator 6	核受体共刺激因子 6
NEC	neuroendocrine carcinoma	神经内分泌癌
NED	No evidence of disease	无瘤状态
NEN	neuroendocrine neoplasm	神经内分泌肿瘤
NET	neuroendocrine tumor	神经内分泌瘤
NEUROD1	neuronal differentiation 1	神经元分化 1
NF-1	neurofibromin 1	神经纤维瘤蛋白 1
NK	natural killer	自然杀伤细胞
NKX2-2/5	NK homeobox 5	NK 同源框 2
NOS	not otherwise specified	非特指
NOTCH1	Notch receptor 1	Notch 受体 1
NR5A2	nuclear receptor subfamily 5 group A member 2	核受体亚家族 5 组 A 成员 2
NRAS	*NRAS* proto-oncogene，GTPase	*NRAS* 原癌基因，GTP 酶
NSE	neuron specific enolase	神经特异性烯醇化酶
ORR	objective response rate	客观缓解率
OS	overall survival	总生存期
OXA	Oxaliplatin	奥沙利铂
PAX8	paired box 8	配对盒 8
PBRM1	polybromo 1	多溴联苯 1
PCI	peritoneal cancer index	腹膜癌指数
PCR	polymerase chain reaction	聚合酶链反应
qPCR	quantitative real-time PCR，qPCR	实时荧光定量 PCR
pCR	pathological complete response	病理完全缓解
PD	progressive disease	疾病进展
PD-1	programmed cell death protein 1	程序性细胞死亡蛋白 1
PDGFR	platelet-derived growth factor receptor	血小板衍生生长因子受体

PD-L1	programmed cell death ligand 1	程序性细胞死亡配体 1
PDX1	pancreatic and duodenal homeobox 1	胰腺及十二指肠同源盒 1
PET/CT	positron emission tomography/computed tomography	正电子发射断层显像/计算机断层摄影术
PFS	progression-free survival	无进展生存期
PI3K	phosphatidylinositol 3-kinase	磷脂酰肌醇 3 激酶
PIK3CA	phosphatidylinositol-4，5-bisphosphate 3-kinase catalytic subunit alpha	磷脂酰肌醇 3 激酶催化亚基
PIK3R1	phosphoinositide-3-kinase regulatory subunit 1	磷酸肌醇-3-激酶调节亚基 1
pMMR	proficient mismatch repair	错配修复蛋白完整
PMP	pseudomyxoma peritonei	腹膜假黏液瘤
PMS2	PMS1 homolog 2	PMS1 同源 2
PNI	perineural invasion	神经周侵犯
POLD/E	DNA polymerase delta/epsilon，catalytic subunit	DNA 聚合酶 delta/epsilon，催化亚基
POU2F3	POU class 2 homeobox 3	POU 2 类同源框 3
PPC	primary peritoneal cancer	原发性腹膜癌
PR	partial response	部分缓解
ProGRP	pro-gastrin-releasing peptide	胃泌素释放肽前体
PRRT	peptide receptor radionuclide therapy	肽受体放射性核素治疗
PTEN	phosphatase and tensin Homolog	磷酸酶与张力蛋白同源物
RAD50/51	RAD50/51 double strand break repair protein	RAD50/51 双链断裂修复蛋白
RAF1	*Raf-1* proto-oncogene，serine/threonine kinase	*Raf-1* 原癌基因，丝氨酸/苏氨酸激酶
RASSF1A	Ras association domain family member 1	Ras 相关区域家族成员 1
RB1	RB transcriptional corepressor 1	RB 转录辅阻遏物 1
RBPJL	recombination signal binding protein for Immunoglobulin	免疫球蛋白的重组信号结合蛋白
RCCEP	reactive cutaneous capillary endothelial proliferation	反应性皮肤毛细血管增生症
RET	ret proto-oncogene	原癌基因
RFS	recurrence free suvival	无复发生存
RHOA	Ras homolog family member A	Ras 同源家族成员 A
RICTOR	RPTOR independent companion of MTOR complex 2	雷帕霉素复合物相关蛋白 2
RNA	ribonucleic acid	核糖核酸
ROBO	roundabout guidance receptor	环岛引导接收器基因
RR	relative risk	相对风险度
RT	radiotherapy	单纯放疗
RTEL1	regulator of telomere elongation helicase 1	端粒延长解旋酶 1 调节因子
RTK	receptor tyrosine kinase	受体酪氨酸激酶
RTOG	Radiation Therapy Oncology Group	肿瘤放射治疗协作组
RVT	residual viable tumor	残存活性肿瘤
SD	stable disease	疾病稳定
SETD2	SET domain containing 2，histone lysine methyltransferase	含 SET 结构域 2，组蛋白赖氨酸甲基转移酶
SLIT	slit guidance ligand	神经轴突导向分子家族

SMA	superior mesenteric artery	肠系膜上动脉
SMAD 2/4	SMAD family member	SMAD 家族成员
SMARCA4	SWI/SNF related bAF chromatin remodeling complex subunit ATPase 4	SWI/SNF 相关、基质相关、染色质肌动蛋白依赖性调节剂，亚家族 a，成员 4
SMV	superior mesenteric vein	肠系膜上静脉
SOX2	SRY-box transcription factor 2	SRY 盒转录因子 2
SPARC	secreted protein acidic and cysteine rich	富含半胱氨酸的酸性分泌蛋白
SS18	SS18 subunit of BAF chromatin remodeling complex	BAF 染色质重塑复合物的 SS18 亚基
SSA	somatostatin analogue	生长抑素类似物
SSTR2	somatostatin receptor 2	生长抑素受体 2
SSX1/2	SSX family member 2	SSX 家族成员 2
STK	serine/threonine kinase	丝氨酸/苏氨酸激酶
STZ	Streptozotocin	链脲霉素
SWI/SNF		一种染色质重塑复合物
TACE	transcatheter arterial chemoembolization	经导管动脉化疗栓塞术
TAP	tumor area positivity score	肿瘤区域阳性评分
TCEB3C	elongin A3 family member B，pseudogen	elongin A3 家族成员 B，假基因
TEM	Temozolomide	替莫唑胺
TFE3	transcription factor binding to IGHM enhancer 3	转录因子结合 IGHM 增强子 3
TGF-β	transforming growth factor beta 1	转化生长因子 β
TIE2	tyrosine kinase with immunoglobulin like and EGF like domains 2	免疫球蛋白样 EGF 样域酪氨酸激酶 2
TILs	tumor infiltrating lymphocytes	肿瘤浸润淋巴细胞
TIM3	T cell immunoglobulin mucin 3	T 细胞免疫球蛋白和黏蛋白结构域蛋白 3
Tis	tumor in situ	原位癌
TMB	tumor mutational burden	肿瘤突变负荷
TME	tumor microenviroment	肿瘤微环境
TNT	total neoadjuvant treatment	全程新辅助治疗
TP53/63/73	tumor protein 53/63/73	肿瘤蛋白 53/63/73
TPS	tumor proprotion score	肿瘤细胞阳性比例分数
TRAE	treatment related adverse events	治疗相关不良反应
Tregs	regulatory T cells	调节 T 细胞
TRK	tropomyosin receptor kinase	原肌球蛋白受体激酶
TSC	tuberous sclerosis complex	结节性硬化
TSC1/2	TSC complex subunit 1/2	亚基 1/2
TSH	thyroid stimulating hormone	促甲状腺激素
TTF-1	transcription termination factor 1	转录终止因子 1
UICC	union for international cancer control	国际抗癌联盟
VEGFA	vascular endothelial growth factor A	血管内皮生长因子 A
VEGFR	vascular endothelial growth factor receptor	血管内皮生长因子受体
VHL	Von Hippel-Lindau tumor suppressor	Von Hippel-Lindau 抑癌基因

VIM	vimentin	波形蛋白
VIP	vasoactive intestinal peptide	血管活性肠肽
VIPoma		胰血管活性肠肽瘤
VTE	venous thromboembolism	静脉血栓栓塞症
W&W	watch and wait	等待观察
WHO	World Health Organization	世界卫生组织
WIP1	wild type p53-induced phosphatase 1	野生型 P53 诱导的磷酸酶 1
WNT	Wnt family member	Wnt 家族成员
WT1	WT1 transcription factor	WT1 转录因子
YAP1	Yes1 associated transcriptional regulator	Yes 相关转录调节因子 1
yPCR	pathologic complete response after neoadjuvant therapy	新辅助治疗后的病理完全缓解
ZNF750	zinc finger protein 750	锌指蛋白 750